Digitale Patientenkommunikation

Thure Georg Weimann • Hannes Schlieter •
Arved Weimann • Tjalf Ziemssen
Hrsg.

Digitale Patientenkommunikation

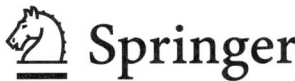

Hrsg.
Thure Georg Weimann
Forschungsgruppe Digital Health, Fakultät Wirtschaftswissenschaften
Technische Universität Dresden
Dresden, Deutschland

Hannes Schlieter
Forschungsgruppe Digital Health, Fakultät Wirtschaftswissenschaften
Technische Universität Dresden
Dresden, Deutschland

Arved Weimann
Abteilung für Allgemein-, Viszeral- und Onkologische Chirurgie
Klinikum St. Georg gGmbH
Leipzig, Deutschland

Tjalf Ziemssen
Zentrum für klinische Neurowissenschaften & Multiple Sklerose Zentrum Dresden
Universitätsklinikum Carl Gustav Carus
Dresden, Deutschland

ISBN 978-3-662-71033-3   ISBN 978-3-662-71034-0 (eBook)
https://doi.org/10.1007/978-3-662-71034-0

Die Deutsche Nationalbibliothek verzeichnet diese Publikation in der Deutschen Nationalbibliografie; detaillierte bibliografische Daten sind im Internet über https://portal.dnb.de abrufbar.

© Der/die Herausgeber bzw. der/die Autor(en), exklusiv lizenziert an Springer-Verlag GmbH, DE, ein Teil von Springer Nature 2025

Das Werk einschließlich aller seiner Teile ist urheberrechtlich geschützt. Jede Verwertung, die nicht ausdrücklich vom Urheberrechtsgesetz zugelassen ist, bedarf der vorherigen Zustimmung des Verlags. Das gilt insbesondere für Vervielfältigungen, Bearbeitungen, Übersetzungen, Mikroverfilmungen und die Einspeicherung und Verarbeitung in elektronischen Systemen.
Die Wiedergabe von allgemein beschreibenden Bezeichnungen, Marken, Unternehmensnamen etc. in diesem Werk bedeutet nicht, dass diese frei durch jede Person benutzt werden dürfen. Die Berechtigung zur Benutzung unterliegt, auch ohne gesonderten Hinweis hierzu, den Regeln des Markenrechts. Die Rechte des/der jeweiligen Zeicheninhaber*in sind zu beachten.
Der Verlag, die Autor*innen und die Herausgeber*innen gehen davon aus, dass die Angaben und Informationen in diesem Werk zum Zeitpunkt der Veröffentlichung vollständig und korrekt sind. Weder der Verlag noch die Autor*innen oder die Herausgeber*innen übernehmen, ausdrücklich oder implizit, Gewähr für den Inhalt des Werkes, etwaige Fehler oder Äußerungen. Der Verlag bleibt im Hinblick auf geografische Zuordnungen und Gebietsbezeichnungen in veröffentlichten Karten und Institutsadressen neutral.

Planung/Lektorat: Fritz Kraemer
Springer ist ein Imprint der eingetragenen Gesellschaft Springer-Verlag GmbH, DE und ist ein Teil von Springer Nature.
Die Anschrift der Gesellschaft ist: Heidelberger Platz 3, 14197 Berlin, Germany

Wenn Sie dieses Produkt entsorgen, geben Sie das Papier bitte zum Recycling.

Geleitwort

Die Digitalisierung hat längst umfassend Einzug in unseren Alltag gehalten und nahezu alle Lebensbereiche nachhaltig verändert. Die Medizin jedoch scheint gerade bei der Kommunikation oft noch ein wenig dem 20. Jahrhundert verhaftet – sie wirkt beinahe wie ein „gallisches Dorf" inmitten eines digitalen Wandels.

Dabei ist es keineswegs das erste Mal, dass medizinische Kommunikation tiefgreifenden Veränderungen unterliegt. Bereits die Einführung der telefonischen Erreichbarkeit von Ärztinnen und Ärzten im 20. Jahrhundert führte zu grundlegenden Veränderungen im Verhältnis zwischen medizinischem Fachpersonal und Patientinnen und Patienten. Heute kaum vorstellbar, ermöglichte erst diese Entwicklung lebensrettende Innovationen, darunter den modernen „Notruf". Gleichzeitig führte die rasche Verbreitung des Telefons jedoch zu einer zuvor unbekannten, auch als belastend empfundenen Erreichbarkeit, die manche Medizinerinnen und Mediziner an ihre Grenzen brachte und zeitweise sogar als „Faustischer Handel" oder als „das Böse" wahrgenommen wurde (vgl. „The Doctor Who Wasn't There", Jeremy A. Greene[1]).

Damals wie heute ist es essenziell, Patientinnen und Patienten dort abzuholen, wo sie stehen – sei es im persönlichen Gespräch in Praxis und Klinik oder zunehmend in virtuellen Räumen, per Smartphone-Applikationen oder in hybriden und Blended-Care-Ansätzen. Die im vorliegenden Buch beschriebene „digitale Ubiquität" ist für viele Menschen bereits gelebte Realität. Es liegt daher an uns, digitale Kommunikation in der Medizin so zu gestalten, dass sie stets dem Wohl der Patientinnen und Patienten dient. Dies gelingt nur, wenn diejenigen, die in der Patientenversorgung tätig sind, aktiv mitgestalten und dabei interdisziplinär wie auch interprofessionell mit anderen Berufsgruppen und Forschenden zusammenarbeiten.

Genau diesen Ansatz verfolgt das vorliegende Werk „Digitale Patientenkommunikation": Es entwickelt bestehende Kommunikationsstrukturen in der Medizin konsequent weiter, bindet technologische Innovationen sowie interdisziplinäre Perspektiven ein und wagt dabei auch bewusst revolutionäre Ansätze. Anhand zahlreicher Beispiele – von

---

[1] Greene JA. The Doctor Who Wasn't There: Technology, History, and the Limits of Telehealth. University of Chicago Press; 2022.

etablierten Konzepten wie Digitalen Gesundheitsanwendungen bis hin zu aufkommenden Technologien unter dem Überbegriff der „Künstlichen Intelligenz" – zeigt es eindrucksvoll, wie Medizin längst neue Paradigmen der Interaktion und Kommunikation erfolgreich integrieren kann.

Ich gratuliere den Herausgebern sowie den Autorinnen und Autoren herzlich zu diesem wichtigen Werk, das den notwendigen Diskurs anstoßen und nachhaltig prägen wird.

1. Vorsitzender der Deutschen Gesellschaft für Digitale Medizin e.V.	Dr. med. Lars Masanneck

Vorwort

Die Patientenkommunikation ist ein zentrales Fundament der Medizin und damit Voraussetzung für eine optimale medizinische Versorgung. Sie dient dem Informationsaustausch bei der Anamnese oder auch bei der Aufklärung über Gesundheit und Krankheit – vor, während und nach Behandlungen. Zugleich bildet sie die Grundlage für eine empathische Beziehung und unterstützende Begleitung, wenn Patientinnen und Patienten eine Erkrankung als existenzielle Bedrohung erleben. Vor diesem Hintergrund eröffnen die zunehmende Digitalisierung unserer Lebenswelt und der allgegenwärtige Zugang zu digitalen Diensten immer mehr neue Möglichkeiten, die auch die Patientenkommunikation nachhaltig beeinflussen.

Das vorliegende Buch nimmt sich dem Thema „digitale Patientenkommunikation" aus verschiedenen Perspektiven an. Von regulatorischen und ethischen Fragestellungen über konzeptionelle Ansätze bis hin zu technologischen Aspekten spannt sich ein breites Spektrum, das von einem interdisziplinären Autorenteam aus Medizinern, Gesundheits- und Pflegewissenschaftlern, Psychologen, Informatikern und Ökonomen beleuchtet wird. Ziel ist es, Evidenzlage und Praxis zu verbinden und einen Ausblick auf die Möglichkeiten zur Gestaltung zukünftiger Patientenkommunikation zu geben.

Auch im Sinne der Stellungnahme der Bundesärztekammer[1] zu künstlicher Intelligenz in der Medizin vom Januar 2025 versucht das Buch mit Blick auf kommunikative Aspekte einen Beitrag zu leisten. Es richtet sich besonders (aber nicht ausschließlich) an angehende und praktizierende Mediziner, Pflegekräfte sowie Angehörige anderer Gesundheitsberufe, die auf der Suche nach einem fundierten Einstieg in diese wichtige Thematik sind.

---

[1] BÄK (2025) Stellungnahme „Künstliche Intelligenz in der Medizin". Deutsches Ärzteblatt 122(4): A-238/B-0.

Der große Dank gilt den Autorinnen und Autoren für die Beiträge aus den verschiedensten Perspektiven sowie dem Springer-Verlag und hier ganz besonders dem Senior Editor Dr. Fritz Kraemer für die Realisierung.

Dresden und Leipzig im September 2025

Thure Georg Weimann
Hannes Schlieter
Arved Weimann
und Tjalf Ziemssen

Anmerkung: Zur besseren Lesbarkeit wird vielfach das generische Maskulinum verwendet. Es sind jedoch stets alle Geschlechter gleichermaßen gemeint.

Inhaltsverzeichnis

Teil I Einführung und Grundlagen

1 **Themen und Möglichkeiten der Digitalisierung im Gesundheitswesen: Eine Einführung in die digitale Patientenkommunikation** 3
Thure Georg Weimann, Hannes Schlieter, Arved Weimann und Tjalf Ziemssen

2 **Begriffe der patientenzentrierten Versorgung** 27
Emily Hickmann, Peggy Richter und Simone Wesselmann

3 **Telemedizinische Versorgungskonzepte der digitalen Patientenkommunikation** 41
Eveline Prochaska

Teil II Digitale Patientenportale, Gesundheitsanwendungen und Therapien

4 **Patientenportale: Drehkreuz digitaler patientenzentrierter Gesundheitskommunikation** 63
Hannes Schlieter, Marcel Susky, Martin Burwitz, Thure Georg Weimann und Tjalf Ziemssen

5 **Patientenkommunikation im Wandel: nahtlose Patienteninteraktion entlang der Versorgungskette am Beispiel von heyPatient** 77
Christian Weber, Martin Feuz, Regula Spuehler und Stefan Stalder

6 **Digitale Gesundheitsanwendungen (DiGAs): Apps auf Rezept** 85
Martin Gersch

7 **Digitale Apps erfolgreich entwickeln und in die Versorgung integrieren am Beispiel der Prähabilitation** 99
Maria Wobith, Nico Helling und Andreas A. Schnitzbauer

8 Digitale Gruppentherapie: psychologische Ansätze und Konzepte zur Kommunikation mit Patientengruppen 119
Martin Fischer

Teil III Innovationen der digitalen Patientenkommunikation

9 Die Rolle der künstlichen Intelligenz im Rahmen der Patientenkommunikation 139
Sven Meister und Tom Strube

10 Digitale Patientenkommunikation und LLM-basierte Gesprächsagenten .. 149
Stephen Gilbert und Oscar Freyer

11 Digitale Patientenkommunikation aus Sicht der Pflege 167
Peter Nydahl

12 Kommunikation mit Patientinnen und Patienten in der virtuellen und augmentierten Realität 179
Raphael R. Bruno

Teil IV Evaluatorische Aspekte und Strategien zur Förderung der Akzeptanz

13 Evaluationsaspekte der digitalen Patientenkommunikation am Beispiel der digitalen Gesundheitsanwendungen (DiGAs) 195
P. Timpel, M. Mäder, L. Harst, R. Heinrich, T. Schönfelder und M. Scheibe

14 Ökonomische Dimensionen der digitalen Patientenkommunikation 219
Janine Moser und Felix Hoffmann

15 Psychologie der Patient-Computer-Interaktion als zentraler Erfolgsfaktor 229
Alina Huldtgren, Holger Klapperich und Sabrina Großkopp

Teil V Ethische und Regulatorische Aspekte

16 Regulatorische Aspekte der digitalen Patientenkommunikation 243
Mark Hastenteufel

17 Ethische Reflexion der digitalen Patientenkommunikation 253
Christian Thielscher

18 Die Idee des Arztes im digitalen Zeitalter: Lehren von Karl Jaspers 263
Hans-Rudolf Raab

Stichwortverzeichnis 275

Autorenverzeichnis

PD Dr. med. Raphael R. Bruno KardioPro, Düsseldorf, Germany

Dr. rer. pol. Martin Burwitz Forschungsgruppe Digital Health, Fakultät Wirtschaftswissenschaften, Technische Universität Dresden, Dresden, Germany

Dr. Martin Feuz Zürcher Hochschule für Angewandte Wissenschaften, School of Management and Law, Winterthur, Switzerland

Dr. Martin Fischer Klinikum St. Georg gGmbH, Leipzig, Germany

Oscar Freyer Else Kröner Fresenius Zentrum für Digitale Gesundheit, Technische Universität Dresden, Dresden, Germany

Univ.-Prof. Dr. Martin Gersch Fachbereich Wirtschaftswissenschaft, Freie Universität Berlin, Berlin, Germany

Prof. Stephen Gilbert, PhD Else Kröner Fresenius Zentrum für Digitale Gesundheit, Technische Universität Dresden, Dresden, Germany

Sabrina Großkopp, M.A. Fachbereich Medien, Hochschule Düsseldorf, Düsseldorf, Germany

Dr. rer. medic. Lorenz Harst Zentrum für Evidenzbasierte Gesundheitsversorgung, Universitätsklinikum und Medizinische Fakultät Carl Gustav Carus, Technische Universität Dresden, Dresden, Germany

Prof. Dr.-Ing. Mark Hastenteufel Software/KI und Regulatorik in der Medizintechnik, Technische Hochschule Mannheim (THM), Mannheim, Germany

Dipl. Wirt.-Math. Ria Heinrich WIG2 GmbH, Wissenschaftliches Institut für Gesundheitsökonomie und Gesundheitssystemforschung, Leipzig, Germany

Dipl.-Kfm. Nico Helling Science for Life GmbH, Düsseldorf, Germany

Emily Hickmann, M.Sc. Forschungsgruppe Digital Health, Fakultät Wirtschaftswissenschaften, Technische Universität Dresden, Dresden, Germany

Prof. Dr. med. Felix Hoffmann, LL.M., MaHM, M.Sc. APOLLON Hochschule der Gesundheitswirtschaft GmbH, Bremen, Germany

Prof. Dr. Alina Huldtgren Fachgebiet Digitale Gesundheit und intelligente Nutzerschnittstellen, Fachbereich Medien, Hochschule Düsseldorf, Düsseldorf, Germany

Dr. phil. Holger Klapperich Fachbereich Medien, Hochschule Düsseldorf, Düsseldorf, Germany

Melanie Mäder, M.Sc. WIG2 GmbH, Wissenschaftliches Institut für Gesundheitsökonomie und Gesundheitssystemforschung, Leipzig, Germany

Lehrstuhl Health Economics and Management, Wirtschaftswissenschaftliche Fakultät, Universität Leipzig, Leipzig, Germany

Univ.-Prof. Dr. rer. nat. Sven Meister Lehrstuhl für Gesundheitsinformatik, Fakultät für Gesundheit/Department Humanmedizin, Universität Witten/Herdecke, Witten, Germany

Abteilung Gesundheitswesen, Fraunhofer-Institut für Software- und Systemtechnik ISST, Dortmund, Germany

Janine Moser, M.A. Universität Bremen, SOCIUM Forschungszentrum Ungleichheit und Sozialpolitik, Bremen, Germany

PD Dr. rer. hum. biol. Peter Nydahl, GKP BScN, MScN Universitätsklinikum Schleswig-Holstein, Kiel, Germany

Dr. phil. Eveline Prochaska Institut für Medizinische Informatik und Biometrie, Medizinische Fakultät, Technische Universität Dresden, Dresden, Germany

Prof. Dr. Dr. Hans-Rudolf Raab Medizinische Universität Lausitz – Carl Thiem (MUL-CT), Cottbus, Germany

Dr. rer. pol. Peggy Richter Forschungsgruppe Digital Health, Fakultät Wirtschaftswissenschaften, Technische Universität Dresden, Dresden, Germany

Dr. rer. medic. Madlen Scheibe Zentrum für Evidenzbasierte Gesundheitsversorgung, Universitätsklinikum und Medizinische Fakultät Carl Gustav Carus, Technische Universität Dresden, Dresden, Germany

Dr. rer. pol. habil. Hannes Schlieter Forschungsgruppe Digital Health, Fakultät Wirtschaftswissenschaften, Technische Universität Dresden, Dresden, Germany

Univ.-Prof. Dr. med. Andreas A. Schnitzbauer Knappschaft Kliniken Universitätsklinikum Bochum, Ruhr-Universität-Bochum, Klinik für Chirurgie, Bochum, Germany

Dr. Tonio Schönfelder WIG2 GmbH, Wissenschaftliches Institut für Gesundheitsökonomie und Gesundheitssystemforschung, Leipzig, Germany

Lehrstuhl Gesundheitswissenschaften/Public Health, Technische Universität Dresden, Dresden, Germany

Regula Spuehler heyPatient AG, Winterthur, Switzerland

Stefan Stalder, M.Sc. ETH Schweizer Paraplegiker-Zentrum, Nottwil, Switzerland

Tom Strube, M.Sc. (Oxon) Abteilung Gesundheitswesen, Fraunhofer-Institut für Software- und Systemtechnik ISST, Dortmund, Germany

Marcel Susky, M.Sc. Forschungsgruppe Digital Health, Fakultät Wirtschaftswissenschaften, Technische Universität Dresden, Dresden, Germany

Prof. Dr. med. Dr. rer. pol. Christian Thielscher, M.Sc. Wirtschaftsinformatik Kompetenzcentrum für Medizinökonomie, FOM Hochschule für Oekonomie und Management, Essen, Germany

Dr. rer. medic. Patrick Timpel fbeta GmbH, Berlin, Germany

Dipl.-Ing. Christian Weber, MBA Zürcher Hochschule für Angewandte Wissenschaften, School of Management and Law, Winterthur, Switzerland

Prof. Dr. med. Arved Weimann, M.A. Abteilung für Allgemein-, Viszeral- und Onkologische Chirurgie, Klinikum St. Georg gGmbH, Leipzig, Germany

Dipl.-Wi.-Inf. Thure Georg Weimann, cand. med. Forschungsgruppe Digital Health, Fakultät Wirtschaftswissenschaften, Technische Universität Dresden, Dresden, Germany

Prof. Dr. med. Simone Wesselmann, MBA Deutsche Gesellschaft für Allgemein- und Viszeralchirurgie e.V., Berlin, Germany

Dr. med. Maria Wobith National University Hospital, Singapore

Prof. Dr. med. Tjalf Ziemssen Zentrum für Klinische Neurowissenschaften, Universitätsklinikum Carl Gustav Carus, Dresden, Germany

Teil I
Einführung und Grundlagen

Themen und Möglichkeiten der Digitalisierung im Gesundheitswesen: Eine Einführung in die digitale Patientenkommunikation

Thure Georg Weimann, Hannes Schlieter, Arved Weimann und Tjalf Ziemssen

Inhaltsverzeichnis

1.1	Einführung	4
1.2	Möglichkeiten der Digitalisierung von Kommunikationsflüssen im Gesundheitswesen	6
1.3	Eigenschaften digitaler Lösungen zur Patientenkommunikation	8
	1.3.1 Die Mediensynchronizitätstheorie	8
	1.3.2 Auswahl des passenden „Kommunikationstools"	10
1.4	Wellen der digitalen Patientenkommunikation	13
	1.4.1 Erste Welle: Übergang von analogen zu digitalen Technologien und die Anfänge des Internets	13
	1.4.2 Zweite Welle: weitflächige Verbreitung des Internets	16
	1.4.3 Dritte Welle: digitale Ubiquität	18
1.5	Einordnung der Themen und Ausblick	20
Literaturverzeichnis		22

T. G. Weimann (✉) · H. Schlieter
Forschungsgruppe Digital Health, Fakultät Wirtschaftswissenschaften, Technische Universität Dresden, Dresden, Germany
E-Mail: thure.weimann@tu-dresden.de; hannes.schlieter@tu-dresden.de

A. Weimann
Abteilung für Allgemein-, Viszeral- und Onkologische Chirurgie, Klinikum St. Georg Leipzig gGmbH, Leipzig, Germany
E-Mail: arved.weimann@sanktgeorg.de

T. Ziemssen
Zentrum für Klinische Neurowissenschaften, Universitätsklinikum Carl Gustav Carus, Dresden, Germany
E-Mail: tjalf.ziemssen@ukdd.de

© Der/die Autor(en), exklusiv lizenziert an Springer-Verlag GmbH, DE, ein Teil von Springer Nature 2025
T. G. Weimann et al. (Hrsg.), *Digitale Patientenkommunikation*,
https://doi.org/10.1007/978-3-662-71034-0_1

> **Zusammenfassung**
>
> In den frühen Phasen der Digitalisierung im Gesundheitswesen lag der Fokus primär auf Unterstützungsmöglichkeiten für die medizinische Dokumentation der Leistungserbringer. Zuletzt hat die Digitalisierung der direkten Patientenkommunikation erheblich an Bedeutung gewonnen, etwa durch die Einführung von Patientenportalen, digitalen Gesundheitsanwendungen und KI-basierten Chatbots bzw. Conversational Agents, die als digitale Assistenten und Coaches den Patientenalltag unterstützen können. Dieses Kapitel wirft einen umfassenden Blick auf die treibenden Kräfte und grundlegenden Möglichkeiten der Digitalisierung von Kommunikationsflüssen. Es beleuchtet die wesentlichen Eigenschaften digitaler Lösungen für die Patientenkommunikation und analysiert historische, aktuelle sowie zukünftige Entwicklungen in diesem Bereich. Diese Einführung ist dabei als Leitstruktur für die nachfolgenden Kapitel gedacht, in denen das breite Spektrum der digitalen Patientenkommunikation vertieft wird.

1.1 Einführung

Die Patientenkommunikation stellt gleichermaßen Chance und Hürde für eine erfolgreiche Behandlung dar. Zahlreiche Studien haben in den letzten Jahrzehnten die Bedeutung des erfolgreichen Kommunizierens im Versorgungskontext unterstrichen. So ist der Großteil der Unzufriedenheit von Patienten weniger auf mangelnde klinische Kompetenz zurückzuführen, sondern liegt ursächlich oft in einer nicht angemessenen Patientenkommunikation (Ha und Longnecker 2010). Umgekehrt konnten auch die positiven Auswirkungen einer erfolgreichen Patientenkommunikation auf medizinische, psychosoziale und ökonomische Parameter aufgezeigt werden – insbesondere durch verbesserte Therapietreue (Adhärenz) und die Förderung des Selbstmanagements (Riedl und Schüßler 2017). Durch die weitflächige Verbreitung des Internets seit Beginn des 21. Jahrhunderts, die zunehmende Verfügbarkeit von mobilen Informations- und Kommunikationstechnologien sowie die wachsende Befähigung zum Umgang mit digitalen Technologien in weiten Teilen der Gesellschaft ergeben sich neue Möglichkeiten für die Patientenkommunikation (Tuckson et al. 2017). An die Stelle der klassischen „Face-to-Face-Kommunikation" innerhalb von Versorgungseinrichtungen oder der Kommunikation mit Papiermedien treten Kommunikationsmöglichkeiten im digitalen Raum – auch ortsunabhängig über physische Gebäudegrenzen hinweg und je nach Anwendungszweck in Echtzeit oder auch völlig zeitunabhängig.

Mit der digitalen Transformation gehen dabei eine Reihe von Aktionen einher, denen verschiedene Treiber unterliegen und die komplex miteinander in Verbindung stehen (Koebe und Bohnet-Joschko 2023). Nach der World Health Organization (2021) werden Einsatz und die Akzeptanz von digitalen Gesundheitslösungen, einschließlich jener für die Patientenkommunikation, besonders durch drei Potenziale angetrieben:

1. Verbesserung des Zugangs zu Gesundheitsdiensten und -leistungen,
2. ökonomische Aspekte, insbesondere Steigerung der Effizienz und Möglichkeiten, eine hohe Versorgungsqualität für alle Menschen sicherzustellen, sowie
3. die Stärkung der gesamten Versorgungskette von Gesundheitsförderung und Prävention hin zu Rehabilitation und Palliativversorgung, besonders auch während Epidemien und Pandemien.

Die digitale Transformation bietet angesichts des demografischen Wandels und des Fachkräftemangels im Gesundheitswesen eine Lösung, um Ressourcen effizienter zu nutzen und Versorgungslücken, insbesondere in ländlichen Gebieten, zu schließen. Telemedizin ermöglicht trotz geografischer Distanzen den Austausch medizinischer Informationen und hilft Wartezeiten zu überbrücken. Deutlich wurde der Bedarf besonders im Zuge der COVID-19-Pandemie durch die Notwendigkeit soziale Kontakte zu minimieren und auf Alternativen zur Face-to-Face-Kommunikation auszuweichen. Gleichzeitig ermöglicht die Digitalisierung eine präzisere, personalisierte Medizin, die auf großen Gesundheitsdatensätzen basiert und die Effektivität und Qualität der Versorgung insgesamt verbessert. Durch digitale Innovationen, wie z. B. Anwendungen der virtuellen Realität, werden neuartige Behandlungsoptionen und Versorgungsmodelle ermöglicht, die in digitalen Plattform-Ökosystemen mit anderen Diensten kombiniert werden können (Hermes et al. 2020). Der durch digitale Technologien vereinfachte Zugriff auf Gesundheitsinformationen trägt zu einem Wandel des Patientenverständnisses als reinen Empfänger medizinischer Leistungen, hin zum autonomen und partizipativen Partner des Behandlungsteams, bei (Prigge et al. 2015).

> In einer Analyse von Koebe und Bohnet-Joschko (2023) werden zusammenfassend acht Veränderungen identifiziert, die aus der digitalen Transformation resultieren:
>
> - Neudefinition der Patientenrolle,
> - vernetzte, integrierte Versorgung,
> - datengetriebene Ressourcenallokation und Optimierung von Versorgungsprozessen,
> - steigende Technologieintensität und neue Informations- und Kommunikationsmedien,
> - Verbesserung von Behandlungsergebnissen (insbesondere durch personalisierte Behandlungsmöglichkeiten) sowie
> - die Emergenz digitaler Ökosysteme.

Ursache und Folge dieser Entwicklungen sind die Entstehung neuer Begrifflichkeiten (z. B. „Patient engagement", „Patient-Reported Outcome Measures") sowie psychosozialer (z. B. „shared decision-making") und technologischer Versorgungskonzepte (z. B. „Patientenportale", „DiGAs", „Virtual Reality"). Zusätzlich gewinnen digitale Systeme durch Anreicherung mit künstlicher Intelligenz in den letzten Jahren immer mehr an Autonomie und kommunizieren als Softwareagenten mit Patienten in natürlicher Sprache. Dieses Kapitel wirft einen einführenden Blick auf diese und weitere Entwicklungen im Feld der digitalen Patientenkommunikation.

1.2 Möglichkeiten der Digitalisierung von Kommunikationsflüssen im Gesundheitswesen

Das Gesundheitswesen ist durch zahlreiche Akteure gekennzeichnet, die in komplexer Interaktion miteinander stehen. Nachfolgend soll eine vereinfachte Betrachtung vorgenommen werden, welche die direkte Kommunikation mit dem Patienten in den Vordergrund stellt (z. B. Weiner 2012). Hierfür soll nach „Leistungsempfängern", d. h. Patienten und ihrem sozialen Umfeld, sowie der „Versorgungsseite" aus Leistungserbringen, Kostenträgern und Anbietern unterschieden werden. Im Zentrum steht hierbei die direkte Kommunikation zwischen Patient und Behandler.

Basierend auf den sich dadurch ergebenden Kommunikationsflüssen lässt sich die Art der Patientenkommunikation nun in zwei Kategorien unterteilen: die Kommunikation *mit* und *über* den Patienten (siehe auch Abb. 1.1).

▶ Im engeren Sinne kann die Patientenkommunikation als die Kommunikation *mit* dem Patienten aufgefasst werden (z. B. zwischen Patient und Arzt, aber auch zwischen Patienten). Im erweiterten Verständnis umfasst die Patientenkommunikation auch die Kommunikation *über* den Patienten (z. B. zwischen Arzt und Pflegekraft).

Bei jedem Kommunikationsvorgang werden hierbei zwischen Sender und Empfänger Daten ausgetauscht, die wiederum auf physikalischer Ebene als Signale dargestellt und übertragen werden. Ohne nun auf Details der Signaltheorie einzugehen, kann weiter un-

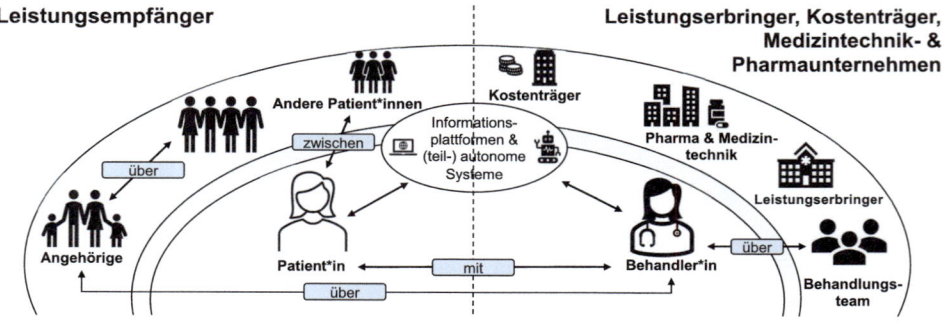

Abb. 1.1 Wichtige Kommunikationsflüsse der analogen und digitalen Patientenkommunikation

terschieden werden, ob die Daten auf technisch-physikalischer Ebene als *kontinuierliches* oder *diskretes Signal* anfallen (Li und Liao 1997).

Während kontinuierliche Signale auch als analog bezeichnet werden, arbeiten digitale Technologien auf Grundlage diskreter Signale. Als digital werden Signale bezeichnet, deren Werte nur zu bestimmten Zeitpunkten vorhanden sind (d. h. zeit- und wertdiskret) und somit von Computern mit einer binären Logik („0 und 1") automatisiert verarbeitet werden können. Die Übertragung und Speicherung von digitalen Daten bringen gegenüber analogen Technologien entscheidende Vorteile mit sich. Hierzu gehören vor allem:

- die Möglichkeit gegenüber analogen Medien große Datenmengen hochkomprimiert zu speichern, zu vervielfältigen sowie damit mehreren Akteuren (z. B. Ärzten und Pflegekräften) gleichzeitig Zugriff zu ermöglichen,
- die Übertragung und Speicherung jeglicher Datenformate (z. B. Befunde in Textform, Laborergebnisse, Bildgebung) ohne Qualitätsverlust und
- die Möglichkeit, automatisierte Verarbeitungen zu realisieren (z. B. komplexe Analysen von Patientendaten, aber auch digitale Verschlüsselungen zur Datensicherheit etc.).

Trotz der genannten Vorteile digitaler Daten sind nicht alle Prozesse, bei denen diese anfallen und verarbeitet werden, auch effizient. Dies scheint irreführend vor dem Hintergrund, dass digitale Systeme aus dem heutigen Behandlungsalltag gar nicht mehr wegzudenken sind. Dennoch befand sich ein Großteil deutscher Krankenhäuser (ca. 70 %) nach einem 2022 veröffentlichen Bericht erst am Anfang der einrichtungsinternen Digitalisierung (Reifegrad 0) (Amelung et al. 2022). Die Einstufung erfolgte basierend auf einem Reifegradmodell (sog. Electronical Medical Record Adoption Model, EMRAM[1]) zur Bewertung der Digitalisierung von Krankenhäusern[2] (0–7 mögliche Reifegrade) und zeigt, dass einige Vorgänge noch durch papierbasierte Kommunikationsmedien und Doppelarbeiten aufgrund von nicht vernetzten Computersystemen gekennzeichnet sind. Ebenso ist die informatorische Teilhabe von Patienten am Versorgungsprozess sehr eingeschränkt. Hinsichtlich der Tiefe der Integration digitaler Technologien spricht man auch von „oberflächlicher Digitalisierung".[3] Der 7. und höchste Reifegrad des EMRAM zeichnet sich hingegen durch die Förderung des Selbstmanagements von Patienten auf Basis einer digitalen Patientenkommunikation aus (Snowdon et al. 2024).

Darstellung und Diskussion der Möglichkeiten digitaler Kommunikation mit dem Patienten stellen den Fokus dieses Buches dar. Dennoch hat auch die Kommunikation über den Patienten eine zentrale Rolle im Behandlungsalltag, insbesondere zwischen den beteiligten Therapeuten sowie dem restlichen Behandlungsteam, z. B. um gemeinsame

---

[1] https://www.himss.org/.

[2] Entsprechende Messinstrumente für den ambulanten Sektor etablieren sich erst sukzessiv (Neunaber und Meister 2023).

[3] Für eine detaillierte Diskussion und die Rolle von Large-Language-Modellen mit Blick auf einen Paradigmenwechsel sei auf Kap. 10 verwiesen.

Entscheidungen zu treffen oder den Patienten an die nächste Schicht zu übergeben. Während im klassischen Fall die Kommunikation zwischen den einzelnen Akteuren „Face to Face" stattfindet oder unter der Verwendung analoger Printmedien (z. B. Briefe/Dokumente), können Informations- und Kommunikationstechnologien als Vermittler („Intermediäre") zwischengeschaltet werden und eine ortsunabhängige Kommunikation „Remote" ermöglichen. Neben den genannten Anwendungen, die als Vermittler zur Unterstützung zwischenmenschlicher Kommunikation fungieren, existieren auch eigenständige Anwendungen, bei denen diese Vermittlungsfunktion entweder nicht vorhanden ist oder stark in den Hintergrund rückt (d. h. eher „Stand alone") (Tuckson et al. 2017). Im Falle digitaler Systeme können diese als teilweise bis vollständig autonom angesehen werden. Gleichzeitig können Überschneidungen bestehen, sodass dieselbe Technologie zur Kommunikation (z. B. E-Mail, SMS, Telefonie, Instant Messaging/Chat) in einem Fall zur zwischenmenschlichen computervermittelten Kommunikation eingesetzt werden kann, aber auch zur Kommunikation mit einem selbstständig agierenden Computersystem (z.B. Chatbot).

▶ Insgesamt lassen sich **drei Basismodalitäten** der analogen und digitalen Patientenkommunikation festhalten: **Face-to-Face-Kommunikation**, **computervermittelte Kommunikation** und **Stand-alone-Anwendungen**.

1.3 Eigenschaften digitaler Lösungen zur Patientenkommunikation

Die folgenden Abschnitte werfen einen Blick auf zentrale Eigenschaften, die eine Einordnung verschiedener digitaler Kommunikationslösungen erlauben (1.3.1) sowie auf mögliche Kriterien für die Wahl eines geeigneten Kommunikationstools (1.3.2).

1.3.1 Die Mediensynchronizitätstheorie

Analoge und digitale Kommunikationsmedien weisen verschiedene Eigenschaften auf, die deren Eignung für bestimmte Anwendungskontexte maßgeblich bestimmen. Bei der Frage nach deren Eignung für die Patientenkommunikation können Theorien aus dem Umfeld der Mensch-Computer-Interaktion, insbesondere die Mediensynchronizitätstheorie, eine Orientierung geben (Sundar 2021). Die Mediensychnronizitätstheorie von Dennis et al. (2008) stellt fünf Eigenschaften von Kommunikationsmedien in den Vordergrund, die jeweils auf einem Kontinuum von nicht vorhanden bis stark ausgeprägt sein können. Diese umfassen:

- die *Unmittelbarkeit des Feedbacks* (bedingt durch die Übertragungsgeschwindigkeit),
- die Vielfalt der zur Kommunikation verwendeten Symbole (*Symbolvielfalt*),

- die Möglichkeit mit mehr als einer Person zu kommunizieren (*Parallelisierung*),
- die Möglichkeit des Senders, Nachrichten zu modifizieren (auch als *„rehearsability"* bezeichnet), sowie
- die Möglichkeit, die Nachricht bzw. Informationen zu einem späteren Zeitpunkt nochmal einzusehen (Wiederverwendbarkeit, auch als *„reprocessability"* bezeichnet).

Hierbei ist anzumerken, dass neben den von der Theorie genannten Eigenschaften noch weitere denkbar sind. Walther et al. (2005) nennen z. B. auch Anonymität und Homophilie, welche häufig auf Selbsthilfe-Internetforen für Patienten zutreffen.

In Bezug auf die von der Mediensynchronizitätstheorie benannten Eigenschaften charakterisieren sich z. B. Videosprechstunden durch eine hohe Unmittelbarkeit des Feedbacks, eine hohe Symbolvielfalt durch die Übertragung von verbalen und nonverbalen Inhalten (Audio und Video), der Möglichkeit, mit mehr als einer Person zu interagieren (z. B. digitale Gruppentherapie), sowie einer meist geringen Möglichkeit, die Nachrichten durch den Sender zu modifizieren oder wiederzuverwenden. Im Gegensatz dazu stehen E-Mails, die typischerweise mit zeitlichem Versatz beantwortet werden, vorwiegend aus Text bestehen, dem Sender mehr Bedenkzeit vor dem Versenden der Nachricht erlauben und wiederverwendet werden können.

Die von Dennis et al. (2008) genannten Eigenschaften nehmen dabei Einfluss auf die Synchronizität der Patientenkommunikation. Vereinfacht kann gesagt werden, dass Medien, die unmittelbares Feedback ermöglichen, tendenziell synchron sind, während man bei einem verzögerten Feedback von asynchroner Kommunikation spricht.

▶ **Synchrone Kommunikation** bedeutet, dass die Akteure zeitgleich miteinander interagieren.

▶ **Asynchrone Kommunikation** stellt das Gegenteil dar und bedeutet, dass Nachrichten zwangsläufig zwischengespeichert werden, um zu einem späteren Zeitpunkt vom Empfänger ausgewertet zu werden (auch als „store and forward" bezeichnet; Harst et al. 2022).

Wichtige Beispiele synchroner Arzt-Patienten-Kommunikation sind neben der bereits erwähnten Videosprechstunde auch die Telefonie und Echtzeitübertragung und -auswertung von Patientendaten (z. B. via Sensoren im häuslichen Umfeld erfasst). Beispiele asynchroner Kommunikation sind neben E-Mail und Text-Messaging auch das *Monitoring* durch den Upload von Dokumenten (z. B. frühere Befunde, Ergebnisse der Bildgebung), das Ausfüllen von Fragebögen oder auch das Bereitstellen von Edukationsmaterial für Patienten.

Während die Mediensynchronizitätstheorie vor allem die durch Technologie ermöglichte *bidirektionale* Kommunikation betrachtet, kann der Datenfluss auch nur in eine Richtung, also *unidirektional*, erfolgen. Beispielsweise können einige Anwendungen des Telemonitorings, wie das Überwachen eines implantierten Herzschrittmachers, als unidirektional und asynchron betrachtet werden (Finet et al. 2015).

Neben den genannten Eigenschaften von Kommunikationsmedien unterscheidet die Mediensynchronizitätstheorie auch nach *konvergenten* („convergence") und *divergenten* Prozessen („conveyance"), die der eigentlichen Kommunikationsaufgabe zugrunde liegen. Während konvergente Prozesse dem Aufbau eines gemeinsamen Informationsverständnisses zwischen den beteiligten Akteuren dienen, steht bei divergenten Prozessen die Übertragung von vielen Informationen im Mittelpunkt.

Nach Dennis et al. (2008) sollten Medien mit hoher Synchronizität bevorzugt für konvergente Kommunikationsprozesse verwendet werden, während bei divergenten Prozessen eher asynchrone Medien zweckmäßig sind. Beide Prozesse sind daher bei jeder Kommunikationsaufgabe in unterschiedlicher Gewichtung vorhanden. Besonders Einfluss auf die Gewichtung hat die Vertrautheit zwischen den Beteiligten mit der Aufgabe und mit der verwendeten Technologie. Ebenso spielen aber auch kontextuelle Beschränkungen, wie die medizinische Dringlichkeit des Patientenanliegens, der Wunsch nach sozialer Interaktion, Vertraulichkeit oder auch rechtliche Verpflichtungen eine Rolle (Palvia et al. 2011).

Daraus wird deutlich, dass allgemeingültige Empfehlungen zur Wahl einer bestimmten Technologie nur begrenzt möglich sind und neben den Eigenschaften des Mediums und der Kommunikationsaufgabe auch die Eigenschaften der Individuen selbst, einschließlich kontextueller Beschränkungen, die Wahl beeinflussen. Dieser Gedanke findet sich auch in dem Konzept des „Fit between Individuals, Task and Technology" nach Ammenwerth et al. (2006) wieder. Aus der Kombination dieser Einflussgrößen ergibt sich die Passfähigkeit („fit") der Technologie und damit auch die Nutzerakzeptanz.

▶ Es sollte idealerweise ein „fit" zwischen den Eigenschaften des Individuums und der Aufgabe, zwischen dem Individuum und der Technologie sowie zwischen Technologie und Aufgabe bestehen.

1.3.2 Auswahl des passenden „Kommunikationstools"

Die Berücksichtigung der individuellen Gesamtsituation ist somit stets entscheidend. Dennoch kann nach der Theorie von Dennis et al. (2008) und dem Modell der Funktionen medizinischer Kommunikation von De Haes und Bensing (2009) eine grobe Orientierung zur Wahl der passenden Lösung abgeleitet werden (siehe Tab. 1.1). Bei neuen Kommunikationskontexten wie dem Aufbau von Beziehungen oder Entscheidungsfindungen überwiegen eher Konvergenzprozesse, wohingegen bei wiederholten Interaktionen divergente Anteile im Vordergrund stehen (Dennis et al. 2008). Übertragen auf die Arzt-Patienten-Kommunikation bedeutet dies, dass für einen initialen Kontakt eher synchrone Medien mit hoher Symbolvielfalt förderlich sind (z. B. Videosprechstunde). Besonders auch für die Reaktion auf Emotionen und den Ausdruck von Empathie sind Medien, die neben

Tab. 1.1 Mögliche digitale Lösungen für die Patientenkommunikation in Abhängigkeit der Aufgabe und Art des Kommunikationsprozesses

Medizinische Kommunikationsaufgabe[a]	Kommunikationsprozess[b]	Beispiele für mögliche Tools und digitale Versorgungsansätze
Förderung der Beziehung(en), Antwort auf Emotionen	Konvergent, divergent	• Videosprechstunde
		• Bei Vertrautheit untereinander z. B. auch Social Media
Patientendaten/Informationen sammeln	Eher divergent	• Self-Monitoring-Tools (Wearables)
		• Patientenportale mit digitalen Fragebögen, Möglichkeiten zum Hochladen von Dokumenten
Bereitstellung von Informationen für Patienten	Eher divergent	• Patientenportale bzw. Portale für den Patientenzugriff auf die elektronische Patientenakte
Entscheidungsfindung	Eher konvergent	• Videosprechstunde
		• Virtual- und Augmented-Reality-Lösungen
		• „Livechat"
		• Conversational Agents zur Beantwortung von Patientenfragen
Förderung des Gesundheitsverhaltens der Patienten	Konvergent, divergent	• Blended-Care-Modelle
		• Patientenportale und digitale Gesundheits-Apps
		• Bei eher nicht medizinischen Themen z. B. Unterstützung durch andere Patienten in Selbsthilfe-Internetforen

[a]Basierend auf De Haes und Bensing (2009)
[b]Nach Dennis et al. (2008)

verbalen auch nonverbale Signale übermitteln können, grundsätzlich überlegen (Grondin et al. 2019). Digitale Lösungen der virtuellen und erweiterten Realität können darüber hinaus vielfältige Visualisierungsmöglichkeiten bieten und damit die Patientenaufklärung anreichern und Entscheidungsprozesse unterstützen (Antel et al. 2022).

Bei wiederholten Kontakten und einer Vertrauensbasis zwischen den Kommunikationspartnern können asynchrone Technologien Effizienzvorteile haben. Dennoch ist bei asynchroner textbasierter Kommunikation (z. B. Chat, E-Mail) besonders darauf zu achten, Empathie durch verbale Techniken zu vermitteln, wie beispielsweise gezielte Rückfragen, das klare Aufzeigen der nächsten Schritte (um Mehrdeutigkeit zu vermeiden) oder auch durch den bewussten und situationsangepassten Einsatz von Emojis (Sakumoto und Joshi

2023). Auch wenn chatbasierte Kommunikation im Allgemeinen als asynchron gilt, gibt es zudem Abstufungen: Ein „Livechat" mit Antwortzeiten im Sekunden- oder Minutenbereich weist immer noch eine vergleichsweise hohe Unmittelbarkeit des Feedbacks auf. Solche Kanäle können daher auch für eher konvergente Prozesse Anwendung finden (z. B. Entscheidungsfindung). Ein Beispiel hierfür ist der Krebsinformationsdienst des Deutschen Krebsforschungszentrums, der einen Livechat anbietet, um Ratsuchende mit qualitätsgesicherten Informationen bei Entscheidungsfindungen im Bereich der Krebsprävention zu unterstützen (DKFZ 2025).

Während sich die Aufmerksamkeit bisher auf die computervermittelte zwischenmenschliche Kommunikation richtete (Remote), werden zukünftig autonom agierende Systeme immer mehr in der Lage sein, empathisches Verhalten (verbal und nonverbal) zu zeigen und Patientenanliegen adäquat zu beantworten (Seitz 2024). Erste Studien zeigen bereits, dass eine Vielzahl von Patientenfragen auch durch Chatbots für den Patienten zufriedenstellend beantwortet werden können (Ayers et al. 2023). Für den weitflächigen Einsatz solcher Systeme ist es jedoch unerlässlich, deren Korrektheit und Genauigkeit vorab sicherzustellen.

Kommunikationsaufgaben wie das reine Bereitstellen und Sammeln von Informationen, können als primär divergente Prozesse verstanden werden. Dementsprechend sind hierfür asynchrone Technologien zum Patientenmonitoring prädestiniert, wie Wearable- und Sensortechnologien für die passive Datenerfassung oder auch über Patientenportale bereitgestellte digitale Fragebögen (aktive Datenerfassung) (Sim 2019). Patientenportale nehmen darüber hinaus auch für die Bereitstellung von Informationen für Patienten, wie z. B. Medikationsplan, Befunde oder erkrankungsspezifisches Edukationsmaterial, eine zentrale Rolle ein (Ammenwerth et al. 2012). Die systematische Förderung des Gesundheitsverhaltens ist durch das Vorhandensein von Informationsvermittlung und wiederkehrenden Entscheidungen aus kommunikativer Sicht besonders komplex. In den letzten Jahren haben sich deshalb sog. „Blended-Care-Versorgungsmodelle" als vielversprechende Ansätze herausgestellt (Phillips et al. 2022). Diese koppeln gezielt synchrone und/oder asynchrone Technologien mit Face-to-Face-Kontakten.

Eine wichtige kontextuelle Einschränkung stellen dringende medizinische Anliegen dar, die – sofern keine persönliche Vorstellung „Face to Face" indiziert ist – synchrone Kommunikationsmedien wie Video- oder Sprachanrufe zur schnellen Hilfe und Problemlösung erfordern (De Mooij et al. 2022). Darüber hinaus haben sich Social-Media-Plattformen als Möglichkeit herausgestellt, die Beziehung zu vielen Patienten aufrechtzuerhalten und dabei gleichzeitig Informationen zu vermitteln, wie z. B. durch videobasierte Podcasts, die Gesundheitsthemen patientengerecht aufbereiten (hohe Parallelisierung).[4] Neben der reinen Möglichkeit, Gesundheitsinformationen bereitzustellen, Fragen zu

---

[4] Ein Beispiel hierfür ist der Patientenpodcast des Multiple Sklerose Zentrums Dresden, der einmal im Monat live als Videokonferenz übertragen wird und im Anschluss als Aufzeichnung via YouTube bereitgestellt wird (https://zkn.uniklinikum-dresden.de/pn/patienten-podcast).

beantworten und Patientenmeinungen zu erfassen, stellen Social-Media-Plattformen auch ein zunehmend wichtiges Marketinginstrument dar. Für medizinisch unkritische Themen, wie die generelle soziale Unterstützung beim Umgang mit chronischen Erkrankungen, haben sich zudem Online-Communities für den „Peer Support" etabliert (Hossain et al. 2021).

1.4 Wellen der digitalen Patientenkommunikation

Das Spektrum der digitalen Patientenkommunikation kann anhand drei von Legner et al. (2017) beschriebenen Wellen der Digitalisierung diskutiert werden:

1. dem Übergang von analogen zu digitalen Technologien,
2. der weitflächigen Verbreitung des Internets und
3. der Allgegenwärtigkeit digitaler Technologien (digitale Ubiquität).

Die Übergänge zwischen den Wellen können hierbei als fließend betrachtet werden, sodass diese eher der Orientierung und groben Einordnung dienen sollen als wirklich einer trennscharfen Abgrenzung. Abb. 1.2 stellt einen zusammenfassenden Gesamtblick dar.

Es sei angemerkt, dass die Wellen der Digitalisierung zwar eine Orientierung zur zeitlichen Perspektive bieten, technische Entwicklungen jedoch auch danach unterschieden werden können, wie tiefgreifend oder oberflächlich sie Kommunikationsabläufe unterstützen und ob sie vollständig neue Ansätze in der Patientenkommunikation ermöglichen (vgl. Kap. 10).

1.4.1 Erste Welle: Übergang von analogen zu digitalen Technologien und die Anfänge des Internets

Historisch betrachtet gingen Digitalisierungsbestrebungen im Gesundheitswesen anfangs stark von der Seite der Leistungserbringer aus (Eysenbach 2000). Eine führende Rolle in der Entwicklung des Fachgebiets der Medizininformatik spielt in Deutschland bis heute die Deutsche Gesellschaft für Medizinische Informatik, Biometrie und Epidemiologie e. V. (GMDS), die aus der Gesellschaft für Dokumentation Mitte der 1950er-Jahre hervorging (GMDS 2024). Anfangs lag der Fokus stark auf der Gestaltung von Systemen zur Unterstützung von Routineprozessen im Krankenhaus, speziell der medizinischen Dokumentation (insbesondere von Befunden, Therapieplänen und OP-Berichten) und administrativen Aufgaben (insbesondere Krankenhauslogistik und Rechnungswesen) (Ehlers et al. 1970). Zielgruppe dieser Systeme waren entsprechend Ärzte, Pflege- und Verwaltungspersonal. Erstmals wurden auch Teile des Face-to-Face-Patientenkontakts digital sowie die computervermittelte (jedoch einrichtungsinterne) Kommunikation durch Datenspeicherung unterstützt. Die Idee Krankenhausinformationssysteme bzw. Praxisver-

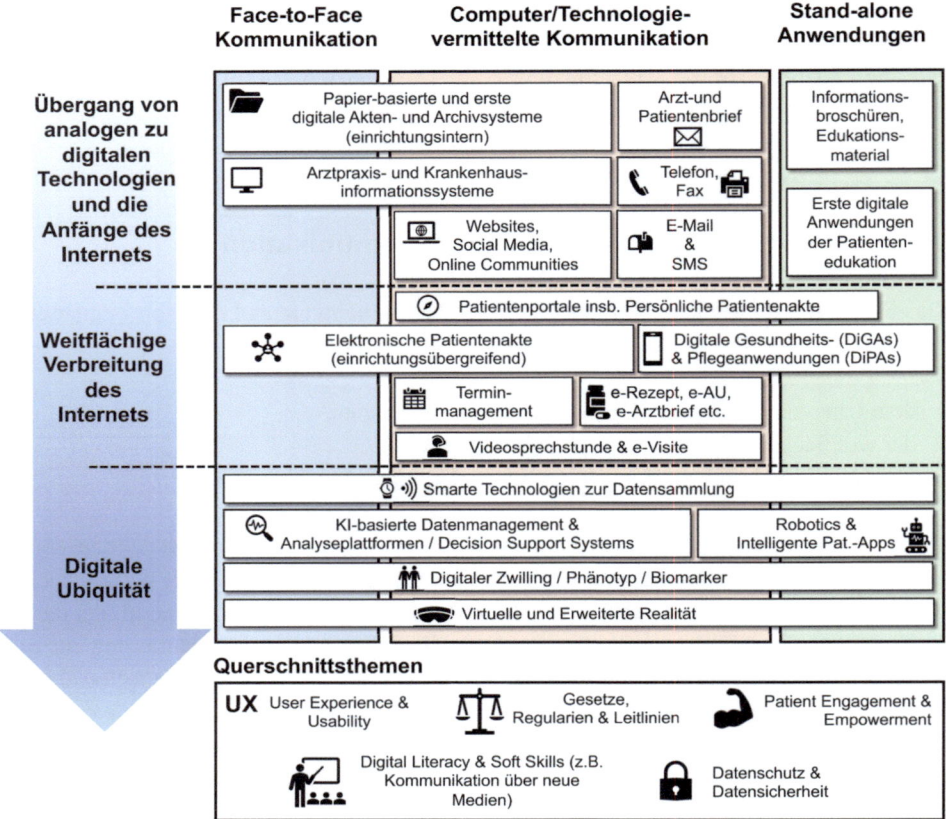

Abb. 1.2 Die drei Wellen der digitalen Patientenkommunikation

waltungssysteme auf regionaler oder nationaler Ebene zu vernetzen und Patientendaten auszutauschen, wurde erst durch die Verbreitung des Internets möglich und vollzieht sich bis heute in die 3. Welle der digitalen Patientenkommunikation.

In den 1970er-Jahren begann sich die Arbeit im Bereich der Telemedizin zu intensivieren, wobei diese insgesamt noch eher experimentellen Charakter hatte und der Schwerpunkt auf der Erprobung der technischen Machbarkeit sowie der Untersuchung des eigentlichen Nutzens lag (Higgins et al. 1984). Zu den erprobten Szenarien zählte zunächst die Kommunikation zwischen kleinen regionalen Krankenhäusern und Universitätskliniken als Telekonsil bzw. Telediagnostik für den Austausch medizinischer Expertise zwischen Ärzten verschiedener Fachbereiche. Somit wurde sich eher über den Patienten und seine medizinischen Daten ausgetauscht, als wirklich direkt mit dem Patienten selbst über Technologien interagiert. Die Kommunikationsmodalitäten reichten vom Einsatz des Telefons (damals noch analog), der Nutzung der Telefonleitung zur Übertragung medizinischer Daten, wie z. B. Röntgenbilder und EKGs unter Verwendung von Computern, hin zu ersten audiovisuellen Übertragungsszenarien. Die Möglichkeiten, telemedizinische Technologien auch zur direkten Kommunikation mit dem Patienten, insbesondere in der heimischen Umgebung, zu untersuchen, wurden erst ab Mitte/Ende der 1980er-Jahre in Projekten verfolgt (Zundel 1996). Anfänglich konzentrierte sich die Nutzung auf das Telefon, vor allem zur Betreuung chronisch kranker Patienten, sowie einer einseitigen Datenübertragung zum Monitoring von Vitalzeichen oder als Notfallknopf zur Alarmierung von Hilfe (Field et al. 1996).

Ende der 1980er-Jahre entwickelte sich das Faxgerät zu einem Medium in der Gesellschaft, machte den Austausch von in Papierform gespeicherten Patientendaten über Telefonleitungen möglich und unterstützte die Kommunikation via Brief (Yamamoto und Wiebe 1989). Auch wenn inzwischen die Faxtechnologie aufgrund des Implementierungszeitpunkts oft mit dem Begriff „analog" assoziiert wird, handelt es sich doch in der Kombination von Scanner (Digitalisierung des Dokuments) und Drucker bereits um ein (teilweise) digitales System. Aus heutiger Sicht problematisch ist hierbei die inhärente Prozessineffizienz mit Medienbrüchen (z. B. Ausdrucken, Einscannen, Versenden, Ausdrucken etc.).

Durch das sukzessive Aufkommen des Internets entstand die E-Mail als effizientere Alternative der Patientenkommunikation mit der Möglichkeit, verschiedene Formen medialer Repräsentationen digital zu versenden (Kane et al. 1998). Mit der weiten Verbreitung mobiler Telefone wurde die Möglichkeit des Short Message Service (SMS) auch für Zwecke der Patientenkommunikation erkannt, wie Terminerinnerungen, Patientenedukation oder auch die Übermittlung von medizinischen Daten (Pal 2003). Insgesamt wurde die informatorische Teilhabe von Patienten am Versorgungsprozess jedoch noch nicht flächendeckend etabliert – auch nicht durch papierbasierte Medien wie Patientenbriefe, die komplexe Behandlungsinformationen zugänglich aufbereiten oder Informationsbroschüren (Damian und Tattersall 1991). Spezielle Leitlinienversionen, die evidenzbasierte Informationen in laienverständlicher Sprache bereitstellen und die Entscheidungsfindung unterstützen, begannen sich in Deutschland erst nach der Jahrtausendwende allmählich zu etablieren (Sänger 2008). Inzwischen werden diese standardmäßig auf der Webseite der Arbeitsgemeinschaft der Wissenschaftlichen Medizinischen Fachgesellschaften e.V. (AWMF)[5] in digitaler Form als PDF-Dokumente bereitgestellt („digitale Patientenleitlinie").

Schrittweise entstanden auch die ersten Softwareprogramme für Patienten selbst, die als Vorläufer der digitalen Gesundheits-Apps betrachtet werden können. Diese dienten als „Stand-alone-Anwendungen" zur Förderung des Selbstmanagements und wurden vorwiegend für chronische Erkrankungen untersucht (Skinner et al. 1993). Die Funktionen reichten von der Präsentation eher statischer Inhalte hin zu ersten interaktiven Anwendungen, die medizinische Informationen in patientengerechter Sprache individuell anboten, quizartig abfragten und den Gesundheitszustand regelmäßig über Fragebögen erfassten. In den 1990er-Jahren entstanden auch, überwiegend im amerikanischen Raum, die ersten sog. persönlichen Patientenakten („personal health records", PHRs). Diese er-

---

[5] https://www.awmf.org/.

möglichten es Patienten, webbasiert Gesundheitsinformationen eigenhändig strukturiert zu verwalten und konnten auch zur Kommunikation mit medizinischen Leistungserbringern genutzt werden (Kim und Johnson 2002). Häufig werden diese auch als „Patientenportal" bezeichnet, wobei Patientenportale über den Aktenzugriff hinausgehen können (vgl. Kap. 4). Diese persönlichen Patientenakten reichen je nach Ausrichtung von isolierten Stand-alone-Lösungen über Systeme, die auch Einsicht in die von Leistungserbringern geführten Akten („electronic health records", EHRs) mit zusätzlichen Möglichkeiten zur Selbstdokumentation bieten. Die Verbreitung dieser Softwareanwendungen war in Deutschland um die Jahrtausendwende nahezu unerschlossen (Hägele und Köhler 2002).

1.4.2 Zweite Welle: weitflächige Verbreitung des Internets

Das Internet hat den Zugang zu medizinischen Informationen vereinfacht und somit eine alle Nutzer gleichermaßen erreichende Verbreitung dieses Wissens bewirkt. Gleichzeitig entstanden das Phänomen „Dr. Google", vor allem in Bezug auf Selbstdiagnosen, oder das Sicherstellen der Qualität der medizinischen Informationen (Eysenbach et al. 2002). Auch der Austausch mit anderen Patienten (Peers) wurde über erste soziale Netzwerke, wie z. B. Selbsthilfe-Internetforen und Blogs, orts- und zeitunabhängig möglich. Neben den Patienten selbst verwenden zunehmend auch immer mehr Ärzte soziale Medien. Die Einsatzzwecke sind dabei sehr unterschiedlich und gehen oft auch über die Patientenkommunikation im engeren Sinne hinaus, wie z. B. der Austausch zwischen Kollegen. Um Ärzten eine Orientierung unter Beachtung rechtlicher Vorgaben und ethischer Aspekte zu bieten, hat die Bundesärztekammer (2023b) eine Handreichung mit 12 Regeln für die sozialen Medien veröffentlicht. Diese umfassen u. a. die Beachtung der ärztlichen Schweigepflicht, den Schutz vor Selbstoffenbarung von Patienten, die Wahrung der Grenzen des Arzt-Patienten-Verhältnisses, das Verbot berufswidriger Werbung sowie die wachsende Verantwortung mit steigender Reichweite.

Mit den Möglichkeiten des Internets begannen erste europäische Länder auch damit, Datenbestände zu integrieren und einrichtungsübergreifende Patientenakten mit Zugriffsmöglichkeiten sowohl für Versorger als auch Patienten zu entwickeln. Als Vorreiter in Europa sind besonders Estland und Dänemark hervorzuheben, die Anfang/Mitte der 2000er-Jahre solche Systeme für den Routinebetrieb auf den Weg brachten (Nøhr et al. 2017). Damit kann sowohl die Face-to-Face-Interaktion umfassend unterstützt werden, indem z. B. auf Vorbefunde und Medikationspläne von anderen beteiligten Ärzten zugegriffen werden kann (z. B. ambulanter Sektor), als auch die computervermittelte Kommunikation zwischen Patient und Versorger (z. B. Terminmanagement). Mit Blick auf den deutschsprachigen Raum folgte der operative Einsatz zuerst in Österreich (elektronische Gesundheitsakte, ELGA; 2015) sowie seit 2021 schrittweise auch in der Schweiz (elektronisches Patientendossier, EPD) und in Deutschland 2025 als elektronische Patientenakte (ePA) (Vetters und Akbik 2020; eHealth Suisse 2024; BMG 2025).

Durch das Schaffen einer nationalen Infrastruktur für den Austausch medizinischer Daten, ergeben sich umfassende Möglichkeiten Mehrwertanwendungen zu realisieren.

Hierzu betreibt die Gematik, als das zentrale Koordinierungsorgan der Digitalisierung im deutschen Gesundheitswesen, weitere Anwendungen, die über die Telematikinfrastruktur (TI) ermöglicht werden (sollen) (gematik 2024b). Zu den Mehrwertanwendungen in der unmittelbaren Kommunikation mit dem Patienten gehören neben der elektronischen Patientenakte auch das e-Rezept. Darüber hinaus werden u. a. auch die Kommunikation im Medizinwesen und das TI-Messaging (sicherer E-Mail-Versand bzw. Text-Messaging auf der Versorgerseite) und ein Notfalldatenmanagement betrieben. Zukünftig sollen über die Telematikinfrastruktur auch Videosprechstunden realisiert werden (gematik 2024a). Eine solche Fernbehandlung war bis 2018 in Deutschland nur möglich, solange diese nicht den alleinigen Kommunikationsweg darstellte und bereits ein persönlicher Face-to-Face-Kontakt zwischen Arzt und Patient zuvor stattgefunden hatte (siehe Kap. 3). Durch den Deutschen Ärztetag wurde im Mai 2018 die Muster-Berufsordnung für Ärzte hin zu umfangreicheren Möglichkeiten einer Fernbehandlung novelliert (Krüger-Brand 2018).

Während Deutschland bei der Einführung einer nationalen einrichtungsübergreifenden Patientenakte im europäischen Vergleich als Nachzügler gilt, nimmt es eine Vorreiterrolle im Bereich der digitalen Therapieanwendungen ein (BCG 2023). Solche Softwareanwendungen als Medizinprodukt werden im deutschsprachigen Raum unter dem Begriff der „digitalen Gesundheitsanwendungen" (DiGAs) zusammengefasst, wobei äquivalente Konzepte in der englischsprachigen Literatur als „digital therapeutics" (DTx) beschrieben werden (Fürstenau et al. 2023). Regulatorische Grundlage bildet in Deutschland das „Digitale-Versorgung-Gesetz", wobei wichtige Details, insbesondere die Zulassung der Software als Medizinprodukt, durch die Medizinprodukteverordnung geregelt werden (siehe Kap. 6, 7 und 16). Auch wenn der Begriff „Digitale Gesundheitsanwendungen" sehr breit gewählt wurde, versteht man in Deutschland unter der Abkürzung „DiGA" meist nur medizinische Apps, die vom BfArM[6] zugelassen wurden und von der gesetzlichen Krankenversicherung erstattet werden. Es ist jedoch darauf hinzuweisen, dass auch Gesundheits-Apps verfügbar sind, die zwar Medizinprodukte, aber keine DiGA sind, sowie solche, die zwar nicht als Medizinprodukt zertifiziert sind, aber dennoch in einem Gesundheitskontext eingesetzt werden. Ebenso können auch funktionelle Überschneidungen zwischen diesen verschiedenen Arten von Apps bestehen, wie z. B. das „Tracken" gesunder Lebensgewohnheiten. Die Bundesärztekammer hat 2023 ein Positionspapier zum Einsatz medizinischer Apps in der Patientenversorgung herausgegeben, welches Forderungen für eine erfolgreiche Integration von Apps in das ärztliche Behandlungskonzept enthält. Hierzu gehört die Forderung, Apps stärker in integrative Therapieansätze einzubeziehen und weniger als parallele Stand-alone-Therapie zu betreiben (z. B. Blended Care, siehe Kap. 3).

In Hinblick auf die Digitalisierung von Krankenhausstrukturen wurde 2020 durch das Krankenhauszukunftsgesetz (KHZG) ein wichtiger Grundstein gelegt und ein spezieller Fonds eingerichtet, aus dem Digitalisierungsvorhaben gefördert werden. In einer Richtlinie des Bundesamtes für Soziale Sicherung (2023) wird die Ausgestaltung der Förderung

---

[6] Bundesinstitut für Arzneimittel und Medizinprodukte.

noch weiter konkretisiert. Zu den aufgezählten Möglichkeiten mit besonderer Bedeutung für die Patientenkommunikation zählen hierbei u. a. die Einführung von Patientenportalen (insbesondere für das Aufnahme-, Behandlungs- u. Entlassmanagement) mit dem Ausbau telemedizinischer Strukturen und auch dem punktuellen Einsatz von Chatbots.

1.4.3 Dritte Welle: digitale Ubiquität

Digitale Ubiquität ist geprägt durch die tiefe Integration digitaler Systeme, die untereinander vernetzt sind, unauffällig („unobtrusiv") durch Sensorik Daten erfassen, intelligente Verarbeitungen vornehmen („smart") und eine hohe Interaktivität ermöglichen (Legner et al. 2017). Durch große Fortschritte im Bereich der künstlichen Intelligenz gewinnen in den letzten Jahren autonome Systeme immer mehr an Bedeutung, die als eigenständige Kommunikationspartner in Erscheinung treten (Denecke und Baudoin 2022). An die Stelle regelbasierter Systeme, die aufwendig zu erstellen und in ihrer Leistungsfähigkeit limitiert sind, treten fortgeschrittene Systeme basierend auf Methoden der „künstlichen Intelligenz" und des „maschinellen Lernens", wie z. B. „Large-Language-Modelle" (Kap. 9 und 10). Diese können vielseitig für die Unterstützung von medizinischen Kernprozessen vor allem in der Diagnostik und Therapieplanung, aber auch begleitend zur Dokumentation und Abrechnung eingesetzt werden. Zudem können diese auch mit unstrukturierten und multimodalen Eingaben (z. B. Text- und Bilddaten) umgehen (Yang et al. 2023). Konsens besteht unter Fachexperten auch über den potenziellen Nutzen für die Patientenedukation, einschließlich der Beantwortung von Patientenfragen (Denecke et al. 2024).

Insgesamt ist ein Trend von einer rein computervermittelten Kommunikation hin zur umfangreichen Konversation mit intelligenten autonomen Agenten zu beobachten. Beispielsweise entwickeln sich Selbstmanagement-Apps für Patienten zunehmend zu „virtuellen Coaches", die stark personalisierte Unterstützung anbieten (z. B. in Form von Just-in-Time Adaptive Interventions, JITAIs) und immer mehr versuchen, die zwischenmenschliche Kommunikation durch Interaktionen in natürlicher Sprache „nachzuahmen" (Topol 2019; Weimann et al. 2022). Solche Entwicklungen reichen von Robotern (physisch) über rein softwaregestützte Agenten mit einem verkörperten Avatar (sog. „embodied conversational agents") hin zu Agenten ohne eine solche Verkörperung (z. B. textbasierte Chatbots oder Sprachassistenten). Gleichzeitig verschwimmt durch technischen Fortschritt im Bereich der virtuellen und erweiterten Realität die digital erschaffene und reale Welt immer mehr miteinander zu einem „Metaverse" (Schöbel und Leimeister 2023). Technologien der virtuellen und erweiterten Realität können hierbei grundsätzlich alle drei Basismodalitäten der Patientenkommunikation unterstützen. So kann ein traditionelles Face-to-Face-Aufklärungsgespräch durch die Visualisierung operativer Eingriffe angereichert werden (Antel et al. 2022), die Kommunikation zwischen Therapeut und Patient in eine virtuelle Umgebung transformiert werden (Pedram et al. 2020) oder der Patient in einer Stand-alone-Anwendung mit einem vollständig computergesteuerten virtuellen Therapeuten interagieren (z. B. computergestützte Rehabilitation) (Crowe et al. 2024).

Die zunehmende Datenpräsenz trägt ingesamt zum Aufkommen von digitalen Plattformen bei. Diese vernetzen verschiedene Akteure miteinander und ermöglichen immer mehr digital integrierte Versorgungsprozesse mit hoher Interaktivität und Patientenbeteiligung. Daten stellen hierbei die Grundlage für wertschöpfende Gesundheitsdienste wie personalisierte Vorsorge- und Therapieangebote, fundierte Entscheidungsfindungen und Effektivitäts- und Effizienzsteigerungen dar. Nach Hermes et al. (2020) können digitale Plattformen verschiedene Rollen einnehmen und so die Patienteninteraktion digital transformieren. Auf Basis der von Cloud-Service-Anbietern bereitgestellten Infrastrukturen und/oder Software entsteht durch eine Reihe von verknüpften Diensten ein digitaler Lebensraum, welcher in Analogie zur Biologie häufig auch als „digitales Ökosystem" bezeichnet wird. Hierzu gehören nach Hermes et al. insbesondere:

- Informationsplattformen (z. B. Arztempfehlung, Online-Communities),
- Intermediäre (z. B. Onlineapotheken, Versicherungen),
- persönliche Patientenakte (insbesondere auf Basis von Blockchain-Technologien),
- Remote- und On-Demand-Services (z. B. telemedizinische Dienste und Stand-alone-Patienten-Apps),
- Augmented und Virtual Reality,
- Technologien zur Datensammlung (insbesondere durch Smart Devices) sowie
- Datenmanagement und intelligente Analyselösungen (besonders für Leistungserbringer).

Strukturierte und kontinuierlich gesammelte Patientendaten ermöglichen hierbei die Vision eines digitalen Patienten-Zwilling. Hierfür werden eine Vielzahl heterogener Datenquellen wie Diagnosen, Arztberichte, paraklinische Daten (z. B. EKG), Laborergebnisse einschließlich Multi-Omics-Daten, Bildgebungsdaten, Kontextdaten (z. B. Soziodemografie), aber auch vom Patienten selbst berichtete Daten (z. B. krankheitsbezogene Lebensqualität) integriert (Voigt et al. 2021). Letzteren kommt angetrieben durch ein zunehmend wachsendes Bewusstsein für „Patient engagement und empowerment" eine besondere Bedeutung zu. Neben der Behandlungssteuerung und Qualitätssicherung können die vom Patienten selbst erhobenen Daten auch zur Personalisierung digitaler Gesundheits-Apps beitragen (Weimann und Gißke 2024).

Durch die Integration einer Vielzahl der genannten Datenquellen lassen sich zudem auch digitale Biomarker erstellen, die prädiktiven und prognostischen Wert hinsichtlich zukünftiger Gesundheitszustände des Patienten besitzen (Sim 2019). Ebenso können durch übergreifende Analyse vieler Patientendaten mittels maschineller Lernverfahren bestimmte Subgruppen (digitale Phänotypen) aufgedeckt und zielgerichtete Behandlungsmethoden angeboten werden. Damit eng verknüpft ergeben sich Fragen nach patientengerechten Visualisierungsmethoden der Daten, wie z. B. deren longitudinale Darstellung als Patientenpfad bzw. „Patient Journey" (vgl. Kap. 4). Die zunehmende Bedeutung von maschinellem Lernen und künstlicher Intelligenz in der Medizin wirft zudem auch eine Vielzahl ethischer Fragen auf (vgl. Kap. 17 und 18). In einer Stellungnahme des Deutschen

Ethikrates wurden für die Medizin 9 Empfehlungen erarbeitet (Deutscher Ethikrat 2023). Diese beziehen sich vor allem auf Aspekte wie Qualitätssicherung, Datenschutz und Erklärbarkeit durch Plausibilitätsprüfung. Die 8. Empfehlung für die (digitale) Patientenkommunikation unterstreicht den steigenden Bedarf an persönlicher Aufklärung und Begleitung von Patienten zu allen entscheidungsrelevanten Aspekten intelligenter Systeme: *„Je höher der Grad der technischen Substitution menschlicher Handlungen durch KI-Komponenten ist, desto stärker wächst der Aufklärungs- und Begleitungsbedarf der Patientinnen und Patienten."*. Auch die Stellungnahme der Bundesärztekammer (2025) zur Künstlichen Intelligenz in der Medizin unterstreicht die Bedeutung digitaler und kommunikativer Kompetenzen - sowohl für den verantwortungsvollen Einsatz als auch für den Aufbau von Vertrauen.

Neben ethischen Fragen wirft ein stetig wachsender Gesundheitsdatenbestand auch Fragen nach einheitlichen Standards für den Austausch, Zugang und die Speicherung auf nationaler und internationaler Ebene auf, wie dies auch durch die Initiative des European Health Data Space forciert wird (Raab et al. 2023). Über eine eine primäre Nutzung im Rahmen der medizinischen Behandlung hinausgehend, werden auch sekundäre Nutzungsszenarien (z. B. für Forschungszwecke) mit berücksichtigt. Für die interdisziplinäre Ausgestaltung der *digitalen Medizin* wurde 2020 auch eine eigene Fachgesellschaft gegründet – die Deutsche Gesellschaft für digitale Medizin e.V. (DGDM 2024). Ein Hauptfokus der DGDM liegt auf dem Einsatz digitaler Lösungen in der klinischen Praxis und dem Generieren von Evidenz, während typische Kernthemen der (medizinischen) Informatik wie die Standardisierung des Datenaustauschs oder die Datenverwaltung eher Randthemen darstellen.

1.5 Einordnung der Themen und Ausblick

Im Rahmen dieses Kapitels wurden die grundlegenden Konzepte der analogen und digitalen Patientenkommunikation beschrieben. Gleichzeitig wurden die vielfältigen Möglichkeiten mit einem breiten Themenspektrum um die digitale Patientenkommunikation deutlich. Im Fokus dieses Buches liegen hierbei vor allem Themen der 2. und 3. Welle, die die nächste Dekade des Gesundheitswesens wahrscheinlich maßgeblich prägen werden. Diese sollen in eigenständigen Kapiteln vertieft werden. Das Buch berücksichtigt zudem auch zentrale Themen aus dem Bereich der übergeordneten Kompetenzen (Kap. 8) des Nationalen Kompetenzbasierten Lernzielkatalogs Medizin (NKLM 2.0). Dazu zählen u. a.: das Verständnis einer patientenzentrierten Grundhaltung, der angemessene Einsatz digitaler Medien im Arzt-Patienten-Gespräch, das Erkennen und Reflektieren der Auswirkungen digitaler Anwendungen auf die Patientenkommunikation, die adäquate Beratung von Patienten zu digitalen Medien sowie ein methodisches Verständnis der Evaluation digitaler Anwendungen.

Das Buch gliedert sich insgesamt in **5 Themenbereiche** (siehe Abb. 1.3). Die ersten 3 Kapitel führen übergreifende Aspekte ein. An die Einordnung schließt sich im Kap. 2

1 Themen und Möglichkeiten der Digitalisierung im…

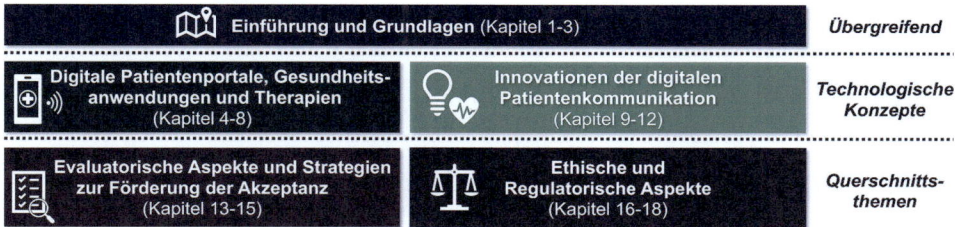

Abb. 1.3 Aufbau des Buches

durch Emily Hickmann und Kolleginnen die Einführung wichtiger Begriffe der patientenzentrierten Versorgung, darunter „Patient empowerment" und „Patient engagement", an. In Kap. 3 erfolgt durch Eveline Prochaska eine Betrachtung grundlegender telemedizinischer Versorgungskonzepte, die auch die Brücke zum 2. Themenbereich schlagen, in dem technologische Konzepte, die bereits heute Einzug in die Routineversorgung gefunden haben, vertieft werden.

Hierzu gehören Patientenportale (Kap. 4: Hannes Schlieter et al. und 5: Christian Weber et al.), digitale Gesundheitsanwendungen (Kap. 6: Martin Gersch und 7: Maria Wobith et al.) sowie Videosprechstunden, die neben Einzelbehandlungen auch für die Kommunikation mit Patientengruppen genutzt werden können (Kap. 8: Martin Fischer).

Der 3. Themenbereich widmet sich digitalen Innovationen der Patientenkommunikation. Im Fokus steht zunächst die transformative Rolle der künstlichen Intelligenz durch Sven Meister und Tom Strube in Kap. 9, gefolgt von einer vertiefenden Betrachtung der Möglichkeiten und Limitationen von Large-Language-Modellen für die Patientenkommunikation durch Stephen Gilbert und Oscar Freyer in Kap. 10. In Kap. 11 stellt Peter Nydahl die Anwendung immer intelligenter werdender und miteinander vernetzter Systeme speziell im pflegerischen Kontext dar. Abschließend wird in Kap. 12 von Raphael Bruno aufgezeigt, wie sich durch Technologien der virtuellen und erweiterten Realität (VR/AR) völlig neue Dimensionen zur Erweiterung traditioneller Kommunikations- und Behandlungsansätze eröffnen. Auch wenn im 2. und 3. Themenbereich die Betrachtung technologischer Konzepte den Schwerpunkt darstellt, wird ebenso auf Best Practices für die erfolgreiche Einbindung in den Behandlungsalltag und die aktuelle Evidenz eingegangen.

Im 4. und 5. Themenbereich stehen Querschnittsthemen im Vordergrund, die verschiedenste digitale Lösungen der Patientenkommunikation betreffen und entscheidend für deren nachhaltigen Erfolg sind. So stellt sich immer auch die Frage nach dem Nutzennachweis für die Versorgung, dessen Bewertung aus unterschiedlichen Perspektiven erfolgen kann. Hierfür wird im 4. Bereich auf evaluatorische Aspekte und Strategien zur Förderung der Akzeptanz eingegangen. Kap. 13 fokussiert mit Patrick Timpel et al. auf die Evaluation der klinischen Wirksamkeit, während sich in Kap. 14 Janine Moser und Felix Hoffmann mit der ökonomischen Bewertung beschäftigen. Beide Kapitel stellen diese methodischen Themen am Beispiel digitaler Gesundheitsanwendungen dar. In Kap. 15

widmen sich anschließend Alina Huldtgren et al. psychologischen Aspekten der Patient-Computer-Interaktion, wie der Sicherstellung der Usability und User Experience.

Der 5. Themenbereich beleuchtet ethische und regulatorische Aspekte, die für den verantwortungsvollen Einsatz digitaler Lösungen zur Patientenkommunikation unverzichtbar sind. In Kap. 16 geht Mark Hastenteufel zunächst auf den regulatorischen Rahmen ein. Daran schließt sich in Kap. 17 eine ethische Reflexion durch Christian Thielscher an. Die vielfältigen Möglichkeiten durch technologischen Fortschritt und zunehmend autonome Systeme sind auch eine Herausforderung für das Rollenverständnis des Arztes. Zum Abschluss diskutiert Hans-Rudolf Raab in Kap. 18 die digitale Patientenkommunikation anhand der fast 70 Jahre alten und doch zeitlos aktuellen Überlegungen des Arzt und Philosophen Karl Jaspers „Der Arzt im technischen Zeitalter".

Literaturverzeichnis

Amelung V, Angelkorte M, Augurzky B, Brauer R, Freigang F, Fritzsche F, Geissler A, Göller A, Haering A, Haring M, Hollenbach J, Luckmann M, Materne K, O'Connor R, Peukert J, Püschner F, von Roehl L, Scheuer A, Snowdon A, Steuber C, Thun S, Vollrath I, Wiesmann A (2022) DigitalRadar. Zwischenbericht. Ergebnisse der ersten nationalen Reifegradmessung deutscher Krankenhäuser. https://www.digitalradar-krankenhaus.de/download/220914_Zwischenbericht_DigitalRadar_Krankenhaus.pdf. Zugegriffen am 27.01.2025

Ammenwerth E, Iller C, Mahler C (2006) IT-adoption and the interaction of task, technology and individuals: a fit framework and a case study. BMC Med Inf Decis Making 6(1):3. https://doi.org/10.1186/1472-6947-6-3. https://bmcmedinformdecismak.biomedcentral.com/articles/10.1186/1472-6947-6-3

Ammenwerth E, Schnell-Inderst P, Hoerbst A (2012) The impact of electronic patient portals on patient care: a systematic review of controlled trials. J Med Int Res 14(6):e162. https://doi.org/10.2196/jmir.2238. http://www.jmir.org/2012/6/e162/

Antel R, Abbasgholizadeh-Rahimi S, Guadagno E, Harley JM, Poenaru D (2022) The use of artificial intelligence and virtual reality in doctor-patient risk communication: a scoping review. Patient Educ Couns 105(10):3038–3050. https://doi.org/10.1016/j.pec.2022.06.006. https://linkinghub.elsevier.com/retrieve/pii/S0738399122002750

Ayers JW, Poliak A, Dredze M, Leas EC, Zhu Z, Kelley JB, Faix DJ, Goodman AM, Longhurst CA, Hogarth M, Smith DM (2023) Comparing physician and artificial intelligence chatbot responses to patient questions posted to a public social media forum. JAMA Int Med 183(6):589. https://doi.org/10.1001/jamainternmed.2023.1838. https://jamanetwork.com/journals/jamainternalmedicine/fullarticle/2804309

BCG (2023) DIGITALE GESUNDHEITSVERSORGUNG Was Deutschland von seinen europäischen Nachbarn lernen kann. Tech. rep https://web-assets.bcg.com/7d/f3/8c7722cd4309b2c121f645a1db39/bcg-digital-health-vergleich-eu-mar2023.pdf. Zugegriffen am 27.01.2025

BMG (2025) Die ePA für alle. https://www.bundesgesundheitsministerium.de/themen/digitalisierung/elektronische-patientenakte/epa-fuer-alle.html. Zugegriffen am 25.01.2025

Bundesamt für Soziale Sicherung (2023) Richtlinie zur Förderung von Vorhaben zur Digitalisierung der Prozesse und Strukturen im Verlauf eines Krankenhausaufenthaltes von Patientinnen und Patienten nach §21 Absatz 2 KHSFV (Version 04). https://www.bundesamtsozialesicherung.de/fileadmin/redaktion/Krankenhauszukunftsfonds/20240906Foerderrichtlinie.pdf. Zugegriffen am 17.07.2025

Bundesärztekammer (2023a) Der Arztberuf im Wandel digitaler Transformation – Positionspapier zum Einsatz medizinischer Apps in der Versorgung. https://www.bundesaerztekammer.de/fileadmin/user_upload/BAEK/Themen/Digitalisierung/Positionspapier_zum_Einsatz_medizinischer_Apps_in_der_Versorgung-_Stand-_16.03.2023.pdf. Zugegriffen am 23.12.2024

Bundesärztekammer (2023b) Handreichung der Bundesärztekammer – Ärztinnen und Ärzte in sozialen Medien: Worauf Ärztinnen und Ärzte sowie Medizinstudierende bei der Nutzung sozialer Medien achten sollten. https://www.bundesaerztekammer.de/fileadmin/user_upload/BAEK/Themen/Digitalisierung/2023-01-19_Handreichung_Aerzte_in_sozialen_Medien.pdf. Zugegriffen am 23.12.2024

Bundesärztekammer (2025) Stellungnahme „Künstliche Intelligenz in der Medizin". Dtsch Arztebl 122(4): A-238 / B-0

Crowe SE, Yousefi M, Shahri B, Piumsomboon T, Hoermann S (2024) Interactions with virtual therapists during motor rehabilitation in immersive virtual environments: a systematic review. Front Virtual Real 5:1284696. https://doi.org/10.3389/frvir.2024.1284696. https://www.frontiersin.org/articles/10.3389/frvir.2024.1284696/full

Damian D, Tattersall M (1991) Letters to patients: improving communication in cancer care. Lancet 338(8772):923–925. https://doi.org/10.1016/0140-6736(91)91782-P. https://linkinghub.elsevier.com/retrieve/pii/014067369191782P

De Haes H, Bensing J (2009) Endpoints in medical communication research, proposing a framework of functions and outcomes. Patient Educ Couns 74(3):287–294. https://doi.org/10.1016/j.pec.2008.12.006. https://linkinghub.elsevier.com/retrieve/pii/S0738399108006484

De Mooij M, Foss O, Brost B (2022) Integrating the experience: principles for digital transformation across the patient journey. Digital Health 8:205520762210891. https://doi.org/10.1177/20552076221089100. http://journals.sagepub.com/doi/10.1177/20552076221089100

Denecke K, Baudoin CR (2022) A review of artificial intelligence and robotics in transformed health ecosystems. Front Med 9:795957. https://doi.org/10.3389/fmed.2022.795957. https://www.frontiersin.org/articles/10.3389/fmed.2022.795957/full

Denecke K, May R, LLMHealthGroup, Rivera Romero O (2024) Potential of large language models in health care: Delphi study. J Med Int Res 26:e52399. https://doi.org/10.2196/52399. https://www.jmir.org/2024/1/e52399

Dennis, Fuller, Valacich (2008) Media, tasks, and communication processes: a theory of media synchronicity. MIS Quart 32(3):575. https://doi.org/10.2307/25148857. https://www.jstor.org/stable/10.2307/25148857

Deutscher Ethikrat (2023) Mensch und Maschine. Herausforderungen durch künstliche Intelligenz: Stellungnahme. https://www.ethikrat.org/fileadmin/Publikationen/Stellungnahmen/deutsch/stellungnahme-mensch-und-maschine.pdf. Zugegriffen am 23.12.2024

DGDM (2024) Digitale Medizin – Deutsche Gesellschaft für Digitale Medizin. https://digitale-medizin.org/. Zugegriffen am 23.12.2024

DKFZ (2025) Krebsrisiken, Prävention und Früherkennung: Unser Chat zu Krebs. https://migration.dkfz.validserver.de/chat. Zugegriffen am 24.01.2025

eHealth Suisse (2024) eHealth Studien. https://www.e-health-suisse.ch/koordination/informationen/ehealth-studien. Zugegriffen am 09.05.2024

Ehlers CT, Hollberg N, Proppe A (eds) (1970) Computer: Werkzeug der Medizin. Springer, Berlin. https://doi.org/10.1007/978-3-662-39882-1. http://link.springer.com/10.1007/978-3-662-39882-1

Eysenbach G (2000) Consumer health informatics. Bmj 320(7251):1713–1716

Eysenbach G, Powell J, Kuss O, Sa ER (2002) Empirical studies assessing the quality of health information for consumers on the world wide web: a systematic review. JAMA

287(20):2691. https://doi.org/10.1001/jama.287.20.2691. http://jama.jamanetwork.com/article.aspx?doi=10.1001/jama.287.20.2691

Field MJ, Telemedicine IoMUCoECAo, et al. (1996) Evolution and current applications of telemedicine. Telemedicine: A guide to assessing telecommunications in health care National Academies Press (US), Washington, DC

Finet P, Le Bouquin Jeannès R, Dameron O, Gibaud B (2015) Review of current telemedicine applications for chronic diseases. Toward a more integrated system? IRBM 36(3):133–157. https://doi.org/10.1016/j.irbm.2015.01.009. https://linkinghub.elsevier.com/retrieve/pii/S1959031815000305

Fürstenau D, Gersch M, Schreiter S (2023) Digital Therapeutics (DTx). Busin Inf Syst Eng 65(3):349–360. https://doi.org/10.1007/s12599-023-00804-z. https://link.springer.com/10.1007/s12599-023-00804-z

gematik (2024a) TI 2.0: Telematikinfrastruktur der nächsten Generation. https://www.gematik.de/telematikinfrastruktur/ti-2-0, Zugegriffen am 14.08.2024

gematik (2024b) TI-Anwendungen. https://fachportal.gematik.de/anwendungen/. Zugegriffen am 14.08.2024

GMDS (2024) Geschichte der GMDS. https://www.gmds.de/ueber-uns/geschichte/. Zugegriffen am 14.08.2024

Grondin F, Lomanowska AM, Jackson PL (2019) Empathy in computer-mediated interactions: a conceptual framework for research and clinical practice. Clin Psychol Sci Pract 26(4):17–17. https://doi.org/10.1111/cpsp.12298. https://doi.apa.org/doi/10.1111/cpsp.12298

Ha JF, Longnecker N (2010) Doctor-Patient Communication: a review. Ochsner J 10(1):38–43. https://www.ochsnerjournal.org/content/10/1/38

Hägele M, Köhler CO (2002) Patient und Medizinische Informatik. Forum der Medizinischen_Dokumentation und Medizinischen_Informatik 4(2):38–45.

Harst L, Otto L, Timpel P, Richter P, Lantzsch H, Wollschlaeger B, Winkler K, Schlieter H (2022) An empirically sound telemedicine taxonomy – applying the CAFE methodology. J Public Health 30(11):2729–2740. https://doi.org/10.1007/s10389-021-01558-2. https://link.springer.com/10.1007/s10389-021-01558-2

Hermes S, Riasanow T, Clemons EK, Böhm M, Krcmar H (2020) The digital transformation of the healthcare industry: exploring the rise of emerging platform ecosystems and their influence on the role of patients. Bus Res 13(3):1033–1069. https://doi.org/10.1007/s40685-020-00125-x. https://link.springer.com/10.1007/s40685-020-00125-x

Higgins C, Dunn E, Conrath D (1984) Telemedicine: an historical perspective. Telecommun Policy 8(4):307–313. https://doi.org/10.1016/0308-5961(84)90044-2. https://linkinghub.elsevier.com/retrieve/pii/0308596184900442

Hossain SN, Jaglal SB, Shepherd J, Perrier L, Tomasone JR, Sweet SN, Luong D, Allin S, Nelson MLA, Guilcher SJT, Munce SEP (2021) Web-based peer support interventions for adults living with chronic conditions: scoping review. JMIR Rehabilit Assistive Technol 8(2):e14321. https://doi.org/10.2196/14321. https://rehab.jmir.org/2021/2/e14321

Kane B, Sands DZ, For the AMIA Internet Working Group, Task Force on Guidelines for the Use of Clinic-Patient Electronic Mail (1998) Guidelines for the clinical use of electronic mail with patients. J Am Med Inf Assoc 5(1):104–111. https://doi.org/10.1136/jamia.1998.0050104. https://academic.oup.com/jamia/article-lookup/doi/10.1136/jamia.1998.0050104

Kim MI, Johnson KB (2002) Personal health records: evaluation of functionality and utility. J Am Med Inf Assoc 9(2):171–180. https://doi.org/10.1197/jamia.M0978. https://academic.oup.com/jamia/article-lookup/doi/10.1197/jamia.M0978

Koebe P, Bohnet-Joschko S (2023) The impact of digital transformation on inpatient care: mixed methods study. JMIR Public Health Surveill 9:e40622. https://doi.org/10.2196/40622. https://publichealth.jmir.org/2023/1/e40622

Krüger-Brand HE (2018) Fernbehandlung: Weg frei für die Telemedizin. Dtsch Arztebl 115(20–21):A965

Legner C, Eymann T, Hess T, Matt C, Böhmann T, Drews P, Mädche A, Urbach N, Ahlemann F (2017) Digitalization: opportunity and challenge for the business and information systems engineering community. Bus Inf Syst Eng 59(4):301–308. https://doi.org/10.1007/s12599-017-0484-2. http://link.springer.com/10.1007/s12599-017-0484-2

Li V, Liao W (1997) Distributed multimedia systems. Proc IEEE 85(7):1063–1108. https://doi.org/10.1109/5.611116. http://ieeexplore.ieee.org/document/611116/

Neunaber T, Meister S (2023) Digital maturity and its measurement of general practitioners: a scoping review. Int J Environ Res Public Health 20(5):4377. https://doi.org/10.3390/ijerph20054377. https://www.mdpi.com/1660-4601/20/5/4377

Nøhr C, Parv L, Kink P, Cummings E, Almond H, Nørgaard JR, Turner P (2017) Nationwide citizen access to their health data: analysing and comparing experiences in Denmark, Estonia and Australia. BMC Health Serv Res 17(1):534. https://doi.org/10.1186/s12913-017-2482-y. http://bmchealthservres.biomedcentral.com/articles/10.1186/s12913-017-2482-y

NKLM (2025) Nationaler Kompetenzbasierter Lernzielkatalog Medizin Version 2.0. https://nklm.de/. Zugegriffen am 24.01.2025

Pal B (2003) The doctor will text you now: is there a role for the mobile telephone in health care? BMJ 326(7389):607. British Medical Journal Publishing Group

Palvia P, Pinjani P, Cannoy S, Jacks T (2011) Contextual constraints in media choice: beyond information richness. Decis Supp Syst 51(3):657–670. https://doi.org/10.1016/j.dss.2011.03.006. https://linkinghub.elsevier.com/retrieve/pii/S0167923611000984

Pedram S, Palmisano S, Perez P, Mursic R, Farrelly M (2020) Examining the potential of virtual reality to deliver remote rehabilitation. Comput Human Behav 105:106223. https://doi.org/10.1016/j.chb.2019.106223. https://linkinghub.elsevier.com/retrieve/pii/S074756321930442X

Phillips EA, Himmler S, Schreyögg J (2022) Preferences of psychotherapists for blended care in Germany: a discrete choice experiment. BMC Psychiatry 22(1):112. https://doi.org/10.1186/s12888-022-03765-x. https://bmcpsychiatry.biomedcentral.com/articles/10.1186/s12888-022-03765-x

Prigge JK, Dietz B, Homburg C, Hoyer WD, Burton JL (2015) Patient empowerment: a cross-disease exploration of antecedents and consequences. Int J Res Market 32(4):375–386. https://doi.org/10.1016/j.ijresmar.2015.05.009. https://linkinghub.elsevier.com/retrieve/pii/S0167811615000749

Raab R, Küderle A, Zakreuskaya A, Stern AD, Klucken J, Kaissis G, Rueckert D, Boll S, Eils R, Wagener H, Eskofier BM (2023) Federated electronic health records for the European health data space. Lancet Digital Health 5(11):e840–e847. https://doi.org/10.1016/S2589-7500(23)00156-5. https://linkinghub.elsevier.com/retrieve/pii/S2589750023001565

Riedl D, Schüßler G (2017) The influence of doctor-patient communication on health outcomes: a systematic review. Zeitschrift für Psychosomatische Medizin und Psychotherapie 63(2):131–150. https://doi.org/10.13109/zptm.2017.63.2.131. https://www.vr-elibrary.de/doi/10.13109/zptm.2017.63.2.131

Sakumoto M, Joshi A (2023) Digital empathy 2.0: connecting with patients using the written word. Telehealth Med Today 8(5). https://doi.org/10.30953/thmt.v8.433. https://telehealthandmedicinetoday.com/index.php/journal/article/view/433

Schöbel SM, Leimeister JM (2023) Metaverse platform ecosystems. Electr Markets 33(1):12. https://doi.org/10.1007/s12525-023-00623-w. https://link.springer.com/article/10.1007/s12525-023-00623-w

Seitz L (2024) Artificial empathy in healthcare chatbots: does it feel authentic? Comput Human Behav Artif Humans 2(1):100067. https://doi.org/10.1016/j.chbah.2024.100067. https://linkinghub.elsevier.com/retrieve/pii/S2949882124000276

Sim I (2019) Mobile devices and health. N Engl J Med 381(10):956–968. https://doi.org/10.1056/NEJMra1806949. http://www.nejm.org/doi/10.1056/NEJMra1806949

Skinner CS, Siegfried JC, Kegler MC, Strecher VJ (1993) The potential of computers in patient education. Patient Educ Couns 22(1):27–34. https://doi.org/10.1016/0738-3991(93)90086-C. https://linkinghub.elsevier.com/retrieve/pii/073839919390086C

Sänger S (2008) Reine Wissensvermittlung reicht nicht aus: Die Rolle von PatientenLeitlinien bei der Entscheidungsfindung. Das Gesundheitswesen 70(07):s–0028–1086239. https://doi.org/10.1055/s-0028-1086239. http://www.thieme-connect.de/DOI/DOI?10.1055/s-0028-1086239

Snowdon A, Hussein A, Danforth M, Wright A, Oakes R (2024) Digital maturity as a predictor of quality and safety outcomes in US hospitals: cross-sectional observational study. J Med Int Res 26:e56316. https://doi.org/10.2196/56316. https://www.jmir.org/2024/1/e56316

Sundar KR (2021) Virtual care: choosing the right tool, at the right time. Ann Family Med 19(4):365–367. https://doi.org/10.1370/afm.2693. http://www.annfammed.org/lookup/doi/10.1370/afm.2693

Topol EJ (2019) High-performance medicine: the convergence of human and artificial intelligence. Nat Med 25(1):44–56. https://doi.org/10.1038/s41591-018-0300-7. http://www.nature.com/articles/s41591-018-0300-7

Tuckson RV, Edmunds M, Hodgkins ML (2017) Telehealth. N Engl J Med 377(16):1585–1592. https://doi.org/10.1056/NEJMsr1503323. http://www.nejm.org/doi/10.1056/NEJMsr1503323

Vetters R, Akbik A (2020) Die Entwicklung der elektronischen Patientenakte im internationalen Kontext. BARMER, DE. https://doi.org/10.30433/GWA2020-160

Voigt I, Inojosa H, Dillenseger A, Haase R, Akgün K, Ziemssen T (2021) Digital twins for multiple sclerosis. Front Immunol 12:669811. https://doi.org/10.3389/fimmu.2021.669811. https://www.frontiersin.org/articles/10.3389/fimmu.2021.669811/full

Walther JB, Pingree S, Hawkins RP, Buller DB (2005) Attributes of interactive online health information systems. J Med Int Res 7(3):e33. https://doi.org/10.2196/jmir.7.3.e33. http://www.jmir.org/2005/3/e33/

Weimann T, Gißke C (2024) Unleashing the potential of reinforcement learning for personalizing behavioral transformations with digital therapeutics: a systematic literature review. In: Proceedings of the 17th International Joint Conference on Biomedical Engineering Systems and Technologies, SCITEPRESS – Science and Technology Publications, Rome, S 230–245. https://doi.org/10.5220/0012474700003657. https://www.scitepress.org/DigitalLibrary/Link.aspx?doi=10.5220/0012474700003657

Weimann TG, Schlieter H, Brendel AB (2022) Virtual coaches: background, theories, and future research directions. Bus Inf Syst Eng 64:515–528. https://doi.org/10.1007/s12599-022-00757-9. https://link.springer.com/10.1007/s12599-022-00757-9

Weiner JP (2012) Doctor-patient communication in the e-health era. Israel J Health Pol Res 1(1):33. https://doi.org/10.1186/2045-4015-1-33. https://ijhpr.biomedcentral.com/articles/10.1186/2045-4015-1-33

World Health Organization (2021) Global Strategy on Digital Health 2020–2025. World Health Organization, Geneva. https://www.who.int/docs/default-source/documents/gs4dhdaa2a9f352b0445bafbc79ca799dce4d.pdf

Yamamoto LG, Wiebe RA (1989) Improving medical communication with facsimile (fax) transmission. Am J Emergency Med 7(2):203–208. https://doi.org/10.1016/0735-6757(89)90140-X. https://linkinghub.elsevier.com/retrieve/pii/073567578990140X

Yang R, Tan TF, Lu W, Thirunavukarasu AJ, Ting DSW, Liu N (2023) Large language models in health care: development, applications, and challenges. Health Care Sci 2(4):255–263. https://doi.org/10.1002/hcs2.61. https://onlinelibrary.wiley.com/doi/10.1002/hcs2.61

Zundel KM (1996) Telemedicine: history, applications, and impact on librarianship. Bull Med Library Assoc 84(1):71

Begriffe der patientenzentrierten Versorgung

Emily Hickmann, Peggy Richter und Simone Wesselmann

Inhaltsverzeichnis

2.1	Einleitung	28
2.2	Konzeptualisierung der Patientenzentrierung und verwandter Begriffe	29
	2.2.1 Patientenzentrierte Versorgung	30
	2.2.2 Kompetenzaufbau: „health literacy" und „patient enablement"	33
	2.2.3 Die (richtige) Einstellung: „patient empowerment und „patient activation"	34
	2.2.4 Bewusstes Patientenverhalten: „patient engagement", „patient involvement und „patient participation"	35
	2.2.5 Messbarkeit der Patientenzentrierung	36
2.3	Fazit	37
Literaturverzeichnis		38

Zusammenfassung

Die patientenzentrierte Versorgung ist von zentraler Bedeutung für hochwertige Gesundheitsdienste und strebt danach, individuelle Bedürfnisse und Präferenzen der Patient*innen zu priorisieren. Trotz der nachgewiesenen Vorteile dieser Herangehensweise bleibt ihre Umsetzung in der Praxis unzureichend, u. a. aufgrund der

---

E. Hickmann (✉) · P. Richter
Forschungsgruppe Digital Health, Fakultät Wirtschaftswissenschaften, Technische Universität Dresden, Dresden, Germany
E-Mail: emily.hickmann@tu-dresden.de; peggy.richter@tu-dresden.de

S. Wesselmann
Deutsche Gesellschaft für Allgemein- und Viszeralchirurgie e.V., Berlin, Germany
E-Mail: wesselmann@dgav.de

© Der/die Autor(en), exklusiv lizenziert an Springer-Verlag GmbH, DE, ein Teil von Springer Nature 2025
T. G. Weimann et al. (Hrsg.), *Digitale Patientenkommunikation*,
https://doi.org/10.1007/978-3-662-71034-0_2

Verwirrung über verschiedene damit verbundene Begriffe wie „patient empowerment", „patient engagement" und Gesundheitskompetenz. Dieses Kapitel präsentiert eine Konzeptualisierung dieser Begriffe und ihre Abgrenzung voneinander. Dabei wird eine Begriffslandkarte genutzt, um die Zusammenhänge und Unterschiede systematisch zu erläutern. Darüber hinaus werden die Bedeutung von Kompetenzaufbau, Einstellung und bewusstem Patient*innenverhalten sowie die Messbarkeit der Patientenzentrierung diskutiert. Es wird betont, wie wichtig eine enge Zusammenarbeit zwischen Patient*innen, Gesundheitsdienstleistern und Forscher*innen ist, um eine effektive und patientenzentrierte Versorgung zu gewährleisten. Schließlich wird die potenzielle Rolle digitaler Patientenkommunikation bei der Verbesserung der patientenzentrierten Versorgung hervorgehoben.

2.1 Einleitung

Die patientenzentrierte Versorgung ist heute ein unverzichtbarer Bestandteil hochwertiger Gesundheitsdienstleistungen. Hierbei stehen neben den Bedarfen besonders die Bedürfnisse, Wünsche und Ziele der Patient*innen im Mittelpunkt des Versorgungsprozesses (Bombard et al. 2018). Ziel ist es, Patient*innen aktiv in ihre Gesundheitsversorgung einzubeziehen und sicherzustellen, dass individuelle Präferenzen und Bedürfnisse berücksichtigt werden (Hickmann et al. 2022). Trotz der nachweislich positiven Effekte eines patientenzentrierten Ansatzes, wie einer gesteigerten Zufriedenheit sowohl der Patient*innen als auch der medizinischen Fachkräfte, sowie einer verbesserten Therapietreue und einer optimierten Ressourcennutzung (De Santis et al. 2018; Kuipers et al. 2019), ist die Umsetzung der Patientenzentrierung in der realen Versorgungspraxis noch nicht ausreichend fortgeschritten. Dies verdeutlichen z. B. Umfragen, in denen 30–50 % der Patient*innen in der Onkologie von einem unerfüllten Informationsbedürfnis berichten (Moghaddam et al. 2016; Mitchell et al. 2020). Weitere Studien zeigen, dass 70 % der Patient*innen mögliche Nebenwirkungen ihrer Medikamente nicht kennen oder auch, dass 20 % der Patient*innen das Gefühl haben, nicht ausreichend in Entscheidungsprozesse eingebunden zu sein (Care Quality Commission 2022).

Eine mögliche Ursache für die bisher unzureichende Umsetzung von Patientenzentrierung in der Versorgungspraxis könnte die Vielzahl an synonym und heterogen verwendeten Begriffen sein, die mit diesem Konzept in Verbindung stehen (Hickmann et al. 2022). Neben dem Begriff der Patientenzentrierung (engl. „patient-centeredness") herrscht auch bei verwandten Begriffen wie „patient empowerment", „patient engagement", „patient participation" oder „patient activation" häufig Unklarheit über ihre genaue Bedeutung, Beziehung und Abgrenzung voneinander. Dies führt nicht nur zu einer erschwerten Kommunikation über das Thema zwischen Forscher*innen, Patient*innen, Anbietern von Gesundheitsdiensten und politischen Entscheidungsträger*innen (Fumagalli et al. 2015; Castro et al. 2016), sondern auch zu einem Mangel an einheitlichen Bewertungsinstrumenten. Dadurch ist es schwierig, Studien, Interventionen und Strategien miteinander zu vergleichen. Best Practices für die Versorgungspraxis lassen sich nur schwer identifizieren (Bravo et al. 2015; Cerezo et al. 2016).

Daher beabsichtigt dieses Kapitel, eine Konzeptualisierung von Patientenzentrierung sowie verwandter Begriffe mithilfe einer Begriffslandkarte vorzustellen und ihre Abgrenzung voneinander zu erläutern. In diesem Zusammenhang wird vor allem auf die Erkenntnisse der systematischen Literaturübersicht von Hickmann et al. (2022) Bezug genommen.

2.2 Konzeptualisierung der Patientenzentrierung und verwandter Begriffe

Eine Begriffslandkarte (engl. „concept map") bietet eine systematische Darstellung der Zusammenhänge und Unterschiede zwischen verwandten Begriffen (auch Konzepte genannt). Durch die strukturierte Präsentation können komplexe Zusammenhänge leichter verstanden und analysiert werden. Dies fördert nicht nur die Kommunikation und den Informationsaustausch zwischen allen Beteiligten, sondern unterstützt auch die Entwicklung eines fundierten Verständnisses für das untersuchte Thema (Novak und Cañas 2007; Dubberly 2010). Hickmann et al. (2022) verwenden eine solche Begriffslandkarte im Kontext der Patientenzentrierung, wie in Abb. 2.1 dargestellt. Dabei

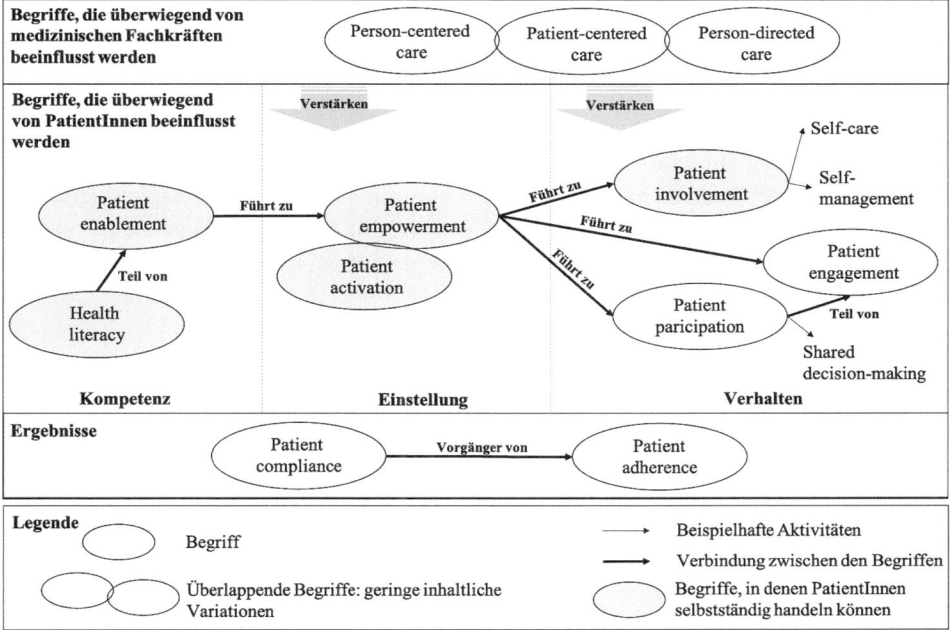

Abb. 2.1 Begriffslandkarte der patientenzentrierten Versorgung und verwandter Begriffe (Hickmann et al. 2022)

werden Begriffe, die eine aktive und bedürfnisorientierte Gesundheitsversorgung von Patient*innen behandeln, miteinander in Beziehung gesetzt und die Besonderheiten einzelner Begriffe herausgearbeitet. Neben dem eigentlichen Begriff der Patientenzentrierung und seinen Varianten wurden die Begriffe „health literacy", „patient enablement", „patient empowerment", „patient activation", „patient involvement", „patient engagement", „patient participation", „patient compliance" und „patient adherence" (Adhärenz) einbezogen. Es wurde bewusst die Entscheidung getroffen, diese Begriffe im Englischen zu belassen, da es gängige Bezeichnungen in der Literatur sind und teilweise keine eindeutigen deutschen Übersetzungen existieren. Dennoch wird nach Möglichkeit in den folgenden Unterkapiteln, sofern verfügbar, die deutsche Übersetzung mit angegeben.

Der Begriff der patientenzentrierten Versorgung wird als übergeordnetes Konzept dargestellt, das sich positiv auf die Umsetzung der anderen Begriffe auswirkt. In der Begriffslandkarte entsteht dadurch eine natürliche zeitliche Reihenfolge von links nach rechts, wobei eine Zuordnung nach (i) Kompetenzen, (ii) Einstellungen und (iii) Verhalten möglich ist. Kompetenzen beschreiben den Zuwachs an Fähigkeiten und Wissen der Patient*innen, während Einstellungen eine intrinsische Befähigung zum Handeln erkennen lassen. Ein Verhalten beschreibt eine aktive Handlung der Patient*innen. Begriffe, die nicht in einen ovalen Rahmen gefasst sind, stellen Beispiele für Aktivitäten dar.

Die Begriffslandkarte illustriert zwei weitere wesentliche Unterteilungen. Erstens können Begriffe danach unterschieden werden, ob Patient*innen eigenständig handeln (graue Ovale) oder ob sie auf medizinisches Personal oder Institutionen angewiesen sind (weiße Ovale). Zweitens lassen sich Begriffe danach unterscheiden, ob sie hauptsächlich von medizinischen Fachkräften oder von Patient*innen selbst beeinflusst werden. Diese Unterscheidung wird insbesondere durch die Perspektive, aus der diese Begriffe in der Literatur beschrieben werden, deutlich. Attribute im Zusammenhang mit patientenzentrierter Versorgung (im oberen Teil der Begriffslandkarte) werden im Allgemeinen aus der Perspektive der Behandelnden beschrieben und von ihnen initiiert (beispielsweise „die Ärztin kommuniziert, …"). Im Gegensatz dazu werden die darunterliegenden Konzepte eher aus der Perspektive der Patient*innen dargestellt (z. B. „Die Patientin ist bereit …") (Hickmann et al. 2022). Im Folgenden werden in vier Unterkapiteln die einzelnen Definitionen der Begriffe in der Begriffslandkarte (Abb. 2.1) erläutert.

2.2.1 Patientenzentrierte Versorgung

▸ Eine **patientenzentrierte Versorgung** hat das Ziel, die Perspektive von Mediziner*innen zu erweitern und die Patientenperspektive stärker in den Versorgungsprozess einzubeziehen.

Dabei sollen Präferenzen, Bedarfe und Bedürfnisse von Patient*innen respektiert und nach Möglichkeit umgesetzt werden sowie die Wertvorstellungen der Patient*innen

2 Begriffe der patientenzentrierten Versorgung

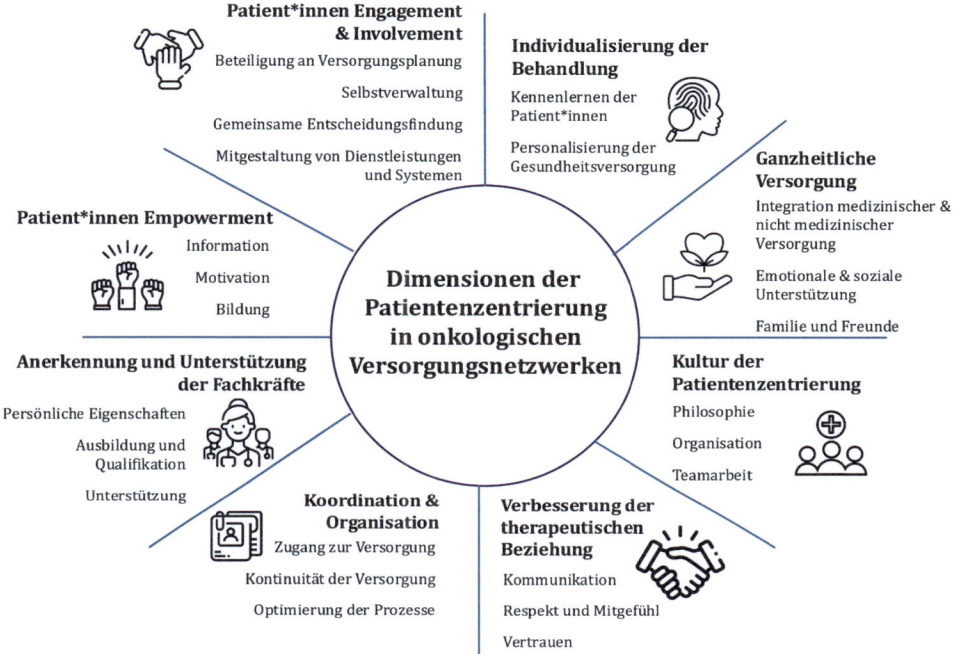

Abb. 2.2 Dimensionen der Patientenzentrierung in onkologischen Versorgungsnetzwerken (Hickmann et al. 2024)

klinische Entscheidungen leiten (Holmström und Röing 2010; Kumar und Chattu 2018). Patientenzentrierung lässt sich anhand von 8 Dimensionen[1] beschreiben (siehe Abb. 2.2).

„Empowering patients" hat das Ziel, Patient*innen aktiv in ihre Versorgung einzubeziehen. Dies geschieht beispielsweise, indem maßgeschneiderte Informationen bereitgestellt, Patient*innen weitergebildet und ihre Motivation gefördert werden. Somit soll das Wissen, die Fähigkeiten und das Vertrauen von Patient*innen zur eigenen Mitwirkung an ihrer Gesundheitsversorgung und -erhaltung gestärkt werden. Dieser Befähigungsprozess setzt sich in der 2. Dimension „engaging and involving patients", fort. Hier werden Patient*innen aktiv in Gesundheitsentscheidungen und in die Planung ihrer Versorgung einbezogen. Sie werden ermutigt, ihre Gesundheit eigenständig zu steuern und gemeinsam mit ihren behandelnden Ärztinnen und Ärzten Entscheidungen zu treffen. Eine konsequente Integration von Patient*innen bei der Entwicklung neuer Dienste, Prozesse oder Systeme ist ebenfalls

---

[1] Im Rahmen der europäischen Joint Action CraNE (European Network of Comprehensive Cancer Centres, Projektlaufzeit: 2022—2024, Projektwebsite: https://crane4health.eu/; Zugriff: 22.02.2024) wurde der Begriff der Patientenzentrierung im Kontext von onkologischen Versorgungsnetzwerken konzeptualisiert (Hickmann et al. 2024). Dabei wurden diese 8 Dimensionen herausgearbeitet, die auch außerhalb der Onkologie Anwendung finden können.

von Vorteil, um sicherzustellen, dass diese den Bedürfnissen und Anforderungen der Patient*innen gerecht werden. Zum Beispiel könnten Patient*innen bei der Verbesserung von Versorgungsprozessen (vgl. Kap. 4 zur digitalen Unterstützung von Patientenpfaden) mitwirken oder auch bestimmte Angebote für andere Patient*innen mit ausgestalten.

Im Zentrum der Dimension „treating the patient as a unique person" steht die Anerkennung und Wertschätzung der Individualität von Patient*innen. Dies bedeutet, dass spezifische Bedürfnisse, Vorlieben oder Lebensumstände erhoben, berücksichtigt und in die Behandlung einbezogen werden. Um sicherzustellen, dass die Versorgung auf die individuellen Bedarfe und Bedürfnisse von Patient*innen zugeschnitten werden kann, muss gewährleistet sein, dass Prozesse und Strukturen ausreichend flexibel gestaltet sind. Diese Individualität bildet auch die Grundlage für die Dimension „enhancing the therapeutic relationship", welche das Ziel hat, eine vertrauensvolle und unterstützende Beziehung zwischen medizinischen Fachkräften und Patient*innen zu fördern. Eine offene und zeitnahe Kommunikation und eine vertrauensvolle Atmosphäre sind hierbei von entscheidender Bedeutung, um sicherzustellen, dass Patient*innen sich gehört und verstanden fühlen.

Die Dimension „enhancing a patient-centered culture" strebt danach, eine organisatorische Kultur zu etablieren, welche die Bedürfnisse und Wünsche der Patient*innen in den Mittelpunkt stellt. Ziel ist es, eine Umgebung zu schaffen, in der sich Patient*innen gehört, respektiert und unterstützt fühlen und in der alle Mitarbeiter*innen sich aktiv für die Förderung der Patientenzentrierung engagieren. Die Dimension „providing holistic and specialized care" legt Wert auf die ganzheitliche Betrachtung der Gesundheit von Patient*innen. Neben der Behandlung der körperlichen Symptome werden auch die emotionalen, sozialen und spirituellen Bedürfnisse berücksichtigt. Dies bedeutet z. B., den Zugang zu ergänzenden und unterstützenden Disziplinen wie Sozialdiensten, Physiotherapie, ambulanten Einrichtungen oder Heil- und Hilfsmittelangeboten zu erleichtern.

Die Dimension „recognizing and supporting the caregiver as a person" unterstreicht die Wichtigkeit der Anerkennung und Unterstützung medizinischer Fachkräfte, sowohl von Ärztinnen und Ärzten, Pflegekräften, Case Managern sowie weiteren an der Patientenversorgung beteiligte Berufsgruppen. Es ist wichtig, ihre Bedürfnisse, Belastungen und Herausforderungen zu erfassen und angemessene Unterstützung bereitzustellen, wie die Einhaltung von Personalstandards, Fortbildungen und Leistungen zur besseren Vereinbarkeit von Beruf und Familie oder die Erleichterung von Transportwegen. Dadurch können Aufgaben effektiver erfüllt und Raum für eine patientenzentrierte Betreuung geschaffen werden. In der Dimension „coordinating care" geht es darum, alle Aspekte der Versorgung effektiv zu organisieren und zu koordinieren. Dies erfordert eine enge Zusammenarbeit aller beteiligten Personen und Einrichtungen, um eine konsistente und qualitativ hochwertige Versorgung zu gewährleisten (Hickmann et al. 2024).

Die Begriffslandkarte (Abb. 2.1) unterscheidet zwischen den englischen Begriffen „person-centered care", „patient-centered care" und „person-directed care" (Hickmann et al. 2022). Obwohl die drei Begriffe thematisch größtenteils übereinstimmen und in der Literatur oft als synonym betrachtet werden (Scholl et al. 2014), machen einige

Quellen eine Unterscheidung (Kumar und Chattu 2018). Dabei wird „person-centered care" als eine Art der Versorgung beschrieben, die sich nicht nur auf Patient*innen („patient-centered care") konzentriert, sondern den ganzen Menschen im Blick hat. Daher würde auch der Bereich der Prävention in den Begriff „person-centered care" mit einbezogen werden. „Person-directed care" hingegen legt einen stärkeren Fokus darauf, den Patient*innen ein höheres Maß an Kontrolle über ihre Behandlungsentscheidungen und Abläufe zu ermöglichen (Kumar und Chattu 2018).

2.2.2 Kompetenzaufbau: „health literacy" und „patient enablement"

In Anbetracht der Bedeutung einer aktiven Beteiligung von Patient*innen an ihrer eigenen Gesundheitsversorgung und der damit verbundenen Vorteile (De Santis et al. 2018; Kuipers et al. 2019) ist der Aufbau von Kompetenzen ein wesentlicher Bestandteil eines ganzheitlichen Ansatzes zur Förderung von Patientenzentrierung und zur Steigerung der Effektivität des Gesundheitssystems. Hierbei spielen vor allem die Begriffe „health literacy" (dt. Gesundheitsbildung/Gesundheitskompetenz) und „patient enablement" (dt. Patientenbefähigung) eine wichtige Rolle.

▶ Das Ziel von **„patient enablement"** besteht darin, dass Patient*innen Fähigkeiten und Wissen erlangen, um sich aktiv entlang ihres eigenen Versorgungsprozesses zu beteiligen, z. B. in der Interaktion mit den Behandelnden, durch den Austausch mit anderen Patient*innen, das Lesen relevanter Literatur oder die Teilnahme an Bildungs- und Selbstmanagementprogrammen (Castro et al. 2016).

Um die Definition von „patient enablement" zu erläutern, ist es hilfreich, die Unterschiede zu anderen Begriffen wie „patient empowerment" aufzuzeigen. Diese können nicht synonym verwendet werden, da beim „patient empowerment" eine Veränderung des Machtverhältnisses zwischen Ärztin/Arzt und Patient*in als Konsequenz des Befähigungsprozesses erfolgen muss. Daher gewinnen beim „patient empowerment" Patient*innen durch den Befähigungsprozess an „Macht". Im Gegensatz dazu konzentriert sich „patient enablement" ausschließlich auf den Erwerb dieser Ressourcen (Wissen, Fähigkeiten), was bedeutet, dass „patient enablement" ein Vorläufer von „patient empowerment" ist und das eine Konzept in das andere übergehen könnte (Fumagalli et al. 2015; Hickmann et al. 2022).

▶ Das Robert Koch-Institut (RKI) definiert **„health literacy"** oder auch **Gesundheitskompetenz** als *„die Fähigkeiten, Gesundheitsinformationen zu finden, zu verstehen, zu bewerten und für gesundheitsbezogene Entscheidungen anzuwenden."* (2024).

Dabei geht es neben dem Erwerb von Wissen und Fähigkeiten auch um Lese- und Schreibfähigkeit, Motivation sowie die Fähigkeit, sich selbst eine Meinung über ein gesundheitsbezogenes Thema zu bilden. All dies ist entscheidend, um informierte Entscheidungen zur eigenen Gesundheit zu treffen und die eigene Lebensqualität zu erhalten oder zu verbessern. Jedoch hängt dies nicht nur von den individuellen Fähigkeiten ab, sondern auch von der Qualität und Verfügbarkeit von Informationen (RKI 2024). Beispielsweise zeigt eine repräsentative Befragung[2] in Deutschland aus dem Jahr 2017, dass sich über 30 % der Bevölkerung eher schlecht hinsichtlich der Möglichkeiten zur Vorbeugung von Krankheiten und über 40 % zu Behandlungsalternativen im Krankheitsfall informiert fühlen (Horch 2021).

2.2.3 Die (richtige) Einstellung: „patient empowerment und „patient activation"

Bevor aktives Handeln oder Mitwirken möglich sind, ist die patientenindividuelle Einstellung zur eigenen Gesundheitsversorgung von entscheidender Bedeutung. In diesem Zusammenhang sind insbesondere die Begriffe „patient empowerment" und „patient activation" relevant.

▶ Im Gesundheitswesen bezeichnet **„patient empowerment"** die Förderung von Wissen, Fähigkeiten, Einstellungen oder Selbstbewusstsein der Patient*innen in Verbindung mit dem Vertrauen in sich selbst, aktiv an ihrer eigenen Versorgung mitzuwirken.

Grundsätzlich zielt „patient empowerment" darauf ab, die Befähigung einer bestimmten Gruppe, nämlich die der Patient*innen, zu stärken (Higgins et al. 2017). Gemäß Cerezo et al. (2016) ist *„patient empowerment ein Prozess oder das Ergebnis eines Prozesses, der eine Verschiebung des Machtgleichgewichts beinhaltet".*[3] Somit umfasst „patient empowerment" zwei Ausprägungen: Einerseits als Prozess, welcher die Fähigkeit der Patient*innen zur kritischen Reflexion und zur autonomen, informierten Entscheidungsfindung stärkt, und andererseits als Zustand ermächtigter Patient*innen.

Auch bei „patient activation" werden das Vertrauen und die Fähigkeiten der Patient*innen gestärkt, sich selbst in ihre Gesundheitsversorgung und -erhaltung einzubringen. Daher wird der Begriff „patient activation" häufig synonym mit „patient empowerment" verwendet (Higgins et al. 2017). Um eine Unterscheidung zu ermöglichen, fokussierte die Studie von Fumagalli et al. (2015) auf den Vergleich von Bewertungsinstrumenten für beide Begriffe. Während eine Bewertung „patient empowerment" verallgemeinerte

---

[2] Studie „Kommunikation und Information im Gesundheitswesen aus Sicht der Bevölkerung. Patientensicherheit und informierte Entscheidung" (KomPaS) des Robert Koch-Instituts (RKI), n = 5053 Teilnehmende ab 18 Jahren.

[3] Aus dem Englischen übersetzt: *„an enabling process or an outcome of a process involving a shift in the balance of power"* (Cerezo et al. 2016).

Fragen wie „Fühlen Sie sich meistens selbstsicher?" enthält, wird für „patient activation" der Schwerpunkt auf spezifisches Fachwissen, z. B. „Wissen Sie, warum Sie dieses Medikament nehmen sollen?" gelegt.

▶ **„Patient activation"** bezieht sich somit eher auf spezifische Verbesserungsziele im Zusammenhang mit Krankheiten, während „patient empowerment" Entscheidungen in einem breiteren Gesundheitskontext einschließt (Fumagalli et al. 2015).

2.2.4 Bewusstes Patientenverhalten: „patient engagement", „patient involvement und „patient participation"

Patient*innen, die befähigt und ermächtigt sind, verfügen über alle erforderlichen Ressourcen, um aktiv an ihrer Gesundheit mitzuwirken. Dies zeigt sich in konkretem Verhalten oder Handeln, was auf der äußersten rechten Seite der Begriffslandkarte (Abb. 2.1) zum Ausdruck kommt. Hierbei muss zwischen den Begriffen „patient engagement" sowie „patient participation" und „patient involvement" unterschieden werden.

Im Vergleich zu den anderen Begriffen, die in diesem Kapitel besprochen wurden, wird „patient engagement" noch nicht so lange in der Literatur diskutiert. Dennoch kann argumentiert werden, dass es sich um einen Begriff mit einer sehr breiten konzeptionellen Auslegung handelt.

> Higgins et al. (2017) unterscheiden hierbei vier wesentliche Attribute von **„patient engagement"**:
>
> - die Personalisierung von Interventionen oder Strategien gemäß den individuellen Bedürfnissen der Patient*innen,
> - die Fähigkeit und das Vertrauen der Patient*innen, die erforderlichen Ressourcen zu erhalten,
> - die langfristige Motivation der Patient*innen und
> - die therapeutische Allianz.

Insbesondere das letzte Attribut ist entscheidend für eine klare Abgrenzung zu anderen Begriffen, da es die langfristige Verbindung zu einem Gesundheitsdienstleister als integralen Bestandteil des „patient engagement" beschreibt. Daher ist „patient engagement" keine von Patient*innen selbstständig ausgeführte Tätigkeit. Sehr ähnlich hierzu ist „patient participation", welches als Teilaspekt von „patient engagement" betrachtet werden kann und einen besonderen Schwerpunkt auf die Zusammenarbeit mit Gesundheitsdienstleistern legt (Higgins et al. 2017). Ein Beispiel für „patient engagement" und „patient participation" ist die gemeinsame Entscheidungsfindung (engl. „shared decision-making"). Sie beinhaltet die aktive Beteiligung von Patient*innen und Gesundheitsdienstleistern am Entscheidungsprozess, wie beispielsweise die Identifizierung einer geeigneten Therapieoption durch den Austausch von Informationen und persönlichen Werten. Dies umfasst die Definition des bestehenden Problems, die Vorstellung verfügbarer Optionen sowie eine Diskussion zwischen Patient*innen und Gesundheitsdienstleistern über Vor- und Nachteile der einzelnen Optionen (Doherr et al. 2017; Rajendran et al. 2019).

„Patient involvement" bezieht sich zwar auch auf ein aktives Verhalten der Patient*innen, jedoch ausschließlich auf Aktivitäten, die selbstständig von Patient*innen durchgeführt werden (Fumagalli et al. 2015; Castro et al. 2016). Ein Beispiel für „patient involvement" ist daher Selbstmanagement, welches sich im Gesundheitswesen auf die „Fähigkeit des Einzelnen, mit den Symptomen, der Behandlung, den physischen und psychischen Folgen sowie den Veränderungen des Lebensstils umzugehen, die das Leben mit einer chronischen Erkrankung mit sich bringt"[4] bezieht (Omisakin und Ncama 2011). Auch die Pflege einer guten psychischen Gesundheit, das Erfüllen sozialer Bedürfnisse, der Umgang mit leichten Beschwerden, die effektive Nutzung von gesundheitsbezogenen Dienstleistungen sowie die Erhaltung der eigenen Gesundheit sind Beispiele für Selbstmanagement oder im weiteren Sinne auch Selbstfürsorge, die auch außerhalb chronischer Krankheiten relevant sind (Omisakin und Ncama 2011; Hickmann et al. 2022).

▶ **„Patient engagement"** und **„patient involvement"** unterscheiden sich hinsichtlich der Selbstständigkeit bei der Durchführung von Aktivitäten. **„Patient participation"** kann hierbei als ein Teilaspekt von „patient engagement" betrachtet werden.

2.2.5 Messbarkeit der Patientenzentrierung

Die besten Intentionen einer patientenzentrierten Versorgung nützen nichts, wenn es nicht gelingt, die Wirkung eingeführter Maßnahmen auf die Versorgungspraxis zu prüfen. Das Ziel sollte es daher sein, durch eine systematische Erhebung, Analyse und Interpretation von quantitativen und qualitativen Evaluationskriterien fundierte Erkenntnisse zum Status Quo und zu Weiterentwicklungsmöglichkeiten der Patientenzentrierung in der Versorgung zu erhalten. Hierzu existiert jedoch nicht „das eine Maß", mit welchem sich der Grad und die Qualität patientenzentrierter Versorgung erheben und abbilden lassen. Stattdessen werden patientenseitig eingeschätzte Ergebnis- und Prozessindikatoren (engl. „patient-reported outcomes", PROs und „patient-reported experiences", PREs) genutzt, um die gemachten Erfahrungen und den subjektiv wahrgenommenen, eigenen Gesundheitszustand sowie klinische und funktionelle Ergebnisse aus Patient*innensicht im Verlauf oder

---

[4] Aus dem Englischen übersetzt: *„individuals' ability to manage the symptoms, treatment, physical and psychological consequences and the lifestyle changes inherent in living with a chronic condition"* (Omisakin und Ncama 2011).

nach einer Behandlung zu messen (Kowalski und Hübner 2020). Sie werden als Patient-reported Outcome bzw. Experience Measures erhoben.

▶ **Patient-reported Outcome Measures (PROMs)** bezeichnen standardisierte Messinstrumente zur Erfassung der subjektiven Wahrnehmung des Gesundheitszustands aus Patient*innensicht. **Patient-reported Experience Measures (PREMs)** messen hingegen die Erfahrungen der Patient*innen im Versorgungsprozesses, wie beispielsweise ihre Zufriedenheit mit der Kommunikation.

In der patientenzentrierten Versorgung übernehmen PROMs und PREMs eine doppelte Funktion: Sie machen die Patientenzentrierung messbar und fördern sie gleichzeitig, indem sie die Perspektive der Patient*innen gezielt einbeziehen. Das International Consortium for Health Outcomes Measurement (ICHOM) veröffentlicht Standardsets patientenzentrierter Ergebnismessung für verschiedene Patientenpopulationen. Häufig eingesetzte, populationsunabhängige Evaluationskriterien und Messinstrumente (Fragebögen) zur Beurteilung der Patientenzentrierung sind die folgenden Beispiele:

- **Patientenzufriedenheit**, z. B. mittels Patient Satisfaction Questionnaire Short Form (PSQ-18) (Marshall und Hays 1994).
- **Lebensqualität** (engl. „quality of life"), z. B. mittels Short Form 36 (SF-36) als weltweit etablierter, validierter, krankheitsunspezifischer Fragebogen zur Erhebung der gesundheitsbezogenen Lebensqualität (Ware und Sherbourne 1992).
- **Entscheidungskonfidenz**, z. B. mittels Decisional Conflict Scale als validiertes Instrument zur Erhebung wahrgenommener Unsicherheit und Informiertheit bei Entscheidungen (Garvelink et al. 2019).
- **Patient empowerment**, z. B. mittels Patient Activation Measure (PAM) als validiertes Instrument zur Bewertung von Wissen, Fähigkeiten und Selbstvertrauen von Patient*innen im Umgang mit der eigenen Gesundheit und Gesundheitsversorgung (Hibbard et al. 2004).
- **Gemeinsame Entscheidungsfindung** (engl. „shared decision-making"), z. B. mittels OPTION 12 Scale als validiertes, häufig genutztes Messinstrument oder SDM-Q-9 als theoriegeleiteter entwickelter Fragebogen zur Beurteilung, wie stark sich Patient*innen in den Prozess der Entscheidungsfindung einbezogen fühlen (Elwyn et al. 2005).

2.3 Fazit

Die dargelegte Begriffslandkarte leistet einen wichtigen Beitrag zum Verständnis und zur Förderung der patientenzentrierten Versorgung. Sie ermöglicht es, die Vielzahl verwandter Begriffe in Beziehung zu setzen und voneinander zu unterscheiden. Zusammenfassend wird deutlich, dass eine enge Zusammenarbeit zwischen Patient*innen,

Gesundheitsdienstleistern und Forscher*innen notwendig ist, um die Versorgung effektiv und patientenzentriert zu gestalten.

Zukünftig könnten Entwicklungen zur digitalen Patientenkommunikation eine stärker personalisierte und zeitnahe Interaktion zwischen Patient*innen und Gesundheitsdienstleistern ermöglichen, wodurch individuelle Bedürfnisse und Präferenzen besser berücksichtigt werden können. Die digitale Patientenkommunikation eröffnet den Zugang zu umfassenden Gesundheitsinformationen und edukativen Inhalten, was die Gesundheitskompetenz von Patient*innen stärken und ihre Fähigkeiten zur aktiven Teilnahme an der eigenen Gesundheitsversorgung verbessern kann. Letztlich erleichtert die digitale Kommunikation die Koordination der Versorgung und die gemeinsame Entscheidungsfindung, was wesentliche Aspekte einer patientenzentrierten Versorgung sind.

Literaturverzeichnis

Bombard Y, Baker GR, Orlando E, Fancott C, Bhatia P, Casalino S, Onate K, Denis JL, Pomey MP (2018) Engaging patients to improve quality of care: a systematic review. Implement Sci 13(1):98. https://doi.org/10.1186/s13012-018-0784-z. https://implementationscience.biomedcentral.com/articles/10.1186/s13012-018-0784-z

Bravo P, Edwards A, Barr PJ, Scholl I, Elwyn G, McAllister M, The Cochrane Healthcare Quality Research Group, Cardiff University (2015) Conceptualising patient empowerment: a mixed methods study. BMC Health Serv Res 15(1):252. https://doi.org/10.1186/s12913-015-0907-z. https://bmchealthservres.biomedcentral.com/articles/10.1186/s12913-015-0907-z

Care Quality Commission (2022) Adult Inpatient Survey 2021. https://nhssurveys.org/surveys/survey/02-adults-inpatients/year/2021/. Zugegriffen am 07.07.2025

Castro EM, Van Regenmortel T, Vanhaecht K, Sermeus W, Van Hecke A (2016) Patient empowerment, patient participation and patient-centeredness in hospital care: a concept analysis based on a literature review. Patient Educ Couns 99(12):1923–1939. https://doi.org/10.1016/j.pec.2016.07.026. https://linkinghub.elsevier.com/retrieve/pii/S0738399116303214

Cerezo PG, Juvé-Udina ME, Delgado-Hito P (2016) Concepts and measures of patient empowerment: a comprehensive review. Revista da Escola de Enfermagem da USP 50(4):667–674. https://doi.org/10.1590/S0080-623420160000500018. http://www.scielo.br/scielo.php?script=sci_arttext&pid=S0080-62342016000400667&lng=en&tlng=en

De Santis M, Hervas C, Weinman A, Bottarelli V (2018) Patient Empowerment. http://www.rd-action.eu/wp-content/uploads/2018/09/PATIENT-EMPOWERMENT.pdf. Zugegriffen am 28.12.2024

Doherr H, Christalle E, Kriston L, Härter M, Scholl I (2017) Use of the 9-item Shared decision making questionnaire (SDM-Q-9 and SDM-Q-Doc) in intervention studies—A systematic review. PLOS ONE 12(3):e0173904. https://doi.org/10.1371/journal.pone.0173904. https://dx.plos.org/10.1371/journal.pone.0173904

Dubberly H (2010) Creating Concept Maps. http://www.dubberly.com/concept-maps/creating-concept-maps.html. Zugegriffen am 07.07.2025

Elwyn G, Hutchings H, Edwards A, Rapport F, Wensing M, Cheung W, Grol R (2005) The OPTION scale: measuring the extent that clinicians involve patients in decision making tasks. Health Expect 8(1):34–42. https://doi.org/10.1111/j.1369-7625.2004.00311.x. https://onlinelibrary.wiley.com/doi/10.1111/j.1369-7625.2004.00311.x

Fumagalli LP, Radaelli G, Lettieri E, Bertele' P, Masella C (2015) Patient Empowerment and its neighbours: clarifying the boundaries and their mutual relationships. Health Policy 119(3):384–394. https://doi.org/10.1016/j.healthpol.2014.10.017. https://linkinghub.elsevier.com/retrieve/pii/S0168851014002814

Garvelink MM, Boland L, Klein K, Nguyen DV, Menear M, Bekker HL, Eden KB, LeBlanc A, O'Connor AM, Stacey D, Légaré F (2019) Decisional conflict scale use over 20 years: the anniversary review. Med Decis Making 39(4):301–314. https://doi.org/10.1177/0272989X19851345. https://journals.sagepub.com/doi/10.1177/0272989X19851345

Hibbard JH, Stockard J, Mahoney ER, Tusler M (2004) Development of the patient activation measure (PAM): conceptualizing and measuring activation in patients and consumers. Health Serv Res 39(4p1):1005–1026. https://doi.org/10.1111/j.1475-6773.2004.00269.x. https://onlinelibrary.wiley.com/doi/10.1111/j.1475-6773.2004.00269.x

Hickmann E, Richter P, Schlieter H (2022) All together now – patient engagement, patient empowerment, and associated terms in personal healthcare. BMC Health Serv Res 22(1):1116. https://doi.org/10.1186/s12913-022-08501-5. https://bmchealthservres.biomedcentral.com/articles/10.1186/s12913-022-08501-5

Hickmann E, Richter P, Schlieter H, Cemazar M, Dudek-Godeau D, Grapentin N, Griesshammer E, Jelenc M, Liutkauskiene S, Ravaud A, Troussard X, Wesselmann S (2024) Operationalizing Patient-Centered Care: A Conceptual Framework for Comprehensive Cancer Care Networks. https://doi.org/10.2196/preprints.59683. http://preprints.jmir.org/preprint/59683

Higgins T, Larson E, Schnall R (2017) Unraveling the meaning of patient engagement: a concept analysis. Patient Educ Couns 100(1):30–36. https://doi.org/10.1016/j.pec.2016.09.002. https://linkinghub.elsevier.com/retrieve/pii/S0738399116304098

Holmström I, Röing M (2010) The relation between patient-centeredness and patient empowerment: a discussion on concepts. Patient Educ Couns 79(2):167–172. https://doi.org/10.1016/j.pec.2009.08.008. https://linkinghub.elsevier.com/retrieve/pii/S0738399109004005

Horch K (2021) Informationsbedarf der Bevölkerung Deutschlands zu gesundheitsrelevanten Themen – Ergebnisse der KomPaS-Studie. https://doi.org/10.25646/7142. https://edoc.rki.de/handle/176904/8398

ICHOM (2023) ICHOM Patient-Centered Outcome Measures. https://www.ichom.org/patient-centered-outcome-measures/. Zugegriffen am 07.07.2025

Kowalski C, Hübner J (2020) „Patient-reported outcome measures": Reif für die Routine? Forum 35(5):401–405. https://doi.org/10.1007/s12312-020-00836-6. https://link.springer.com/10.1007/s12312-020-00836-6

Kuipers SJ, Cramm JM, Nieboer AP (2019) The importance of patient-centered care and co-creation of care for satisfaction with care and physical and social well-being of patients with multi-morbidity in the primary care setting. BMC Health Serv Res 19(1):13. https://doi.org/10.1186/s12913-018-3818-y. https://bmchealthservres.biomedcentral.com/articles/10.1186/s12913-018-3818-y

Kumar R, Chattu V (2018) What is in the name? Understanding terminologies of patient-centered, person-centered, and patient-directed care! J Family Med Primary Care 7(3):487. https://doi.org/10.4103/jfmpc.jfmpc_61_18. https://journals.lww.com/10.4103/jfmpc.jfmpc_61_18

Marshall GN, Hays RD (1994) The Patient Satisfaction Questionnaire Short Form (PSQ-18). RAND Corporation, Santa Monica. https://doi.org/10.7249/P7865

Mitchell KR, Brassil KJ, Rodriguez SA, Tsai E, Fujimoto K, Krause KJ, Shay LA, Springer AE (2020) Operationalizing patient-centered cancer care: a systematic review and synthesis of the qualitative literature on cancer patients' needs, values, and preferences. Psycho-Oncol 29(11):1723–1733. https://doi.org/10.1002/pon.5500. https://onlinelibrary.wiley.com/doi/10.1002/pon.5500

Moghaddam N, Coxon H, Nabarro S, Hardy B, Cox K (2016) Unmet care needs in people living with advanced cancer: a systematic review. Support Care Cancer 24(8):3609–3622. https://doi.org/10.1007/s00520-016-3221-3. http://link.springer.com/10.1007/s00520-016-3221-3

Novak JD, Cañas AJ (2007) Theoretical origins of concept maps, how to construct them, and uses in education. Reflect Educ 3(1):29–42

Omisakin FD, Ncama BP (2011) Self, self-care and self-management concepts: implications for self-management education. Educ Res 2(12):1733–1737

Rajendran D, Beazley J, Bright P (2019) Shared decision making by United Kingdom osteopathic students: an observational study using the OPTION-12 instrument. Chirop Man Ther 27(1):42. https://doi.org/10.1186/s12998-019-0260-0. https://chiromt.biomedcentral.com/articles/10.1186/s12998-019-0260-0

RKI (2024) Gesundheitskompetenz/Health Literacy. https://www.rki.de/DE/Themen/Gesundheit-und-Gesellschaft/Gesundheitliche-Einflussfaktoren-A-Z/G/Gesundheitskompetenz/gesundheitskompetenz-node.html. Zugegriffen am 07.07.2025

Scholl I, Zill JM, Härter M, Dirmaier J (2014) An integrative model of patient-centeredness – a systematic review and concept analysis. PLoS ONE 9(9):e107828. https://doi.org/10.1371/journal.pone.0107828

Ware JEJ, Sherbourne CD (1992) The MOS 36-ltem short-form health survey (SF-36): I. Conceptual framework and item selection. Med Care 30(6):473–483. https://journals.lww.com/lww-medicalcare/fulltext/1992/06000/the_mos_36_ltem_short_form_health_survey__sf_36__.2.aspx

Telemedizinische Versorgungskonzepte der digitalen Patientenkommunikation

Eveline Prochaska

Inhaltsverzeichnis

3.1	Einleitung	42
3.2	Telemedizinische Anwendungen	44
	3.2.1 Technische Verfahren	44
	3.2.2 Anwendungsszenarien	44
	3.2.3 Medizinische Bereiche	45
3.3	Technische Systeme der Telemedizin	45
	3.3.1 Telematikinfrastruktur	45
	3.3.2 Software	46
	3.3.3 Wearables	47
	3.3.4 Implantate	47
3.4	Videosprechstunde in der Telemedizin	47
	3.4.1 Anwendungsbereiche	47
	3.4.2 Durchführung einer Videosprechstunde	48
	3.4.3 Softwareanforderungen	49
	3.4.4 Vergütung	50
3.5	Beispielhafte Projekte der Telemedizin in Deutschland	50
	3.5.1 Telemedizin in der Psychotherapie	50
	3.5.2 Telemedizin in der ambulanten vertragsärztlichen Versorgung	51
3.6	Rechtliche Vorgaben	52
	3.6.1 Allgemeine gesetzliche Vorgaben	52
	3.6.2 Berufsrechtliche Vorgaben	52
3.7	Evidenz der Telemedizin	54

E. Prochaska (✉)
Institut für Medizinische Informatik und Biometrie, Medizinische Fakultät, Technische Universität Dresden, Dresden, Germany
E-Mail: eveline.prochaska@tu-dresden.de

© Der/die Autor(en), exklusiv lizenziert an Springer-Verlag GmbH, DE, ein Teil von Springer Nature 2025
T. G. Weimann et al. (Hrsg.), *Digitale Patientenkommunikation*,
https://doi.org/10.1007/978-3-662-71034-0_3

3.8	Herausforderungen		55
	3.8.1	Technische Kenntnisse und Ausrüstung	55
	3.8.2	Vergütung der Leistungserbringer	55
	3.8.3	Privatsphäre und ethische Aspekte	56
	3.8.4	Datenintegration und Interoperabilität	56
3.9	Fazit		56
Literaturverzeichnis			57

Zusammenfassung

Telemedizin ist ein vielversprechender Ansatz zur Verbesserung der Gesundheitsversorgung. Dieses Kapitel gibt einen Überblick über die grundlegenden Konzepte der telemedizinischen Versorgung und beleuchtet die verschiedenen Einsatzmöglichkeiten sowie Anwendungsbereiche. Es erläutert die technischen Systeme, die dafür notwendig sind, und stellt die rechtlichen Rahmenbedingungen für den Einsatz von Telemedizin dar. Telemedizin ermöglicht eine effizientere und kostengünstigere Behandlung und trägt zur Steigerung der Patientenzufriedenheit bei. Gleichzeitig bringt sie jedoch hohe Anforderungen an den Datenschutz, die Interoperabilität und die technische Infrastruktur mit sich. Mit der fortschreitenden Digitalisierung des Gesundheitswesens wird Telemedizin eine immer bedeutendere Rolle spielen, um die medizinische Versorgung zu optimieren und den Zugang zu Gesundheitsleistungen zu verbessern.

3.1 Einleitung

Die Telemedizin ist ein zentraler Baustein der Digitalisierung im Gesundheitswesen und ermöglicht eine medizinische Versorgung unabhängig von geografischen Entfernungen. Sie eröffnet sowohl Patient*innen als auch Ärzt*innen neue Möglichkeiten der Interaktion. In diesem Kapitel werden die verschiedenen Aspekte der Telemedizin vorgestellt, darunter eHealth, mHealth, Telemonitoring und Telehealth. Dabei werden deren Anwendung in Deutschland, die rechtlichen Rahmenbedingungen und die wissenschaftliche Evidenz untersucht. Abb. 3.1 zeigt schematisch die Zusammenhänge der im Folgenden beschriebenen Begriffe.

Digital Health bezeichnet alle Anwendungen moderner Kommunikations- und Informationstechnologien im Gesundheitswesen. Dazu zählen nicht nur die medizinische Versorgung, sondern auch Maßnahmen zur Prävention, zur Förderung des Wohlbefindens und zur alltäglichen Überwachung von Fitness und Gesundheit.

eHealth beschreibt spezifische digitale Anwendungen im Bereich der Gesundheitsversorgung, die von elektronischen Gesundheitsakten über Onlineterminbuchungen bis hin

3 Telemedizinische Versorgungskonzepte der digitalen Patientenkommunikation

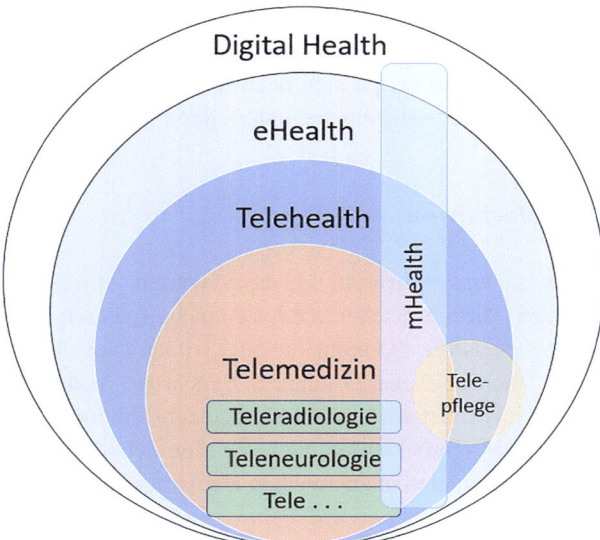

Abb. 3.1 Beziehung zwischen Digital Health, eHealth, Telehealth, Telemedizin, mHealth und Telepflege (übernommen aus Van Dyk (2014) unter der Creative Commons Attribution 3.0 International Lizenz (http://creativecommons.org/licenses/by/3.0/); eigene Anpassungen und Erweiterungen)

zu komplexen Informationssystemen reichen. Die Abgrenzung zwischen den Begriffen Digital Health und eHealth ist uneindeutig, weshalb diese Begriffe manchmal synonym verwendet werden. **Telehealth**, ein Teilbereich von eHealth, konzentriert sich auf die klinische Versorgung über große Entfernungen und bietet präventive, gesundheitsfördernde sowie kurative Leistungen, die Patient*innen, Fachkräfte, die öffentliche Gesundheit und die Gesundheitsverwaltung unterstützen (Totten et al. 2016).

▶ **Telemedizin** umfasst medizinische Versorgungskonzepte, die räumliche und/oder zeitliche Distanzen überbrücken. Hierzu gehören telemedizinische Beratungen, Diagnostik und Therapie, die durch Videoanrufe, spezialisierte Plattformen oder Apps ermöglicht werden.

mHealth (Mobile Health) bezieht sich auf die Nutzung mobiler Geräte wie Smartphones und Tablets zur Unterstützung der Gesundheitsversorgung. Dazu zählen tragbare Geräte wie Smartwatches, Fitnesstracker und mobile Diagnosetools, die oft auch in der Telemedizin zum Einsatz kommen. Ein weiterer Bereich, **Telepflege** (Telecare bzw. Telenursing, vgl. Kap. 11), stellt eine wesentliche Komponente des vernetzten Gesundheitswesens dar und ermöglicht eine effiziente und proaktive Unterstützung in der Pflege (Hahnel et al. 2020).

3.2 Telemedizinische Anwendungen

Telemedizinische Anwendungen lassen sich nach technischen Verfahren, Anwendungsszenarien und medizinischen Einsatzgebieten unterteilen (Bergh et al. 2015).

3.2.1 Technische Verfahren

Unterschieden wird zwischen **synchronen** und **asynchronen** Anwendungen. Asynchrone Verfahren nutzen Daten, die gespeichert und zu einem späteren Zeitpunkt bearbeitet werden können, wie beispielsweise Dokumente oder Bilder. Diese Verfahren überwinden sowohl räumliche als auch zeitliche Distanzen. Synchrone Verfahren, bei denen alle Beteiligten gleichzeitig involviert sind, umfassen Telekonsultationen per Telefon, Videokonferenz oder Chat und überbrücken lediglich die räumliche Distanz. Beide Verfahren lassen sich kombinieren und finden in zahlreichen medizinischen Bereichen Anwendung.

3.2.2 Anwendungsszenarien

Die folgenden Anwendungsfälle der Telemedizin umfassen spezifische Szenarien, die je nach Fachgebiet individuell oder kombiniert genutzt werden können:

- **Telekonsultation:** Kommunikation über räumliche Distanzen zwischen Ärztin/Arzt und Patient*in per Telefon oder digitalen Kommunikationswegen.
- **Telekonsil/Telekooperation:** Fachliche Beratung zwischen Ärzt*innen, auch fächerübergreifend, über audiovisuelle Kommunikationsmittel wie Videokonferenzen oder Apps, einschließlich des standardisierten Austauschs von Patient*innendaten.
- **Telemonitoring:** Eine Überwachungsform, die in der analogen Medizin bislang nicht umsetzbar war. Vital- und Gesundheitsdaten werden kontinuierlich außerhalb von medizinischen Einrichtungen erfasst und durch telemedizinische Einheiten überwacht und bewertet.
- **Teletherapie:** Diagnose und Behandlung aus der Ferne über digitale Kanäle. Neben der Videotechnik benötigen Patient*innen dazu ein Gerät mit spezieller Software.
- **Telerehabilitation:** Zum Beispiel in der Neurologie, Geriatrie und Kardiologie angewandt, um die Funktionseinschränkungen, etwa nach einem Schlaganfall, zu lindern.
- **Blended Care:** bezeichnet ein Behandlungskonzept, bei dem reguläre Therapien mit digitalen Therapien kombiniert werden. Dieses Konzept findet beispielsweise Anwendung bei psychischen Erkrankungen und wird im Abschn. 5.1. näher ausgeführt.

3.2.3 Medizinische Bereiche

Telemedizin ist kein eigenständiges Fachgebiet, sondern eine Anwendung von Informations- und Kommunikationstechnologien in verschiedenen medizinischen Disziplinen, die sich je nach Fachgebiet anpassen lässt. Beispiele sind:

- Teleradiologie: Fernanalyse radiologischer Aufnahmen, unabhängig vom Ort der Untersuchung;
- Telekardiologie: Nutzung von Telemonitoring und Telekonsil zur Betreuung von Herzpatient*innen;
- Teleneurologie: Einsatz telemedizinischer Konzepte in der neurologischen Rehabilitation und ambulanten Versorgung.

Weitere Fachrichtungen wie Intensivmedizin, Anästhesiologie, Traumatologie, Psychiatrie und Onkologie setzen ebenfalls Telemedizin ein (Marx et al. 2021).

3.3 Technische Systeme der Telemedizin

Zur Umsetzung telemedizinischer Anwendungen stehen verschiedene technische Systeme zur Verfügung. Häufig eingesetzte Systeme umfassen die **Telematikinfrastruktur**, telemedizinische Software, **Wearables** (tragbare elektronische Geräte) und **aktive Implantate**.

3.3.1 Telematikinfrastruktur

Die Telematikinfrastruktur (TI) in Deutschland bietet eine sichere Struktur für den Datenaustausch im Gesundheitswesen (siehe Abb. 3.2) (Gematik 2023). Mit der TI werden alle an der TI angeschlossenen Akteure mithilfe von verschlüsselten Anbindungen (über „virtual private network", VPN) vernetzt. Durch die Anbindung aller Arztpraxen und Krankenhäuser wird gewährleistet, dass medizinische Dokumente von und zu den behandelnden Ärzt*innen schnell und sicher versendet werden können. Zugriffsberechtigt sind ausschließlich Personen, die beruflich dazu berechtigt sind.

Die TI besteht aus mehreren Komponenten, die mit verschlüsselten Datenverbindungen über das Internet verbunden sind (siehe Abb. 3.2). Diese Datenverbindung ist ein VPN, welches sicheren (nicht öffentlichen) Datenaustausch über öffentliche Netze ermöglicht. Kommunikation im Medizinwesen (KIM) sorgt für den sicheren Austausch von Dokumenten und Informationen zwischen den Teilnehmer*innen der TI. Der Versand von Daten im KIM erfolgt über E-Mails innerhalb der TI. Ärzt*innen können sich mit dem elektronischen Heilberufeausweis (eHBA) innerhalb der TI ausweisen, um notwendige Berechtigungen zu erhalten und um Dokumente zu erstellen bzw. zu verändern. Der

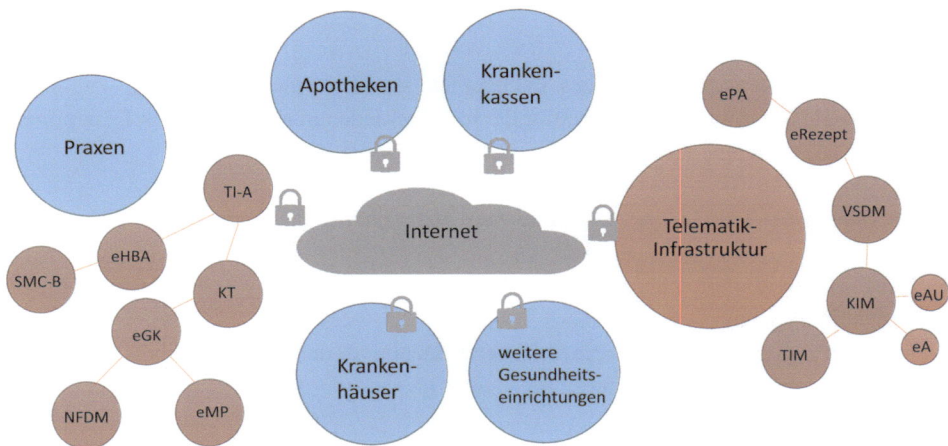

Abb. 3.2 Schematische Darstellung der Telematikinfrastruktur in Deutschland. (Abkürzungen basierend auf Gematik 2023)

Ausweis für Institutionen wie Apotheken, Krankenhäuser und Arztpraxen wird mittels der Institutskarte, der „security modul card", Serie B (SMC-B), durchgeführt. Die elektronische Gesundheitskarte (eGK) dient der Authentifizierung von gesetzlich Versicherten innerhalb der TI. Dabei ermöglicht das Versicherungsstammdatenmanagement (VSDM) die Aktualisierung von veränderten Versichertendaten, was die Neuausstellung von eGKs vermeidet. Auf der eGK kann des Weiteren das Notfalldatenmanagement (NFDM) und der elektronische Medikationsplan (eMP) gespeichert werden.

Eine der wichtigsten Anwendungen der TI ist die elektronische Patientenakte (ePA), womit der Zugriff auf die Patientenakte von gesetzlich Versicherten mobil zugänglich ist. Ärzt*innen können in der ePA Befunde und bereits durchgeführte Behandlungen einsehen und neue Dokumente erstellen (BSI 2024).

3.3.2 Software

Hierbei handelt es sich um Anwendungen, die auf Geräten wie PCs, Smartphones oder Tablets genutzt werden. Sie bieten Funktionen für die Kommunikation über Video, Telefon und/oder App, ermöglichen Monitoring und den Datenaustausch. Es gibt verschiedene Softwaretypen, darunter Telemedizinplattformen, digitale Gesundheitsanwendungen (DiGAs, siehe Kap. 6), Apps für die Rehabilitation und viele weitere.

3.3.3 Wearables

Wearables sind kleine, tragbare elektronische Geräte, die Nutzerdaten erfassen und anzeigen können. Dank Mobilfunk- oder Bluetoothverbindung sind sie in der Regel mit dem Internet verbunden, was den Datenaustausch erleichtert. Typische Beispiele sind Smartwatches und Fitnesstracker (Zweiker et al. 2021). Wearables können mithilfe zahlreicher Sensoren Vitalparameter wie Herzfrequenz, Sauerstoffsättigung oder EKG-Daten erfassen. So lassen sich beispielsweise Herzrhythmusstörungen wie Vorhofflimmern zuverlässig erkennen. Viele Hersteller bieten darüber hinaus Plattformen an, auf denen die mit Wearables gesammelten Gesundheitsdaten in Echtzeit erfasst, visualisiert und analysiert werden können.

3.3.4 Implantate

Daten von implantierten Therapiegeräten können zur Anpassung der Behandlung oder zur Überwachung der Gerätefunktion übertragen werden. Seit 2001 ist die telemedizinische Versorgung mit Herzschrittmachern, implantierbaren Defibrillatoren und anderen kardiologischen Implantaten weit verbreitet. Über diese Geräte lassen sich Daten wie Pulsfrequenz, Restenergiemenge, intrakardiale Echogramme und Geräteselbsttests abfragen, und die Geräteeinstellungen können bei Bedarf angepasst werden (Koch und Scholz 2017).

3.4 Videosprechstunde in der Telemedizin

Der Einsatz von Videokonferenzen im Gesundheitswesen ist weltweit verbreitet und wird besonders genutzt, um den Patientenkontakt in abgelegenen und ländlichen Regionen zu unterstützen. Frühere Studien belegen, dass Videokonferenzen die Patientenversorgung spürbar verbessern können, da sie Krankenhausfahrten reduzieren und den Komfort für Patient*innen erhöhen – insbesondere im Zusammenhang mit der Betreuung von Langzeiterkrankungen (Ignatowicz et al. 2019).

3.4.1 Anwendungsbereiche

Die Videosprechstunde eignet sich für Beratungssituationen, bei denen keine umfangreiche körperliche Untersuchung erforderlich ist, wie etwa die Besprechung von Untersuchungsergebnissen, Anamnesegespräche oder Beratungsgespräche (Klinge und Bleckwenn 2021).

Ein wesentlicher Aspekt für die zukünftige Nutzung der Videosprechstunde ist die Entwicklung von Leitlinien. So bietet die 2020 veröffentlichte S2k-Leitlinie für Teledermatologie eine Orientierung, bei welchen Krankheitsbildern eine Erstdiagnostik per Videosprechstunde sinnvoll sein kann (Augustin et al. 2021). Auch in der Augenheilkunde haben sich Videosprechstunden bei nicht dringenden Konsultationen oder bei Erkrankungen des vorderen Augenabschnitts bewährt (Gerbutavicius et al. 2021).

3.4.2 Durchführung einer Videosprechstunde

Die Implementierung einer Videosprechstunde benötigt umfangreiche Vorbereitung, die folgende Teilschritte umfasst:

- organisatorische Voraussetzungen,
- technische Voraussetzungen und
- die Durchführung der Videosprechstunde (Klinge und Bleckwenn 2021).

Organisatorische Schritte
Es muss definiert werden, ob die Videosprechstunde einen fixen Zeitraum erhält oder ob sie nur vereinzelt auf Wunsch implementiert wird. Die Verwaltung der Onlinetermine muss definiert und umgesetzt werden. Im nächsten Schritt ist die Auswahl eines zertifizierten Videoanbieters, die Überprüfung, ob die aktuelle Haftpflicht die Videosprechstunde abdeckt, und der Antrag bei der Versicherung durchzuführen.

Die definierten Sprechstundenzeiten oder die Möglichkeit von einzelnen Videosprechstunden müssen nun an die Patient*innen kommuniziert werden (Webseite, Praxisinformation). Bei der Terminvergabe erhält die Patientin/der Patient einen Link, mit dem er sich wenige Minuten vor dem Termin auf der Plattform einloggt. Dafür benötigt er lediglich eine E-Mail-Adresse. Nach dem Einloggen über Laptop, Tablet oder Smartphone (mit Kamera und Mikrofon) gelangt die Patientin/der Patient in einen virtuellen Warteraum.

Technische Voraussetzungen
Um die notwendigen technischen Voraussetzungen umzusetzen, sind folgende Aspekte zu beachten:

- Internetanschluss (Breitband zur Gewährleistung einer stabilen Verbindung),
- zusätzlich notwendige Geräte an Computer anschließen bzw. installieren (Kamera, Mikrofon),
- Funktionen prüfen (Software, Updates, Funktionstests Mikrofon und Kamera).

Die Funktionsfähigkeit der notwendigen Komponenten ist in regelmäßigen Abständen zu prüfen, damit bei Fehlfunktionen zeitgerecht mit Updates oder anderen Fehlerbehebungsmaßnahmen reagiert werden kann.

Experten empfehlen, dass vor jeder Videosprechstunde die Qualität der Verbindung und die Funktionsfähigkeit der Komponenten überprüft werden soll (Mazouri-Karker et al. 2023).

Durchführung der Videosprechstunde

Allgemein besteht zu Beginn einer Videosprechstunde folgende Situation: Die Patientin/der Patient wartet zu Beginn in einem virtuellen Warteraum der Videosprechstundenanwendung. Die Ärztin/der Arzt meldet sich mit ihren/seinen Zugangsdaten auf der Plattform an und betritt ein virtuelles Sprechzimmer. Von dort aus kann sie/er die Patientin/den Patient per Klick aus dem Warteraum ins Sprechzimmer holen. Nach der Konsultation erfolgt die Dokumentation der Sitzung in der Patientenakte wie bei einem Präsenztermin.

Die Eröffnungsphase einer Konsultation spielt eine entscheidende Rolle für die Arzt-Patienten-Beziehung sowie für die Genauigkeit und Effizienz der weiteren Konsultation. Sie beginnt damit, dass die Ärzt*innen die Patient*innen begrüßen und die Themen ermitteln, die diese besprechen möchten. In dieser Phase werden auch Fragen der Vertraulichkeit geklärt, beispielsweise durch die Einholung der mündlichen Zustimmung zur Videokonsultation, die gegenseitige Identifikation und die Nennung aller im Raum anwesenden Personen (Anvari et al. 2023; Mazouri-Karker et al. 2023). Ein weiterer wichtiger Aspekt der Eröffnungsphase ist die Klärung der Verbindungsqualität.

Weitere Praxistipps für die Durchführung von Videosprechstunden sind:

- Die in der Videosprechstunde gezeigte Aufnahme von Ärzt*innen soll das Gesicht, die Schultern und den Oberkörper umfassen, um die Wahrnehmung nonverbaler Kommunikation zu unterstützen.
- Ein direkter Blick in die Kamera ist dem Blick auf den Bildschirm vorzuziehen, da er Blickkontakt simuliert, was die patientenzentrierte Kommunikation fördert.
- Wenn Latenzzeiten (zeitliche Verzögerung von Bild- und/oder Tonübertragung) auftreten: Die durch die Latenz entstehenden kurzen Pausen berücksichtigen, da sonst der Gesprächsverlauf gestört wird (Anvari et al. 2023; Mazouri-Karker et al. 2023).

3.4.3 Softwareanforderungen

Für Videosprechstunden darf ausschließlich Software von zertifizierten Videodienstanbietern genutzt werden. Eine entsprechende Liste zertifizierter Anbieter wird von der Kassenärztlichen Bundesvereinigung (KBV) bereitgestellt (KBV 2024c). Diese Lösungen sind zertifiziert, um sicherzustellen, dass sie die Anforderungen an die IT-Sicherheit (insbesondere Ende-zu-Ende-Verschlüsselung der Datenübertragung) und den Datenschutz erfüllen.

3.4.4 Vergütung

Die Videosprechstunde ist eine anzeigepflichtige Leistung, für die vorab ein Antrag bei der Kassenärztlichen Vereinigung (KV) gestellt werden muss (Klinge und Bleckwenn 2021). Die Vergütung durch die Krankenkassen erfolgt jedoch nur eingeschränkt und deckt ausschließlich die Kosten für Onlinekonsultationen (KBV 2024b). Videosprechstunden werden finanziell nicht gleichwertig zur persönlichen Sprechstunde behandelt und unterliegen einer 30 %-Begrenzung pro Leistung und Quartal sowie den üblichen Sprechzeiten. Eine Unterscheidung zwischen Akut- und Langzeitversorgung gibt es dabei nicht, und ein Werbeverbot hindert Ärzt*innen daran, ihre telemedizinischen Angebote aktiv zu bewerben.

3.5 Beispielhafte Projekte der Telemedizin in Deutschland

Mit Videosprechstunde, TI und DiGAs gibt es immer mehr telemedizinische Angebote in Deutschland, die Teil der Regelversorgung sind. Viele telemedizinische Angebote werden in Deutschland jedoch immer noch in regionalen Modellprojekten durchgeführt. Zahlreiche Krankenkassen beteiligen sich an Telemedizinprojekten oder unterstützen diese im Rahmen von Selektivverträgen. Selektivverträge sind sinnvoll, wenn ein besonderer Behandlungsbedarf besteht, der über die Regelversorgung allein nicht abgedeckt werden kann. So werden Versorgungsangebote möglich, die sonst keine Kassenleistung sind (SHL 2023).

3.5.1 Telemedizin in der Psychotherapie

In den letzten Jahrzehnten wurden verschiedene Ansätze zur Digitalisierung der Psychotherapie entwickelt. Eine Behandlungsform ist Blended Care.

▶ **Blended Care** bezeichnet ein Behandlungskonzept, welches häufig bei psychischen Erkrankungen Anwendung findet und digitale Interventionen in die reguläre „Face-to-Face-Therapie" integriert (Bielinski et al. 2021; Bond et al. 2023).

Im Rahmen von Onlineinterventionen kommen verschiedene digitale Technologien zum Einsatz, wie z. B. Videotelefonietools, Gesundheits-Apps oder Virtual-Reality (VR)-Anwendungen, die die herkömmliche Psychotherapie ergänzen können. Durch Videotelefonie können Onlinekonsultationen durchgeführt werden, während Gesundheits-Apps dabei helfen, das Wohlbefinden zu fördern oder Daten zu sammeln. VR-Anwendungen finden im Bereich der Psychotherapie insbesondere in der Expositionstherapie Anwendung, um Phobien zu lindern (Freitas et al. 2021).

Digitale Interventionen können vor, nach und begleitend zur regulären Psychotherapie eingesetzt werden. Wenn die digitale Intervention einer regulären Psychotherapie vorausgeht, dann beispielsweise um Wartezeit auf einen Therapieplatz zu überbrücken und damit Versorgungslücken zu verringern und einer Chronifizierung vorzubeugen. Als Nachsorgemaßnahme folgt die digitale Intervention der regulären Psychotherapie (Baumeister et al. 2018). Der integrierte Ansatz verwendet die digitalen Interventionen parallel bzw. begleitend zur regulären Therapie. Alle diese Ansätze können zahlreiche Möglichkeiten bieten, die psychotherapeutische Behandlung zu erweitern und zu intensivieren (Wentzel et al. 2016).

In Deutschland gibt es verschiedene verfügbare digitale Lösungen zur Umsetzung von Blended Care in der Psychotherapie. Diese digitalen Technologien sind als Desktop- und Smartphone-Anwendungen nutzbar. Für Patient*innen liefern diese Apps typischerweise Inhalte zur Therapiebegleitung, die Visualisierung des Therapieverlaufs und Dokumentationsmöglichkeiten. Die Daten können mit der behandelnden Psychotherapeutin geteilt werden. Echtzeitdaten aus Patientenfragebögen bereichern die Behandlungsmöglichkeiten und verbessern die ärztliche Dokumentation. Psychotherapeut*innen können Übungen empfehlen und diagnostische Fragebögen versenden, die mit der App automatisch ausgewertet werden.

Blended Care verbessert die Therapeut*in-Patient*in-Beziehung, trägt zur Individualisierung der Therapie bei und kann besser in den Alltag von Patient*innen integriert werden (Wentzel et al. 2016). Die digitalen Interventionen stehen zeitunabhängig und anonym zur Verfügung, sodass Patient*innen diese zwischen den persönlichen Therapien in Anspruch nehmen können oder in weniger kontaktreichen Zeiten Unterstützung erhalten (Bond et al. 2023).

3.5.2 Telemedizin in der ambulanten vertragsärztlichen Versorgung

Mit digitalen Technologien können innovative Versorgungs- und Behandlungskonzepte für die ambulante vertragsärztliche Versorgung ermöglicht werden. docdirekt ist ein Beispiel für die telemedizinische ambulante Versorgung gesetzlich Versicherter von der Kassenärztlichen Vereinigung Baden-Württemberg (KVBW) (docdirekt 2024). Mittels Videotelefonie erhalten Patient*innen kompetente medizinische Beratung von niedergelassenen Ärzten. Der konkrete Ablauf der Konsultation ist in Abb. 3.3 dargestellt.

Aktuell sind mehr als 40 niedergelassene Ärzt*innen beteiligt. Es können über docdirekt noch keine Verordnungen ausgestellt werden, da dies immer einen persönlichen Kontakt voraussetzt. Eine Bescheinigung über die Arbeitsunfähigkeit (AU) kann von der behandelnden Ärztin/vom behandelnden Arzt über dessen eigenes Patientenverwaltungssystem über maximal 3 Tage ausgestellt werden. docdirekt kann die AU noch nicht ausstellen oder versenden (docdirekt 2024).

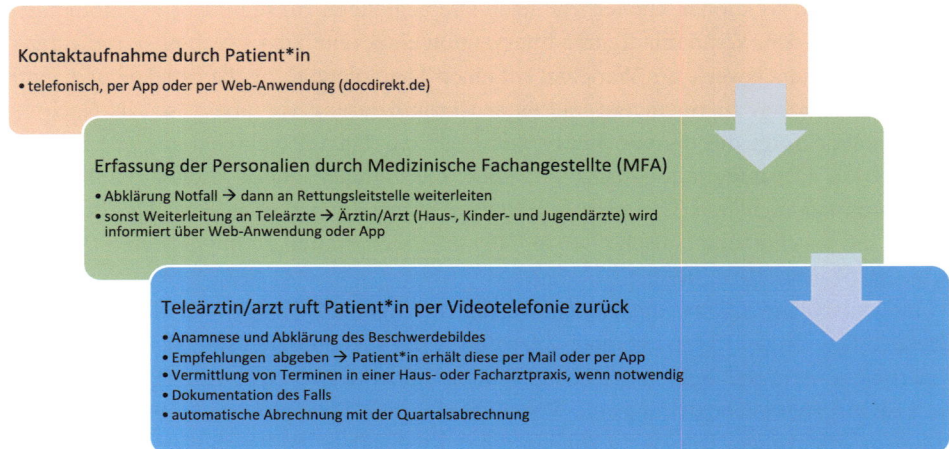

Abb. 3.3 Ablauf der telemedizinischen Behandlung mit docdirekt (eigene Darstellung)

3.6 Rechtliche Vorgaben

Die Nutzung von Telemedizin in Deutschland unterliegt strengen rechtlichen Vorgaben, die auf die Sicherheit und Qualität der medizinischen Versorgung ausgerichtet sind. Die wesentlichen Rahmenbedingungen umfassen nachfolgende Punkte.

3.6.1 Allgemeine gesetzliche Vorgaben

Das E-Health-Gesetz („Gesetz für die sichere digitale Kommunikation und Anwendungen im Gesundheitswesen"), das im Dezember 2015 in Kraft trat, legte die Grundlage für digitale medizinische Anwendungen im Versorgungsprozess. Mit dem neuen Digital-Gesetz (DigiG) zur Beschleunigung der Digitalisierung im Gesundheitswesen ist es nun möglich, digitale Gesundheitsanwendungen (DiGAs) auch für komplexere Behandlungsprozesse, wie etwa das Telemonitoring, einzusetzen (siehe auch Kap. 6).

3.6.2 Berufsrechtliche Vorgaben

Bis 2018 galt in Deutschland ein Fernbehandlungsverbot. Im Zuge des damaligen deutschen Ärztetages wurde die Muster-Berufsordnung für in Deutschland tätige Ärztinnen und Ärzte (MBO-Ä) jedoch gelockert und somit der Grundstein für umfassendere telemedizinische Versorgungsansätze gelegt (Krüger-Brand 2018). Tab. 3.1 stellt die Veränderung

Tab. 3.1 Gegenüberstellung des §7(4) der MBO-Ä der Fassungen der Jahre 2011 und 2024 (wesentliche Änderungen wurden hervorgehoben)

MBO-Ä §7 Behandlungsgrundsätze und Verhaltensregeln, Absatz 4	
Fassung 2011	Fassung 9. Mai 2024
Ärztinnen und Ärzte dürfen individuelle ärztliche Behandlung, insbesondere auch Beratung, **nicht ausschließlich über Print- und Kommunikationsmedien** *durchführen. Auch bei telemedizinischen Verfahren ist zu gewährleisten, dass eine Ärztin oder ein Arzt die Patientin oder den Patienten unmittelbar behandelt*	*Ärztinnen und Ärzte beraten und behandeln Patientinnen und Patienten im persönlichen Kontakt. Sie können dabei Kommunikationsmedien unterstützend einsetzen. Eine* **ausschließliche Beratung oder Behandlung über Kommunikationsmedien ist im Einzelfall erlaubt, wenn dies ärztlich vertretbar ist** *und die erforderliche ärztliche Sorgfalt insbesondere durch die Art und Weise der Befunderhebung, Beratung, Behandlung sowie Dokumentation gewahrt wird und die Patientin oder der Patient auch über die Besonderheiten der ausschließlichen Beratung und Behandlung über Kommunikationsmedien aufgeklärt wird*

des Paragraphen 7 (Absatz 4) in der Fassung von 2011 und 2024 dar (Bundesärztekammer 2011, 2024).

Im Bundesland Brandenburg erfolgte diese Anpassung der MBO-Ä bezüglich Fernbehandlung bundesweit als letzte Ärztekammer vergleichsweise spät und zwar erst im Jahr 2024 (Deutsches Ärzteblatt 2024).

Seit August 2019 ist das Gesetz für mehr Sicherheit in der Arzneimittelversorgung (GSAV) in Kraft, das den Weg für das elektronische Rezept ebnete und das Fernverordnungsverbot lockerte. Dadurch wurde die Verordnung von Arzneimitteln in bestimmten Fällen auch ohne direkten Arzt-Patienten-Kontakt ermöglicht. Seit dem 1. Januar 2022 ist das E-Rezept bei allen Verordnungen verschreibungspflichtiger Arzneimittel für gesetzlich Versicherte verpflichtend. Auch eine Arbeitsunfähigkeitsbescheinigung ist seit Oktober 2020 über eine Fernbehandlung möglich, wenn die Patientin/der Patient der Arztpraxis bekannt ist und die Krankschreibung auf 7 Tage begrenzt bleibt (GBA 2024).

Seit März 2024 ist das Digital-Gesetz (DigiG) in Kraft. Es regelt die Einrichtung der elektronischen Patientenakte (ePA) als verbindlichen Standard, um die Versorgung durch den Austausch und die Nutzung von Gesundheitsdaten zu unterstützen, und setzt das E-Rezept flächendeckend ein (BMG 2024a). Zudem ermöglicht das DigiG telemedizinische Behandlungen auch außerhalb der Praxisräume (BMG 2024b). Für die Aufhebung der bisherigen Mengenbegrenzung für Vertragsärzt*innen (30-Prozent-Regel für Fallzahl und Leistungsmenge) ist jedoch eine Anpassung des Einheitlichen Bewertungsmaßstabs (EBM) durch den Bewertungsausschuss erforderlich. Bis dahin bleibt die Regelung bestehen (KVRLP 2024).

Datenschutz und Datensicherheit sind ebenfalls essenzielle rechtliche Aspekte, die hier der Vollständigkeit halber erwähnt und im Kap. 16 vertieft behandelt werden.

3.7 Evidenz der Telemedizin

Die wissenschaftliche Evidenz zur Wirksamkeit der Telemedizin wächst kontinuierlich. Laut einer Analyse von McKinsey & Company (2024) zeigen 79 % der im Jahr 2022 in Europa veröffentlichten Studien zu E-Health positive Effekte digitaler Anwendungen, darunter eine verbesserte Patientengesundheit, Zeitersparnis für Fachpersonal und Kostensenkungen. Zahlreiche internationale Studien belegen die Vorteile telemedizinischer Ansätze:

- **Verbesserte Patientenversorgung:** Telemedizin kann den Zugang zur medizinischen Versorgung insbesondere in ländlichen und unterversorgten Gebieten erheblich erleichtern (Gajarawala und Pelkowski 2021). Studien belegen, dass Patient*innen durch telemedizinische Konsultationen schneller und effizienter behandelt werden. Die Vorteile konzentrieren sich auf spezifische Anwendungen wie:
  - Fernüberwachung von Patient*innen mit chronischen Erkrankungen,
  - Kommunikation und Beratung für Patient*innen mit chronischen Krankheiten,
  - Psychotherapie im Rahmen der Verhaltenstherapie (Ma et al. 2022; Totten et al. 2016),
  - Behandlung von Multimorbidität (Kraef et al. 2020).
- **Ressourceneffizienz:** Telemedizin trägt zur Reduktion von Krankenhausaufenthalten und Notfallbesuchen bei, was zu erheblichen Kosteneinsparungen führt. Telemonitoring senkt die Zahl der Arztbesuche und Krankenhauseinweisungen und hat sich insbesondere bei chronischen Erkrankungen wie Herzinsuffizienz als besonders kosteneffizient erwiesen (Gabrielsson-Järhult et al. 2021; Gajarawala und Pelkowski 2021; Giacalone et al. 2022).
- **Patientenzufriedenheit und Compliance:** Viele Patient*innen schätzen die Annehmlichkeiten und die Flexibilität telemedizinischer Angebote. Die Möglichkeit, medizinische Beratung bequem von zu Hause aus zu erhalten, steigert sowohl die Zufriedenheit als auch die Compliance (Gabrielsson-Järhult et al. 2021; Gajarawala und Pelkowski 2021; Giacalone et al. 2022).
  Da viele Menschen Wearables bereits aus nicht medizinischen Gründen nutzen, ist auch über längere Zeiträume mit einer hohen Adhärenz zu rechnen (Zweiker et al. 2021).
- **Kontinuierliche Betreuung:** Besonders für chronisch Kranke bietet Telemedizin Ansätze für eine fortlaufende Betreuung und Überwachung. Dies kann zu besseren gesundheitlichen Ergebnissen wie Gewichtsabnahme und verbessertem Schlaf sowie zu einer Reduktion von Komplikationen führen, indem frühzeitig auf gefährliche Veränderungen, wie etwa Herzrhythmusstörungen, hingewiesen wird (Giacalone et al. 2022).

3.8 Herausforderungen

Der Einsatz von technischen Systemen in der Gesundheitsversorgung bietet neben enormen Potenzialen auch unterschiedliche Herausforderungen und Risiken. Zudem wird die weit verbreitete Einführung durch regulatorische und erstattungsbezogene Hindernisse stark eingeschränkt (Gajarawala und Pelkowski 2021).

3.8.1 Technische Kenntnisse und Ausrüstung

Zu den Haupthindernissen für eine breite Nutzung von telemedizinischen Anwendungen gehören neben den anfallenden Kosten (Beschaffung und laufende Kosten) die notwendigen technischen Kenntnisse und Fähigkeiten aller Beteiligten. Die Telemedizin erfordert eine zuverlässige Internetverbindung und den Einsatz angemessener technischer Ausrüstung sowohl bei Ärzt*innen als auch bei Patient*innen. In einigen Regionen mit begrenzter Internetinfrastruktur kann dies zu Schwierigkeiten führen.

Die größten Hindernisse bei der Nutzung telemedizinischer Anwendungen sehen Ärzt*innen in technischen Schwierigkeiten (Habib et al. 2023). Durch geringe Bandbreite bei der Datenübertragung kann es zu schlechter Bildqualität oder Verbindungsabbrüchen kommen, was die Beurteilung nur eingeschränkt möglich macht (Klinge und Bleckwenn 2021). Zudem haben viele Patient*innen, insbesondere ältere Menschen, Schwierigkeiten oder Ängste, Computer oder Smartphones als Hilfsmittel für die Inanspruchnahme von Telemedizin zu nutzen (Gabrielsson-Järhult et al. 2021). Studien belegen, dass Ältere, chronisch Kranke und Menschen aus einkommensschwachen Haushalten die größten Vorteile aus telemedizinischen Anwendungen erzielen würden. Gleichzeitig haben genau diese Gruppen den wenigsten Zugang zu den notwendigen Ressourcen, um Telemedizin zu nutzen (Dhingra et al. 2023).

3.8.2 Vergütung der Leistungserbringer

Telemedizin ist in Deutschland seit 2018 zugelassen und wird von der Bundesärztekammer reguliert (KBV 2024a). Allerdings erfolgt die Erstattung durch die Krankenkassen nur eingeschränkt (30 %-Regel), wie im Abschnitt zur Vergütung von Videosprechstunden bereits dargestellt wurde. Die fehlende Unterscheidung zwischen Akut- und Langzeitversorgung und das Werbeverbot für ärztliche Leistungen erschweren zusätzlich eine umfassende Integration der Telemedizin in die Versorgung.

3.8.3 Privatsphäre und ethische Aspekte

Durch die kontinuierliche Erfassung von Gesundheitsdaten, etwa durch die Überwachung von Aktivitäts- und Schlafmustern, lässt sich zwar ein umfassenderes Bild des Gesundheitszustands gewinnen, doch bringt dies auch erhebliche Risiken für Datenschutz und Datensicherheit mit sich. Die Sammlung solch sensibler Daten birgt das Risiko von Missbrauch, sei es durch unbefugte Zugriffe oder den Weiterverkauf der Daten an Dritte. Um die Rechte der Patient*innen zu schützen, sind daher robuste Sicherheitsmaßnahmen unerlässlich: Dazu gehören moderne Verschlüsselungsstandards für die Datenübertragung, transparente Datenschutzrichtlinien (wer verwendet die Daten und zu welchem Zweck?) sowie regelmäßige Sicherheitsupdates für alle eingesetzten Systeme.

Neben der Datensicherheit und der Kontrolle über die eigenen Daten stellt sich zudem die ethische Frage, inwieweit die kontinuierliche Überwachung das Verhalten der Menschen beeinflusst und welche langfristigen Folgen daraus entstehen könnten. Für eine tiefergehende Betrachtung ethischer Aspekte sei auf das Kap. 17 verwiesen.

3.8.4 Datenintegration und Interoperabilität

Gesundheitsdaten stammen häufig aus verschiedenen Quellen und Systemen, was bei ihrer Nutzung und Analyse zu Herausforderungen führt. Unterschiedliche Datenformate, Kommunikationsstandards und inkompatible Systeme erschweren es, eine umfassende Übersicht über die Daten einer Person zu gewinnen.

▶ **Interoperabilität** bezeichnet die Fähigkeit eines Systems mit anderen Systemen zusammenzuarbeiten und Informationen auszutauschen.

Standardisierungsinitiativen sorgen hier für die Kompatibilität zwischen Geräten und Plattformen und ermöglichen die Harmonisierung vorhandener Daten (HL7 2024). Ziel der Datenharmonisierung ist es, relevante Daten in ein Format zu überführen, das von allen Beteiligten – Menschen und Systemen – einheitlich interpretiert und genutzt werden kann. Interoperabilität lässt sich durch die Berücksichtigung technischer (z. B. Kommunikationsprotokolle), semantischer (Terminologien und Klassifikationen wie ICD-10 oder SNOMED), syntaktischer (Datenformate und Informationsmodelle wie FHIR) sowie organisatorischer Standards (Rahmenbedingungen und Vorgehensweisen) erreichen.

3.9 Fazit

Telemedizin stellt einen bedeutenden Fortschritt im Gesundheitswesen dar, der sowohl die Patientenversorgung als auch die Effizienz des Gesundheitssystems verbessern kann. In Deutschland sind bereits zahlreiche innovative Projekte im Einsatz, die zeigen, wie digitale

Technologien die medizinische Versorgung transformieren können. Trotz der positiven Entwicklung bleiben rechtliche und besonders datenschutzrechtliche Aspekte zentrale Herausforderungen, die sorgfältig adressiert werden müssen, um das volle Potenzial der Telemedizin auszuschöpfen. Die kontinuierlich wachsende Evidenzbasis spricht jedoch klar für die Vorteile und Notwendigkeit einer weiteren Integration telemedizinischer Lösungen in das Gesundheitssystem.

Literaturverzeichnis

Anvari S, Neumark S, Jangra R, Sandre A, Pasumarthi K, Xenodemetropoulos T (2023) Best practices for the provision of virtual care: a systematic review of current guidelines. Telemed e-Health 29(1):3–22. https://doi.org/10.1089/tmj.2022.0004. https://www.liebertpub.com/doi/10.1089/tmj.2022.0004

Augustin M, Strömer K, et al. (2021) S2k-Leitlinie der Teledermatologie. https://www.awmf.org/service/awmf-aktuell/teledermatologie. AWMF-Register-Nr.: 013-097. Zugegriffen am 01.11.2024

Baumeister H, Grässle C, Ebert DD, Krämer LV (2018) Blended Psychotherapy — verzahnte Psychotherapie: Das Beste aus zwei Welten? PiD – Psychotherapie im Dialog 19(04):33–38. https://doi.org/10.1055/a-0592-0264. http://www.thieme-connect.de/DOI/DOI?10.1055/a-0592-0264

Bergh B, Brandner A, Heiß J, Kutscha U, Merzweiler A, Pahontu R, Schreiweis B, Yüksekogul N, Bronsch T, Heinze O (2015) Die Rolle von Integrating the Healtcare Enterprise (IHE) in der Telemedizin. Bundesgesundheitsblatt - Gesundheitsforschung - Gesundheitsschutz 58(10):1086–1093. https://doi.org/10.1007/s00103-015-2226-2. http://link.springer.com/10.1007/s00103-015-2226-2

Bielinski LL, Trimpop L, Berger T (2021) Die Mischung macht's eben? Blended-Psychotherapie als Ansatz der Digitalisierung in der Psychotherapie. Psychotherapeut 66(5):447–454. https://doi.org/10.1007/s00278-021-00524-3. https://link.springer.com/10.1007/s00278-021-00524-3

BMG (2024a) Fragen und Antworten zum Digital-Gesetz. https://www.bundesgesundheitsministerium.de/ministerium/gesetze-und-verordnungen/guv-20-lp/digig/faq-digital-gesetz. Zugegriffen am 01.11.2024

BMG (2024b) Gesetz zur Beschleunigung der Digitalisierung des Gesundheitswesens (Digital-Gesetz–DigiG). https://www.bundesgesundheitsministerium.de/service/gesetze-und-verordnungen/detail/digital-gesetz.html. Zugegriffen am 23.07.2024

Bond RR, Mulvenna MD, Potts C, O'Neill S, Ennis E, Torous J (2023) Digital transformation of mental health services. npj Mental Health Res 2(1):13. https://doi.org/10.1038/s44184-023-00033-y. https://www.nature.com/articles/s44184-023-00033-y

BSI (2024) Telematikinfrastruktur – sichere Vernetzung medizinischer Versorgung. https://www.bsi.bund.de/DE/Themen/Unternehmen-und-Organisationen/Standards-und-Zertifizierung/E-Health/Telematikinfrastruktur/telematikinfrastruktur.html. Zugegriffen am 13.11.2024

Bundesärztekammer (2011) (Muster-)Berufsordnung für die in Deutschland tätigen Ärztinnen und Ärzte – MBO-Ä 1997 – in der Fassung der Beschlüsse des 114. Deutschen Ärztetages 2011 in Kiel. https://www.bundesaerztekammer.de/fileadmin/user_upload/_old-files/downloads/MBO_08_20112.pdf. Zugegriffen am 05.01.2025

Bundesärztekammer (2024) (Muster-)Berufsordnung für die in Deutschland tätigen Ärztinnen und Ärzte – MBO-Ä 1997 – in der Fassung des Beschlusses des 128. Deutschen Ärztetages vom 9. Mai 2024 in Mainz. https://www.bundesaerztekammer.de/fileadmin/user_upload/BAEK/Themen/Recht/_Bek_BAEK_Musterberufsordnung-AE.pdf. Zugegriffen am 05.01.2025

Deutsches Ärzteblatt (2024) Ärztekammer Brandenburg passt Regelung zur Fernbehandlung an. https://www.aerzteblatt.de/nachrichten/150068/Aerztekammer-Brandenburg-passt-Regelung-zur-Fernbehandlung-an. Zugegriffen am 14.11.2024

Dhingra LS, Aminorroaya A, Oikonomou EK, Nargesi AA, Wilson FP, Krumholz HM, Khera R (2023) Use of wearable devices in individuals with or at risk for cardiovascular disease in the US, 2019 to 2020. JAMA Netw Open 6(6):e2316634. https://doi.org/10.1001/jamanetworkopen.2023.16634. https://jamanetwork.com/journals/jamanetworkopen/fullarticle/2805753

docdirekt (2024) Telemedizin Plattform. https://www.docdirekt.de/start. Zugegriffen am 09.07.2024

Freitas JRS, Velosa VHS, Abreu LTN, Jardim RL, Santos JAV, Peres B, Campos PF (2021) Virtual reality exposure treatment in phobias: a systematic review. Psychiatr Q 92(4):1685–1710. https://doi.org/10.1007/s11126-021-09935-6. https://link.springer.com/10.1007/s11126-021-09935-6

Gabrielsson-Järhult F, Kjellström S, Josefsson KA (2021) Telemedicine consultations with physicians in Swedish primary care: a mixed methods study of users' experiences and care patterns. Scandinavian J Primary Health Care 39(2):204–213. https://doi.org/10.1080/02813432.2021.1913904. https://www.tandfonline.com/doi/full/10.1080/02813432.2021.1913904

Gajarawala SN, Pelkowski JN (2021) Telehealth benefits and barriers. J Nurse Practitioners 17(2):218–221. https://doi.org/10.1016/j.nurpra.2020.09.013. https://linkinghub.elsevier.com/retrieve/pii/S1555415520305158

GBA (2024) Arbeitsunfähigkeits-Richtlinie. Fassung vom 7.12.23, in Kraft am 21.2.24. https://www.g-ba.de/downloads/62-492-3374/AU-RL_2023-12-07_iK-2024-02-21.pdf. Zugegriffen am 13.11.2024

Gematik (2023) Anschluss von Krankenhäusern an die TI – Eine Übersicht über die Telematikinfrastruktur im stationären Sektor. https://fachportal.gematik.de/fileadmin/Fachportal/Krankenhaeuser/gemInfo_Anschluss_KH_TI_V1.4.2.pdf. Zugegriffen am 04.01.2025

Gerbutavicius R, Brandlhuber U, Glück S, Kortüm GF, Kortüm I, Navarrete Orozco R, Rakitin M, Strodtbeck M, Wolf A, Kortüm KU (2021) Evaluation of patient satisfaction with an ophthalmology video consultation during the COVID-19 pandemic. Der Ophthalmologe 118(S1):89–95. https://doi.org/10.1007/s00347-020-01286-0. http://link.springer.com/10.1007/s00347-020-01286-0

Giacalone A, Marin L, Febbi M, Franchi T, Tovani-Palone MR (2022) eHealth, telehealth, and telemedicine in the management of the COVID-19 pandemic and beyond: lessons learned and future perspectives. World J Clin Cases 10(8):2363–2368. https://doi.org/10.12998/wjcc.v10.i8.2363. https://www.wjgnet.com/2307-8960/full/v10/i8/2363.htm

Habib S, Alsulaim KB, Mobeirek OA, Alsaeed AM, Albawardi FA, Alqahtani YK, Alsuhaibany AA (2023) Barriers and facilitators of telemedicine among physicians at a university hospital. Cureus 15:e45078. https://doi.org/10.7759/cureus.45078. https://www.cureus.com/articles/185152-barriers-and-facilitators-of-telemedicine-among-physicians-at-a-university-hospital

Hahnel E, Braeseke G, Rieckhoff S, Pörschmann-Schreiber U, Engelmann F, Kulas H, Musfeldt M (2020) Studie zu den Potenzialen der Telepflege in der pflegerischen Versorgung. Tech. rep., IGES Institut, Berlin. https://www.bundesgesundheitsministerium.de/fileadmin/Dateien/5_Publikationen/Pflege/Berichte/Endbericht_Potenziale_Telepflege.pdf. Zugegriffen am 04.01.2025

HL7 (2024) Digitale Standards für das Gesundheitswesen. https://hl7.de/. Zugegriffen am 04.11.2024

Ignatowicz A, Atherton H, Bernstein CJ, Bryce C, Court R, Sturt J, Griffiths F (2019) Internet videoconferencing for patient–clinician consultations in long-term conditions: a review of reviews and applications in line with guidelines and recommendations. Digital Health 5:2055207619845831. https://doi.org/10.1177/2055207619845831. https://journals.sagepub.com/doi/10.1177/2055207619845831

KBV (2024a) Rahmenvereinbarung zwischen Kassenärztlichen Bundesvereinigung und dem GKV-Spitzenverband zu Umfang der Erbringung ambulanter Leistungen durch Telemedizin. https://www.kbv.de/macedia/sp/Rahmenvereinbarung_Telemedizin.pdf. Zugegriffen am 01.11.2024

KBV (2024b) Videosprechstunde. Übersicht zur Vergütung. https://www.kbv.de/media/sp/Videosprechstunde__uebersicht_Verguetung.pdf. Zugegriffen am 01.11.2024

KBV (2024c) Zertifizierte Videoanbieter, Stand: 14.10.2024. https://www.kbv.de/media/sp/liste_zertifizierte-Videodienstanbieter.pdf. Zugegriffen am 01.11.2024

Klinge K, Bleckwenn M (2021) Telemedizin: Rechtlicher Rahmen, Einsatzgebiete und Limitationen. MMW - Fortschritte der Medizin 163(15):42–49. https://doi.org/10.1007/s15006-021-0172-5. https://www.springermedizin.de/doi/10.1007/s15006-021-0172-5

Koch KP, Scholz O (2017) Telemedizin am Beispiel aktiver Implantate. In: Kramme R (ed) Medizintechnik. Springer, Berlin, pp 807–817. https://doi.org/10.1007/978-3-662-48771-6_43. http://link.springer.com/10.1007/978-3-662-48771-6_43

Kraef C, Van Der Meirschen M, Free C (2020) Digital telemedicine interventions for patients with multimorbidity: a systematic review and meta-analysis. BMJ Open 10(10):e036904. https://doi.org/10.1136/bmjopen-2020-036904. https://bmjopen.bmj.com/lookup/doi/10.1136/bmjopen-2020-036904

Krüger-Brand H (2018) Fernbehandlung: Weg frei für die Telemedizin. Deutsches Ärzteblatt 115(20–21):A965–B813–C813

KVRLP (2024) Videosprechstunde: Mengenbegrenzung gilt weiterhin. https://www.kv-rlp.de/nachricht/videosprechstunde-mengenbegrenzung-gilt-weiterhin. Zugegriffen am 10.01.2025

Ma Y, Zhao C, Zhao Y, Lu J, Jiang H, Cao Y, Xu Y (2022) Telemedicine application in patients with chronic disease: a systematic review and meta-analysis. BMC Med Inf Decis Making 22(1):105. https://doi.org/10.1186/s12911-022-01845-2. https://bmcmedinformdecismak.biomedcentral.com/articles/10.1186/s12911-022-01845-2

Marx G, Rossaint R, Marx N (eds) (2021) Telemedizin: Grundlagen und praktische Anwendung in stationären und ambulanten Einrichtungen. Springer, Berlin. https://doi.org/10.1007/978-3-662-60611-7. https://link.springer.com/10.1007/978-3-662-60611-7

Mazouri-Karker S, Braillard O, Lüchinger R, Bajwa N, Achab S, Hudelson P, Dao MD, Junod-Perron N (2023) Patients preferences for communication during video consultations. Patient Educ Couns 115:107894. https://doi.org/10.1016/j.pec.2023.107894. https://linkinghub.elsevier.com/retrieve/pii/S0738399123002744

McKinsey & Company (2024) E-Health Monitor 2023/24: Deutschlands Weg in die digitale Gesundheitsversorgung. MWV, Berlin

SHL (2023) Wie kommt Telemedizin in die Versorgung? https://www.shl-telemedizin.de/magazin/wie-kommt-telemedizin-in-die-versorgung/. Zugegriffen am 14.11.2024

Totten AM, Womack DM, Eden KB, McDonagh MS, Griffin JC, Grusing S, Hersh WR (2016) Telehealth: mapping the evidence for patient outcomes from systematic reviews. Rockville (MD), Telehealth: Mapping the Evidence for Patient Outcomes From Systematic Reviews

Van Dyk L (2014) A review of telehealth service implementation frameworks. Int J Environ Res Public Health 11(2):1279–1298. https://doi.org/10.3390/ijerph110201279. https://www.mdpi.com/1660-4601/11/2/1279

Wentzel J, Van Der Vaart R, Bohlmeijer ET, Van Gemert-Pijnen JEWC (2016) Mixing online and face-to-face therapy: how to benefit from blended care in mental health care. JMIR Mental Health 3(1):e9. https://doi.org/10.2196/mental.4534. http://mental.jmir.org/2016/1/e9/

Zweiker D, Manninger M, Scherr D (2021) Telemedizin bei „Wearables". Aust J Cardiol 28(11–12):386–389

Teil II

Digitale Patientenportale, Gesundheitsanwendungen und Therapien

Patientenportale: Drehkreuz digitaler patientenzentrierter Gesundheitskommunikation

Hannes Schlieter, Marcel Susky, Martin Burwitz, Thure Georg Weimann und Tjalf Ziemssen

Inhaltsverzeichnis

4.1	Hintergrund und Begriffsverständnis	64
4.2	Patientenportale als Tor zur persönlichen Patientenakte	65
4.3	Erweiterung der traditionellen Patientenkommunikation	68
4.4	Funktionen von Patientenportalen	69
4.5	Integration von Patientenpfaden in Patientenportale	70
4.6	Potenziale für die Versorgung: Evidenzlage	73
4.7	Fazit	74
Literaturverzeichnis		75

Zusammenfassung

Die Einführung der elektronischen Patientenakte (ePA) markiert einen wichtigen Schritt in der Digitalisierung des deutschen Gesundheitswesens und hat wesentlichen Einfluss auf die Weiterentwicklung von Patientenportalen. Sie entwickeln sich sukzessiv zum zentralen Drehkreuz der digitalen Patientenkommunikation, indem sie asynchrone

---

H. Schlieter (✉) · M. Susky · M. Burwitz · T. G. Weimann
Forschungsgruppe Digital Health, Fakultät Wirtschaftswissenschaften, Technische Universität Dresden, Dresden, Germany
E-Mail: hannes.schlieter@tu-dresden.de; marcel.susky@tu-dresden.de; martin.burwitz@tu-dresden.de; thure.weimann@tu-dresden.de

T. Ziemssen
Zentrum für Klinische Neurowissenschaften, Universitätsklinikum Carl Gustav Carus, Dresden, Germany
E-Mail: tjalf.ziemssen@ukdd.de

© Der/die Autor(en), exklusiv lizenziert an Springer-Verlag GmbH, DE, ein Teil von Springer Nature 2025
T. G. Weimann et al. (Hrsg.), *Digitale Patientenkommunikation*, https://doi.org/10.1007/978-3-662-71034-0_4

Funktionen wie Dokumentenverwaltung, Terminmanagement und Wissensvermittlung mit synchronen Kommunikationsmöglichkeiten wie der Realisierung von Videosprechstunden integrieren. Damit wird eine kontinuierliche digitale Unterstützung entlang des Patientenpfads möglich. Trotz des Potenzials ist die Studienlage zu Versorgungseffekten bislang begrenzt und bisherige Umsetzungen von Patientenportalen weisen eine hohe Heterogenität auf. Dieses Kapitel führt in das Konzept der Patientenportale ein, indem auf Funktionsbereiche, die Rolle der ePA, die Möglichkeiten der Integration von Patientenpfaden sowie die aktuelle Evidenzlage eingegangen wird.

4.1 Hintergrund und Begriffsverständnis

Etymologisch adressiert der Begriff „Patientenportal" die Zugänglichkeit einer Sache durch die Patientin/den Patienten. Die konkreten Funktionen oder Inhalte, die durch ein Portal zugänglich gemacht werden, gehen jedoch nicht aus dem Begriff hervor. Ebenso wird der Begriff heute für vielfältige digitale, patientenbezogene Anwendungen verwendet. Diese reichen von der Bereitstellung informativer Schulungsmaterialien bis hin zu personalisierten, therapiebegleitenden Applikationen. Seitens des Gesetzgebers wurde der Begriff in Deutschland durch das Krankenhauszukunftsgesetz (KHZG, § 19 Krankenhausstrukturfonds-Verordnung) auf die klinisch-stationären Behandlungsepisoden der Aufnahme, der Behandlungsunterstützung und des Entlassmanagements fokussiert.[1] Ebenso werden mit diesem Gesetz und zugehörigen Förderrichtlinien die damit einhergehenden Dienste wie Terminbuchungsfunktionen, digitale Anamnese, Dokumentenaustausch, Onboardingunterstützung, Fragebögen, Patiententagebuch, Medikationsplan und Entlassdokumentation als verpflichtende Teile solcher Portale festgelegt. Dies führt zuweilen, insbesondere im deutschsprachigen Kontext, zu einer etwas verkürzten Betrachtung von Patientenportalen. Entgegen der Begrenzung auf den stationären Bereich, wie es das KHZG vorsieht, haben Patientenportale jedoch das Potenzial als zentrales Drehkreuz für die digitale Patientenkommunikation zu fungieren, die sich, wie der Versorgungskontext selbst, über ein Netzwerk der verschiedenen ambulanten und stationären Leistungserbringer erstrecken kann. Je nach Hersteller und Anbieter variieren jedoch die Funktionsumfänge, sodass keine pauschalen Aussagen für „das Patientenportal" getroffen werden können.

> **Patientenportale** können als internetbasierte Anwendungen definiert werden, die medizinische Informationen (z. B. Diagnosen, Befunde, aber auch Edukationsmaterial) mit digitalen Diensten vereinen, um es Nutzern zu ermöglichen, persönliche

---

[1] Patientenportale nach KHZG werden beispielsweise durch m.doc (https://mdoc.one/), POLAVIS (https://polavis.de/), Planfox careMe.hub (https://planfox.de/), samedi healthspace (https://www.samedi.com/) oder auch heyPatient (https://www.heypatient.com/) angeboten.

Gesundheitsinformationen autonom einzusehen und zu verwalten sowie die versorgungsbezogene Kommunikation zu unterstützen (Glöggler und Ammenwerth 2021; Alturkistani et al. 2020).

Obwohl Patientenportale seit Jahren als ein zentrales Mittel zur Unterstützung der digitalen Patientenkommunikation gelten, erfolgt ihre Verbreitung in der deutschen Versorgungslandschaft nur zögerlich. Dieses Kapitel umreißt den aktuellen Stand zum Thema Patientenportale aus Sicht des deutschen Gesundheitssystems und führt aus, wie sie die Gesundheitskommunikation fördern, Patientenpfade digital integrieren (Richter und Schlieter 2019) und welche Evidenz dem Thema zugrunde liegt.

4.2 Patientenportale als Tor zur persönlichen Patientenakte

Die Kernfunktion von Patientenportalen basiert typischerweise auf dem digitalen Zugang zu den persönlichen Gesundheitsdaten, die in einer portal- bzw. einrichtungsinternen oder auch einrichtungsübergreifenden Patientenakte gespeichert werden (Scheplitz et al. 2018; Otte-Trojel et al. 2015). Die elektronische Patientenakte (ePA) ist die deutsche Variante einer versichertengeführten, einrichtungsübergreifenden, elektronischen Akte zur Speicherung von Gesundheitsinformationen wie Befunden, Diagnosen, durchgeführten und geplanten Therapiemaßnahmen sowie zu Behandlungsberichten. Vergleichbare Entwicklungen finden sich in der Schweiz als elektronisches Patientendossier (EPD) und in Österreich als elektronische Gesundheitsakte (ELGA).

▶ In Deutschland werden Patientenportale häufig im engeren Sinne als einrichtungsbezogene Lösungen im Rahmen des KHZG verstanden, während im weiteren Sinne auch äquivalente Lösungen für den ambulanten Sektor („Praxis-Apps") und von Krankenkassen bereitgestellte Apps für Versicherte, die Zugriff auf die ePA ermöglichen, Funktionen eines Patientenportals übernehmen („ePA-Apps").

Reine Aktenfunktionen werden in Patientenportalen häufig um Dienste zur Organisation von Terminen und Aufgaben, zur Kommunikation mit den Behandelnden, zur Erhebung und Bereitstellung von Selbstvermessungsergebnissen oder zur Integration von digitalen Medikationsplänen erweitert. Während ePA-Apps in der ersten Ausbaustufe primär auf die Aktenfunktion und den digitalen Medikationsplan beschränkt sind, ist zukünftig die Integration weiterer Dienste zu erwarten (BMG 2025). Ebenso werden perspektivisch auch andere Portale und Anwendungen (außerhalb der von den Krankenkassen bereitgestellten ePA-Apps) über die Telematikinfrastruktur Daten in die Akte übermitteln können oder daraus verwenden (siehe Abschn. 4.4 und 4.5).

Die am 15. Januar 2025 in Deutschland „ausgerollte" ePA kann konzeptuell als „kooperatives Patienten-Arzt-System" verstanden werden, das Leistungserbringern und Patient*innen die gemeinsame Moderation der Akte ermöglicht (Haas 2017; BMG 2025). Dadurch wird die dokumentarische Sicht der Leistungserbringer (in der englischsprachigen Literatur als „electronic health record" (EHR) bezeichnet) mit einer besonderen Verwaltungshoheit und der Möglichkeit der Selbstdokumentation durch die Patienten (auch als „Personal Health Record" (PHR) bezeichnet) kombiniert.

Die besondere Verwaltungshoheit durch die Patientin/den Patienten kann dabei als Ausdruck des im Grundgesetz (Artikel 1 und 2) verankerten Rechts auf informationelle Selbstbestimmung betrachtet werden. Die Krankenkassen müssen Patient*innen nach Artikel 13 EU-DSGVO über die Erhebung der personenbezogenen Daten im Rahmen der „ePA für alle" informieren, wobei Patient*innen gegenüber der Krankenkasse u. a. das „Auskunftsrecht der betroffenen Person" (Art. 15 EU-DSGVO) oder das „Recht auf Löschung" (Art. 17 EU-DSGVO) einfordern können; für eine Korrektur von Daten müssen sich Patient*innen hingegen direkt an die entsprechenden Leistungserbringer wenden (GKV-Spitzenverband 2025). Bereits vor Einführung der ePA hatten Patient*innen das Recht, eine Akteneinsicht vorzunehmen (§ 630g BGB, „Einsichtnahme in die Patientenakte"). Gleichermaßen ist die Dokumentationspflicht der Behandlerin/des Behandlers regulatorisch in § 630f BGB und auch § 10 der Muster-Berufsordnung für Ärzte festgelegt. Sofern kein expliziter Widerspruch der „ePA für alle" durch die Patientin/den Patienten bei der Krankenkasse erfolgt (sog. Opt-out-Regelung), sind Vertragsärzte, Vertragspsychotherapeuten, Krankenhausärzte, Zahnärzte und Apotheker grundsätzlich verpflichtet, die Akte zu befüllen (KBV 2025). Im Rahmen der ePA sind Leistungserbringer auch verpflichtet, Patient*innen darüber zu informieren, welche Informationen in die Akte eingestellt werden. Lehnt ein Patient bestimmte Einträge ab oder erhebt Widerspruch, ist dies zu dokumentieren (vgl. § 347 (3) und 348 (3) SGB V).

Insgesamt markiert die Einführung der ePA einen zentralen Meilenstein in der Digitalisierung des deutschen Gesundheitswesens - ein Ziel, auf das im Rahmen verschiedenster Digitalisierungsinitiativen seit über 20 Jahren hingearbeitet wurde (Krüger-Brand 2005).

Das Bundesministerium für Gesundheit (BMG) hebt besonders 8 Vorteile hervor, die sich durch die ePA für Patient*innen ergeben können (BMG 2025). Sinngemäß zusammengefasst betreffen diese:

- die Förderung des **„patient empowerments"**, indem Patient*innen durch eine vorherige Akteneinsicht informierte Fragen im Arztgespräch stellen können,
- Ärzt*innen eine **einheitliche Übersicht auf den Medikamentenplan** zu ermöglichen und so das Risiko von Wechselwirkungen zu reduzieren,
- die Möglichkeit orts- und zeitunabhängig **selbstständig Behandlungsinformationen einzusehen**,
- eine **schnellere Suche in der Krankengeschichte** zu ermöglichen, sodass zielgerichtet Behandlungswege eingeleitet werden können und auch Doppeluntersuchungen potenziell reduziert werden,

(Fortsetzung)

- die **Verwaltung von Zugriffsrechten für Leistungserbringer** durch die Patient*innen selbst (z. B. Verweigerung des Zugriffs auf besonders sensible Daten für bestimmte Ärzte),
- die **automatisierte Befüllung** der ePA unabhängig davon, ob die seitens der Krankenkasse bereitgestellte App durch die Patientin/den Patienten auch genutzt wird,
- die **sichere Speicherung und hoher Schutz der Daten** auf Servern in Deutschland und
- die Möglichkeit, **weiteren Personen auf Patient*innenseite Zugriff einzuräumen** (z. B. Familienmitglieder, Betreuer).

Trotz der positiven Aspekte dürfen Nachteile nicht übersehen werden. So besteht die Gefahr, dass sich Patient*innen aus Angst vor der zentralen Datenspeicherung weniger offenbaren und somit wichtige Informationen für die Behandlung verloren gehen könnten (Meißner 2021). Patient*innen haben bei der Befüllung der ePA aber auch ein „situatives Widerspruchsrecht", sodass bei einem Hinweis im Arztgespräch entsprechende Dokumente nicht abgelegt werden dürfen bzw. bei besonders sensiblen Daten (z. B. psychische Erkrankungen oder sexuell übertragbare Infektionen) über das Widerspruchsrecht vorher aufgeklärt werden muss (BMG 2025). Eine besondere Herausforderung stellt sich jedoch gerade bei Menschen mit schweren psychischen und neurologischen Erkrankungen, denen es schwerfallen kann, die Datenverwendung nachzuvollziehen und deren Tragweite vollständig einzuschätzen (Meißner 2021).

Ebenso können Sicherheitslücken und Datenlecks trotz sehr hoher Standards nie vollumfänglich ausgeschlossen werden. Dies gilt jedoch auch für papierbasierte Akten, die ebenfalls in unbefugte Hände geraten können. Es ist darüber hinaus wichtig zu beachten, dass Patient*innen die in der ePA gespeicherten Eintragungen über ihre Versicherten-App mitlesen können. Daher empfiehlt die Kassenärztliche Bundesvereinigung persönliche Vermerke der Behandlerin/des Behandlers, die besonders sensible Informationen darstellen könnten, nicht mit in die ePA aufzunehmen (KBV 2025).

Mit dem Gesundheitsdatennutzungsgesetz (GNDG) werden die in der ePA gespeicherten Daten zudem für im Gesetz benannte Zwecke (§ 303e) in pseudonymisierter Form nutzbar gemacht und an das Forschungsdatenzentrum weitergeleitet. Pseudonymisierung bedeutet hierbei, dass die Daten ohne das Hinzufügen von zusätzlichen Informationen, die bei einer Vertrauensstelle abgelegt sind, nicht mehr der Patientin/dem Patienten zugeordnet werden können. Bei einer Anonymisierung wäre eine solche Zuordnung nicht mehr möglich. Auch hier gilt eine Opt-out-Regelung, sodass Patient*innen einer solchen Nutzung explizit widersprechen können (Bundesärztekammer 2025).

4.3 Erweiterung der traditionellen Patientenkommunikation

Bezogen auf die Patientenkommunikation erweitern Patientenportale die Möglichkeiten von Behandler*innen abseits der „Face-to-Face"-Kommunikation in der Praxis oder im Krankenhaus mit den Patient*innen in Kontakt zu bleiben (siehe Abb. 4.1). Begrenzt sich diese traditionelle Kommunikation auf einen räumlich festgelegten, synchronen Informationsaustausch, ermöglichen Patientenportale weitere Modalitäten der gesundheitsbezogenen Kommunikation. Patientenportale können als Mittler zwischen Behandler*in und Patient*in fungieren, indem sie Gesundheitsdaten im Kontext des individuellen Gesundheitszustands aufbereiten und um Mehrwertdienste ergänzen. Damit ermöglichen sie eine bedarfsgerechte Sammlung, Bereitstellung und den Austausch von Informationen für beide Seiten. So können beispielsweise bereits zur Vorbereitung auf einen Arzttermin Anamnesebögen digital geteilt, Fragen von Betroffenen vorbereitet oder Episoden der Selbstvermessung bereitgestellt werden.

Patientenportale fördern daher die Informationstransparenz und tragen direkt zur Ermächtigung von Patient*innen als mündige Partner des Behandlungsteams bei (Scheplitz et al. 2018; Glöggler und Ammenwerth 2021). Als zentrale Konzepte gelten in diesem Zusammenhang das „patient empowerment" als Befähigung zur aktiven Patientenmitwirkung und das „patient engagement" als tatsächliche positive und aktive Einflussnahme auf die Verbesserung des Gesundheitszustandes (vgl. Kap. 2 zu Begriffen der patientenzentrierten Versorgung).

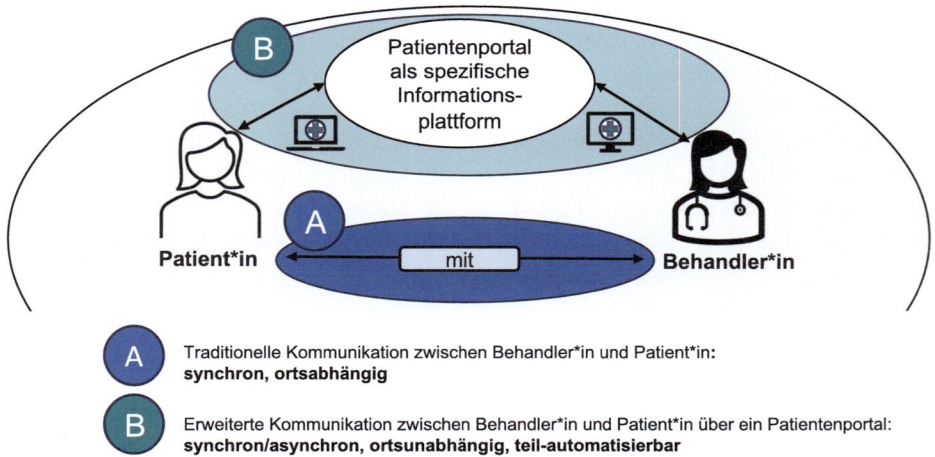

Abb. 4.1 Patientenportale als Ergänzung traditioneller Kommunikationsmodalitäten zwischen Behandler*in und Patient*in

4.4 Funktionen von Patientenportalen

Da es nicht „das Patientenportal" gibt, sondern sowohl länderspezifische als auch herstellerspezifische Faktoren ein heterogenes Bild zeichnen (Glöggler und Ammenwerth 2021), wird an dieser Stelle ein Überblick über die verschiedenen Spielarten von Patientenportalen gegeben. Speziell soll auf Patientenportale eingegangen werden, die personalisierte Dienste zur Behandlungssteuerung, -dokumentation und Patientenkommunikation anbieten (siehe Abb. 4.2). Einstiegspunkt und gleichzeitig wichtige Versorgungsinformationen werden über das hinterlegte Patientenprofil im Portal gespeichert. Es kann neben typischen demografischen und Versicherungsdaten auch Vollmachten und Verfügungen sowie Informationen zu Allergien und Unverträglichkeiten enthalten.

Herzstück von Patientenportalen sind die Funktionen, über die Patient*innen Einblicke in ihre klinische Dokumentation erhalten sowie selbst Daten erfassen und bereitstellen können. Die Art und Weise der Bereitstellung der ärztlichen Dokumentation unterscheidet sich je nach Implementierung. Zudem werden zum Teil auch spezifische Schnittstellen aufgebaut, um für einzelne Indikationen strukturierte und maschinell verarbeitbare Daten zu exportieren.

Daneben gibt es auch aufseiten der Patient*innen Möglichkeiten, Daten zu erfassen und für die persönliche Gesundheitsversorgung bereitzustellen. Diese Funktionen sind hier unter dem Begriff der Selbstdokumentation zusammengefasst. Diese umfassen sowohl strukturiert erfasste Selbstberichte zum Wohlbefinden – sog. „Patient-reported Outcome Measures" – als auch patientengenerierte Daten der Selbstvermessung über Vitaldatentracker. Insbesondere im Kontext der Sekundär- und Tertiärprävention können diese Daten

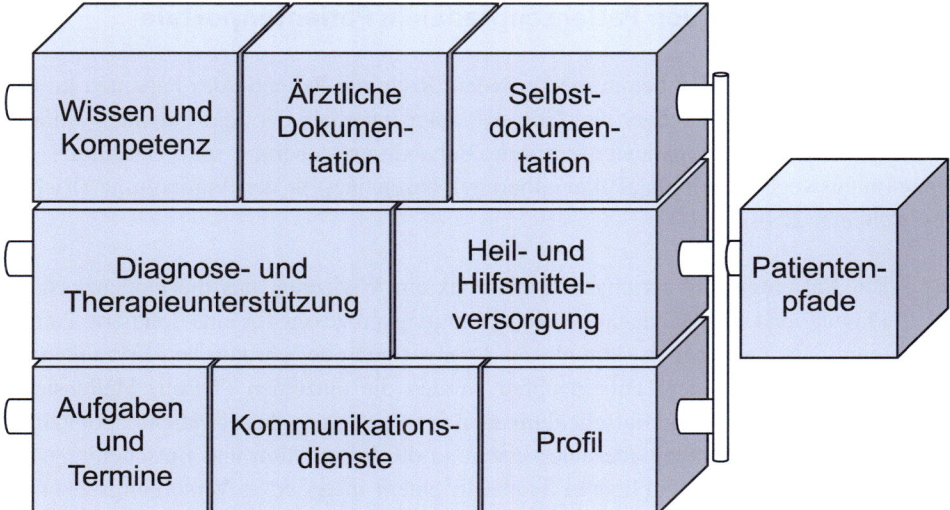

Abb. 4.2 Funktionsbereiche von Patientenportalen basierend auf Scheplitz et al. (2018)

wertvolle Einblicke zur Risikoprofilierung und Gefahrenerkennung liefern. Ergänzend können Funktionen zur Diagnose- und Therapieunterstützung in Patientenportale eingebettet sein. Diese können z. B. Checklisten für Symptomchecks zur Unterstützung der Diagnostik oder therapeutische Handlungsempfehlungen liefern. Letztere können heute bereits über „digitale Gesundheitsanwendungen" – kurz DiGAs – auf Rezept bezogen werden, laufen im deutschen System aber momentan außerhalb der Portale (siehe auch Kap. 6 und 7). Eine Integration über die Dokumentation der Heil- und Hilfsmittel, welche über die ePA ausgetauscht werden, ist jedoch möglich. Für die individuelle Behandlungssteuerung spielen zudem Funktionen zur Termin- und Aufgabenverwaltung sowie Funktionen zur Kommunikation wie z. B. der Arzt-Patienten-Chat oder die Videosprechstunde eine zentrale Rolle.

Nicht zuletzt können auch Funktionen zur Wissensvermittlung und zum Kompetenzaufbau in Patientenportale integriert sein (Morimoto et al. 2022). Hierbei handelt es sich beispielsweise um Lernprogramme, die zunächst helfen, Wissen über die Erkrankung aufzubauen, um sukzessive auch Strategien zu einer positiven Verhaltensänderung und Umgang mit auslösenden Ereignissen zu erlernen. In einem Patientenportal können diese Informationen zielgerichtet in Abhängigkeit von der bestehenden Gesundheitskompetenz sowie der individuellen Versorgungssituation personalisiert werden. Ebenso kann und sollte im Arzt-Patienten-Gespräch auf die Bedeutung dieser Inhalte hingewiesen und gemeinsam reflektiert werden. Eine integrative Funktion haben im Patientenportal sog. Patientenpfade, welche sich entweder implizit oder explizit über das Netz an Informationen spannen und einen für die Patientin/den Patienten optimalen Versorgungsablauf beschreiben.

4.5 Integration von Patientenpfaden in Patientenportale

Der Begriff Patientenpfad betont die besondere Rolle der Patientin/des Patienten im Behandlungsverlauf als mündiger und fähiger Partner innerhalb der Arzt-Patienten-Allianz. Sie stellen hierbei die patientenzentrierte Behandlungssteuerung und Gestaltung des Versorgungsweges (auch als „Patient Journey" bezeichnet) in den Vordergrund (Richter und Schlieter 2019).

> ▶ Ein **Patientenpfad** ist charakterisiert als ein Werkzeug, das die evidenzbasierte Planung und das Management des Versorgungsprozesses für eine definierte Patientenpopulation mit meist komplexen, langfristigen oder chronischen Erkrankungen unterstützt. In einem Patientenpfad werden die einzelnen Phasen, Meilensteine sowie Aktivitäten und Entscheidungen in der Versorgung dieser Patientenpopulation abgebildet. Patientenpfade unterstützen so die Information und Entscheidungsfindung eines multidisziplinären Teams in einem integrierten Versorgungsnetzwerk gemeinsam mit der Patientin/dem Patienten (Richter et al. 2021).

Patientenpfade verknüpfen daher eine Vielzahl von Informationen zu diagnostischen und therapeutischen Maßnahmen, deren korrekte entscheidungsgestützte Abfolge und damit zusammenhängende Ressourcen wie Geräte und IT-Systeme, aber auch verantwortliche Akteure, wie z. B. Ärzte verschiedener Fachrichtungen. Ein Patientenpfad bildet dabei sowohl die Kern- als auch die unterstützenden Versorgungsprozesse interorganisational und sektorübergreifend ab.

Die besondere Herausforderung bei der Erstellung und Nutzung von Patientenpfaden ist die möglichst lückenlose Abbildung von Informationsflüssen. Sie ist Voraussetzung für die Durchführung diagnostischer oder medizinischer Behandlungsmaßnahmen und gleichzeitig wesentlich, um informierte und mit Patient*innen gemeinsame Entscheidungen zum weiteren Vorgehen treffen zu können. So haben Patientenpfade nicht nur das Potenzial, komplexe medizinische Versorgungsprozesse durch geschickte Zerlegung und Strukturierung verständlich abzubilden und zu harmonisieren, sondern über informatorische Zwecke hinaus ein Mindestmaß an Interoperabilität innerhalb heterogener IT-Infrastrukturen herzustellen, welche sich wiederum positiv auf die Fähigkeiten der Einbeziehung von Patient*innen auswirkt (siehe Abb. 4.3). Im Zuge dieser Betrachtungen nehmen Patientenportale eine tragende Rolle ein, da sie die Voraussetzung schaffen, Patient*innen zumindest in bestimmte Phasen ihrer medizinischen Versorgung zu integrieren und den

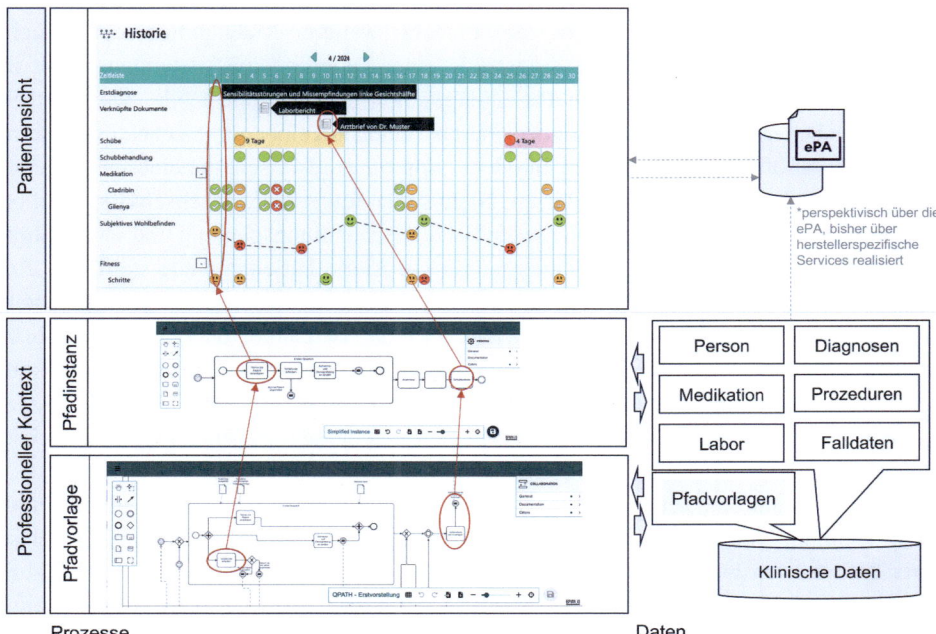

Abb. 4.3 Patientenportale im Kontext von Patientenpfaden – schematische Darstellung der Prozess- und Datensicht

Austausch mit den Behandler*innen zu ermöglichen. Gleichzeitig können sie genutzt werden, um Informationen des individuellen Patientenpfads aufzubereiten und zugänglich zu machen. Bisher werden jedoch Patientenportale nur selten in dieser Konsequenz vonseiten der Behandler*innen eingesetzt und genutzt. Dafür müssten die bestehenden Praxisverwaltungs- und Krankenhausinformationssysteme nahtlos mit Patientenportalen interagieren können, woran es aktuell häufig scheitert. Für die Entwicklung und Bereitstellung von Patientenportalen stellt dies eine besondere Herausforderung dar, denn vor allem die syntaktische und semantische Interoperabilität sowie die technische Integration erfordern einen hohen Grad an Standardisierung der Schnittstellen und medizinischen Terminologien.

Abseits der technischen Integration von Informationen aus verschiedenen Fachsystemen heißt Pfadintegration auch die Fähigkeit von Patientenportalen, einzelne Funktionen oder Funktionsbereiche zu Mehrwertdiensten zu orchestrieren und kontextualisiert vor dem Hintergrund des aktuellen Abschnitts im Patientenpfad anzubieten. Eine gewisse Unterstützung und Automatisierung, insbesondere bei Routinetätigkeiten der Behandler*innen, wie z. B. die Erstellung von Behandlungsterminserien oder die Zuweisung konkreter Aufgaben für eine Patientin/einen Patienten, ist dabei wünschenswert, um die Aufwände bei der Behandlerin/dem Behandler möglichst gering zu halten. Eine enge Verschränkung zwischen Patientenpfaden, dem aktuellen Behandlungskontext und den Mehrwertdiensten eines Patientenportals ist daher essenziell.

Das Einbeziehen des aktuelles Behandlungskontextes, wie z. B. die Bewertung des Behandlungserfolges, die Adhärenz, die Planung weiterer Maßnahmen, der aktuelle Gesundheitszustand und die Lebensumstände einer Patientin/eines Patienten, spielt im Hinblick auf Personalisierung von Patientenportalen eine zentrale Rolle. Sie stellt ein komplexes Unterfangen dar, da besonders Patient*innen mit einer chronischen Erkrankung in der Realität oft Begleiterkrankungen oder -symptome aufweisen, die einer gesonderten und abgestimmten Behandlung bedürfen. Nicht selten müssen die Wechselwirkungen bei diesen multimorbiden Symptomkomplexen bei der Behandlungsplanung und -ausrichtung berücksichtigt werden. Für in Patientenportale integrierte Patientenpfade stellt dies eine besondere Herausforderung dar, da Patientenpfade üblicherweise isoliert für ein Krankheitsbild erstellt wurden und nur die Behandlerin/der Behandler oder multidisziplinäre Behandlungsteams eine für eine Patientin/einen Patienten individualisierte Anpassung festlegen können. Ein Patientenportal muss deshalb auch die Fähigkeit besitzen, ursprünglich voneinander isoliert entwickelte Patientenpfade zu einem ganzheitlichen, kontextualisierten Behandlungskonzept zusammenzuführen.

In Hinblick auf eine zeitgemäße Arzt-Patienten-Kommunikation erlaubt jedoch gerade die Verbindung von Patientenpfaden mit Patientenportalen die Umsetzung einer belastbaren Informationsbasis für Behandler*in und Patient*in, die neben Behandlungsplanung und Informationsaustausch auch eine Grundlage für Aufgaben des Verbesserungs- und Qualitätsmanagements sein kann.

4.6 Potenziale für die Versorgung: Evidenzlage

In der modernen Gesundheitsversorgung zeichnet sich ein signifikanter Wandel ab: Die Rolle der Patientin/des Patienten erfährt eine Aufwertung und Stärkung, was maßgeblich durch die Einführung patientenorientierter Lösungen wie Patientenportale gefördert wird. Diese Entwicklung wird nicht zuletzt durch gesetzliche Initiativen vorangetrieben, die darauf abzielen, die Beteiligung und Eigenverantwortung der Patient*innen im Gesundheitswesen zu erhöhen. Die Potenziale, die sich daraus für die Patientenkommunikation ergeben, sind vielfältig. So erfährt die „Häuslichkeit" der Patientin/des Patienten eine Aufwertung und steht nicht mehr außerhalb der Reichweite der medizinischen Betreuung. Vielmehr werden Patient*innen durch die Möglichkeit, Symptome selbst zu erfassen und zu übermitteln sowie eine individuelle Gesundheitskompetenz zu entwickeln, gestärkt. Dies eröffnet der Behandlerin/dem Behandler neue Wege, einen umfassenden Überblick über den Gesundheitszustand der Patientin/des Patienten zu bekommen, womit Diagnosen präziser gestellt werden können. Ebenso können telemedizinische Beratungen gezielter genutzt und ärztliche Kapazitäten ökonomischer eingesetzt werden. Eine weitere Facette von Patientenportalen ist zudem die Fähigkeit, datengetriebene Analysen, wie beispielsweise Risikobewertungen oder Personalisierungen, durchzuführen, welche wiederum die Patientensicherheit fördern können.

Aus wissenschaftlicher Sicht sind jedoch die Effekte der Nutzung von Patientenportalen bisher nur spärlich belegt. Antonio et al. (2020) führen das vor allem auf die funktionale Heterogenität von Patientenportalen und die damit schlechte Vergleichbarkeit zurück. Einige erste systematische Reviews zeigen jedoch bereits einen positiven Einfluss auf das psychische Wohlbefinden von Patient*innen – sowohl für den hausärztlichen als auch klinisch-stationären Bereich. Gleichzeitig ließen sich eine verbesserte Medikationsadhärenz für Patient*innen und bessere Teilnahmequoten in Krebsvorsorgeprogrammen zeigen (Han et al. 2019; Antonio et al. 2020). Das Review von Osovskaya et al. (2025) stellt fest, dass Patientenportale das Potenzial haben, die aktive Patientenbeteiligung („patient activation", vgl. Kap. 2) zu verbessern, jedoch die Effekte in den untersuchten Studien immer noch sehr heterogen sind. Einige Studien wiesen zudem auf eine verbesserte Erfassung von Risikofaktoren wie Blutdruck und Gewicht hin, wobei ein durchweg positiver Beleg für den Einfluss auf den klinischen Outcome noch aussteht (Han et al. 2019). Studienergebnisse konnten zudem einen positiven Einfluss auf die Arzt-Patienten-Kommunikation und -Interaktion belegen (Lin et al. 2005; Carini et al. 2021), wobei Patient*innen an der Kommunikation, die Patientenportale bieten, interessiert sind, während sich Behandler*innen über die erhöhte Arbeitsbelastung, die durch die neuen Kommunikationskanäle entstehen kann, eher besorgt zeigen (Antonio et al. 2020). Beim Einsatz von Portalen sollte daher immer an beide Nutzergruppen gedacht werden. Mehrere Studien berichten zudem, dass Patientenportale die Entdeckung von Fehlern durch die Patient*innen erleichtern (Dendere et al. 2019).

Als Barrieren für die Nutzung werden dabei Datenschutz- und Datensicherheitsbedenken sowie Zeitmangel angeführt, wohingegen die Möglichkeiten der Einsicht in Laborbefunde und klinische Daten wesentliche Treiber für die Nutzung von Patientenportalen sind (Carini et al. 2021). Die aktuelle Studienlage legt darüber hinaus nahe, dass die Einführung eines Patientenportals per se keine Wirksamkeitsgarantie ist. Es sollte vielmehr der Fokus auf die Übergänge vom Interesse am Portal, über die Einschreibung und Aktivierung, hin zur aktiven Nutzung betrachtet werden (Antonio et al. 2020).

Zusammengefasst:
- Patientenportale weisen eine hohe Heterogenität auf, sodass es nicht „das Patientenportal" gibt.
- Die daraus resultierende schwere Vergleichbarkeit wird als ein wesentlicher Grund für die fragmentierte und eingeschränkte Studienlage angeführt.
- Studien konnten teilweise Verbesserungen hinsichtlich der Patientenzufriedenheit, aktiven Patientenbeteiligung und Adhärenz zeigen.
- Für den langfristigen Erfolg ist es wichtig, auf allen Seiten Vertrauen und Klarheit über den potenziellen Nutzen eines Patientenportals zu schaffen sowie eine möglichst nahtlose Integration in die Arbeitsabläufe auf Behandler*innenseite sicherzustellen.

4.7 Fazit

Die Einbindung von Patientenportalen in die Gesundheitsversorgung steht für einen Paradigmenwechsel in der traditionellen Patientenkommunikation: weg von einer reinen Behandlerzentrierung und hin zu einer partnerschaftlichen Beziehung, in der Patient*innen als aktiver Part für ihre eigene Gesundheitsfürsorge agieren. Gleichzeitig sind die Verbreitung und Nutzung noch relativ spärlich. Zumindest für Deutschland ist mit der Einführung der aktiven Opt-out-Regelung für die elektronische Patientenakte ein Ausbau von Patientenportalen zur Unterstützung integrierter Versorgungszusammenhänge und langfristiger Behandlungen zu erwarten. Ebenso wird im Hinblick auf den zu erwartenden Ärztemangel in ländlichen Regionen damit zu rechnen sein, dass Aufgaben, die bisher über den traditionellen Arzt-Patienten-Kontakt durchgeführt werden, in Patientenportale verlagert werden. Hier stellt sich gleichfalls die Herausforderung des Umgangs mit den Möglichkeiten der künstlichen Intelligenz, um mit zunehmender Automatisierung der Versorgung nicht das Patientenwohl und die Patientensicherheit zu gefährden.

Literaturverzeichnis

Alturkistani A, Qavi A, Anyanwu PE, Greenfield G, Greaves F, Costelloe C (2020) Patient portal functionalities and patient outcomes among patients with diabetes: systematic review. J Med Int Res 22(9):e18976. https://doi.org/10.2196/18976. http://www.jmir.org/2020/9/e18976/

Antonio MG, Petrovskaya O, Lau F (2020) The state of evidence in patient portals: Umbrella review. J Med Int Res 22(11):e23851. https://doi.org/10.2196/23851. https://www.jmir.org/2020/11/e23851

BMG (2025) Die ePA für alle. https://www.bundesgesundheitsministerium.de/themen/digitalisierung/elektronische-patientenakte/epa-fuer-alle.html. Zugegriffen am 25.01.2025

Bundesärztekammer (2025) Elektronische Patientenakte – Zentrale Anwendung der Telematikinfrastruktur. https://www.bundesaerztekammer.de/themen/aerzte/digitalisierung/digitale-anwendungen/telematikinfrastruktur/epa. Zugegriffen am 26.01.2025

Carini E, Villani L, Pezzullo AM, Gentili A, Barbara A, Ricciardi W, Boccia S (2021) The impact of digital patient portals on health outcomes, system efficiency, and patient attitudes: updated systematic literature review. J Med Int Res 23(9):e26189. https://doi.org/10.2196/26189. https://www.jmir.org/2021/9/e26189

Dendere R, Slade C, Burton-Jones A, Sullivan C, Staib A, Janda M (2019) Patient portals facilitating engagement with inpatient electronic medical records: a systematic review. J Med Int Res 21(4):e12779. https://doi.org/10.2196/12779. http://www.jmir.org/2019/4/e12779/

GKV-Spitzenverband (2025) ePA für Alle – Informationsmaterial nach § 343 Abs. 1a SGB V. https://www.gkv-spitzenverband.de/media/dokumente/service_1/epa/InfoM_343_ePA_final_Stand_2024-06-03_Webfassung.pdf. Zugegriffen am 26.01.2025

Glöggler M, Ammenwerth E (2021) Improvement and evaluation of the TOPCOP taxonomy of patient portals: taxonomy-evaluation-Delphi (TED) approach. J Med Int Res 23(10):e30701. https://doi.org/10.2196/30701. https://www.jmir.org/2021/10/e30701

Haas P (2017) Elektronische Patientenakten: Einrichtungsübergreifende Elektronische Patientenakten als Basis für integrierte patientenzentrierte Behandlungsmanagement-Plattformen. BStift – Bertelsmann Stiftung Version Number: 1. https://doi.org/10.11586/2017018. https://www.bertelsmann-stiftung.de/doi/10.11586/2017018.

Han HR, Gleason KT, Sun CA, Miller HN, Kang SJ, Chow S, Anderson R, Nagy P, Bauer T (2019) Using patient portals to improve patient outcomes: systematic review. JMIR Human Factors 6(4):e15038. https://doi.org/10.2196/15038. http://humanfactors.jmir.org/2019/4/e15038/

KBV (2025) Fragen und Antworten zur elektronischen Patientenakte (ePA). https://www.kbv.de/html/69298.php. Zugegriffen am 25.01.2025

Krüger-Brand HE (2005) Telematik: Versorgung à la carte. Deutsches Ärzteblatt PP 4:403. https://www.aerzteblatt.de/archiv/48253/Telematik-Versorgung-a-la-carte. Zugegriffen am 01.07.2025

Lin CT, Wittevrongel L, Moore L, Beaty BL, Ross SE (2005) An internet-based patient-provider communication system: randomized controlled trial. J Med Int Res 7(4):e47. https://doi.org/10.2196/jmir.7.4.e47. http://www.jmir.org/2005/4/e47/

Meißner A (2021) Telematikinfrastruktur und elektronische Patientenakte – Chance oder Risiko für Menschen mit psychischen Erkrankungen? – Kontra. Psychiatrische Praxis 48(06):287–288. https://doi.org/10.1055/a-1529-8524. http://www.thieme-connect.de/DOI/DOI?10.1055/a-1529-8524

Morimoto Y, Takahashi T, Sawa R, Saitoh M, Morisawa T, Kagiyama N, Kasai T, Dinesen B, Hollingdal M, Refsgaard J, Daida H (2022) Web portals for patients with chronic diseases: scoping review of the functional features and theoretical frameworks of telerehabilitation platforms. J Med Int Res 24(1):e27759. https://doi.org/10.2196/27759. https://www.jmir.org/2022/1/e27759

Osovskaya I, Blandford A, Potts HW (2025) A systematic review of the effect of personal health records on patient activation. Digital Health 11:20552076251315295. https://doi.org/10.1177/20552076251315295. https://journals.sagepub.com/doi/10.1177/20552076251315295

Otte-Trojel T, Bont AD, Aspria M, Adams S, Rundall TG, Klundert JVD, Mul MD (2015) Developing patient portals in a fragmented healthcare system. Int J Med Inf 84(10):835–846. https://doi.org/10.1016/j.ijmedinf.2015.07.001. https://linkinghub.elsevier.com/retrieve/pii/S1386505615300186

Richter P, Schlieter H (2019) Understanding patient pathways in the context of integrated health care services – implications from a scoping review. In: Proceedings der 14. Internationalen Tagung Wirtschaftsinformatik, Siegen, S 997–1011

Richter P, Hickmann E, Schlieter H (2021) Validating the concept of patient pathways: a European survey on their characteristics, definition and state of practice. In: PACIS 2021 Proceedings, Issue: 32 . https://aisel.aisnet.org/pacis2021/32.

Scheplitz T, Benedict M, Esswein W (2018) Patientenkompetenz durch Online-Portale-Eine Funktionsanalyse. In: Proceedings of Multikonferenz Wirtschaftsinformatik, S 744–55

Patientenkommunikation im Wandel: nahtlose Patienteninteraktion entlang der Versorgungskette am Beispiel von heyPatient

5

Christian Weber, Martin Feuz, Regula Spuehler und Stefan Stalder

Inhaltsverzeichnis

5.1	Einleitung	78
5.2	Patient Journey durch die digitale Klinik	79
	5.2.1 Virtueller Empfang und digitale Vorbereitung	79
	5.2.2 Digitale Begleitung während des Aufenthalts	81
	5.2.3 Austritt (Check-out) und Nachsorge (Care@Home)	82
5.3	Erfahrungen bei der Einführung von heyPatient im Schweizer Paraplegiker-Zentrum	83
Literaturverzeichnis		84

Zusammenfassung

Die Einführung digitaler Lösungen wie Patientenportale und digitale Gesundheitsanwendungen stößt bislang auf Herausforderungen, von denen die unzureichende

---

C. Weber (✉) · M. Feuz
Zürcher Hochschule für Angewandte Wissenschaften, School of Management and Law, Winterthur, Switzerland
E-Mail: christian.weber@zhaw.ch; martin.feuz@zhaw.ch

R. Spuehler
heyPatient AG, Winterthur, Switzerland
E-Mail: regula.spuehler@heypatient.com

S. Stalder
Schweizer Paraplegiker-Zentrum, Nottwil, Switzerland
E-Mail: stefan.stalder@paraplegie.ch

© Der/die Autor(en), exklusiv lizenziert an Springer-Verlag GmbH, DE, ein Teil von Springer Nature 2025
T. G. Weimann et al. (Hrsg.), *Digitale Patientenkommunikation*,
https://doi.org/10.1007/978-3-662-71034-0_5

Integration in klinische Abläufe besonders hervorzuheben ist. Auch wenn allen Beteiligten die zentrale Stellung der Patientin/des Patienten bewusst ist, entspricht die Umsetzung häufig nicht einer nahtlosen „Patient Journey" durch den Versorgungsprozess. Im Rahmen des Kapitels wird exemplarisch das heyPatient-Ökosystem und die Implementierung im Schweizer Paraplegiker-Zentrum beschrieben. Dabei wird aufgezeigt, wie digitale Lösungen eine nahtlose Interaktion zwischen Patient*innen und medizinischem Personal ermöglichen und so die gesamte Gesundheitsversorgung verbessern können.

5.1 Einleitung

Patientenportale eröffnen die Möglichkeit einer Selbstbeteiligung der Patientin/des Patienten durch die Übermittlung von Dokumenten, die Abstimmung von Terminen sowie den Zugang zu patientenrelevanten Informationen und weiteren Angeboten (vgl. Kap. 4). In der Praxis zeigt sich jedoch, dass eine Vielzahl dieser Portale nur eine geringe Nutzungsquote (Hoffmann 2024) aufweist, wodurch die potenziellen positiven Effekte erheblich eingeschränkt werden (Scheckel et al. 2023).

Dies ist u. a. darauf zurückzuführen, dass konventionelle Patientenportale im Wesentlichen nur Daten bereitstellen. Die Interaktion wird in derartigen Fällen typischerweise durch die Klinik initiiert, was einerseits datenschutzbedingt ist, da Dokumente in der Regel erst nach einer Authentifizierung mittels eines sicheren Log-ins einsehbar und abrufbar sind und zum anderen die Kommunikationsstrategie nicht mehr den aktuellen Anforderungen entspricht. Dies führt dazu, dass die Patientin/der Patient in die Rolle des passiven Benutzers gedrängt wird, was sich wiederum hemmend auf die Akzeptanz auswirkt. Ein schwer zugängliches Portal und eine schlechte User Experience frustrieren Patient*innen schnell, was unabhängig von Alter oder Setting zur Verweigerung der Nutzung führt.

Die aktive Einbindung von Patient*innen und ihrem Unterstützungsnetzwerk in den Behandlungsprozess erweist sich aufgrund der komplexen Planungsprozesse im Klinikbetrieb sowie des sowohl für die Klinik als auch für die Patientin/den Patienten notwendigen angepassten Informationsaustauschs als große Herausforderung. Um die Vorteile einer integrierten App- und webbasierten Lösung besser veranschaulichen zu können, wird im Folgenden eine bereits implementierte Lösung des heyPatient-Ökosystems exemplarisch herangezogen. Das Krankenhauszukunftsgesetz (KHZG)[1]-konforme Patientenportal stellt eine Lösung zur einfachen Digitalisierung von Versorgungsprozessen dar. Die heyPatient AG[2] ist ein führender Anbieter für digitale Lösungen im Schweizer Gesundheitswesen und hat sich auf die Optimierung der Kommunikation und Begleitung entlang der gesamten „Patient Journey" (auch als Patientenpfad bezeichnet) spezialisiert.

---

[1] https://www.bundesgesundheitsministerium.de/krankenhauszukunftsgesetz.
[2] https://www.heypatient.com/.

5.2 Patient Journey durch die digitale Klinik

Nachfolgend soll die Patient Journey durch die „digitale Klinik" skizziert und aufgezeigt werden, wie das heyPatient-Ökosystem den Empfang, die Vorbereitung, die Behandlungsbegleitung und den Nachsorgeprozess digital unterstützt (siehe Abb. 5.1).

5.2.1 Virtueller Empfang und digitale Vorbereitung

Durch die Zustellung von Fragebögen vor dem Krankenhausaufenthalt erfolgt eine frühzeitige Erfassung relevanter Vorbefunde, Anamnesedaten und anderer wichtiger Informationen, sodass diese dem medizinischen Personal rechtzeitig zur Verfügung stehen. Dies erlaubt eine effiziente Auswertung sowie eine adäquate Vorbereitung der Behandlung. Die Organisation von Voruntersuchungen kann beispielsweise auf zwei verschiedene Arten erfolgen: Einerseits via digitaler Begleitung, bei welcher Patient*innen alle relevanten Informationen, Anweisungen, Standortnavigation und Erinnerungen vorbereitend, während und nachfolgend zu einem Termin erhalten, andererseits kann mithilfe „virtueller Termine" eine vollständig virtuelle Begleitung angeboten werden. Beide Varianten bieten den Patient*innen eine hohe Flexibilität und Zugänglichkeit. Im Anschluss daran erfolgt die sichere und direkte Übermittlung der Befunde und Untersuchungsergebnisse an die Patient*innen über die App.

Durch automatisierte Pushbenachrichtigungen werden die Patient*innen rechtzeitig an ihre Termine erinnert. Die Erinnerungen enthalten wesentliche Informationen, beispielsweise Angaben zur Nüchternphase oder patient*innenseitige Aufgaben vor wie auch

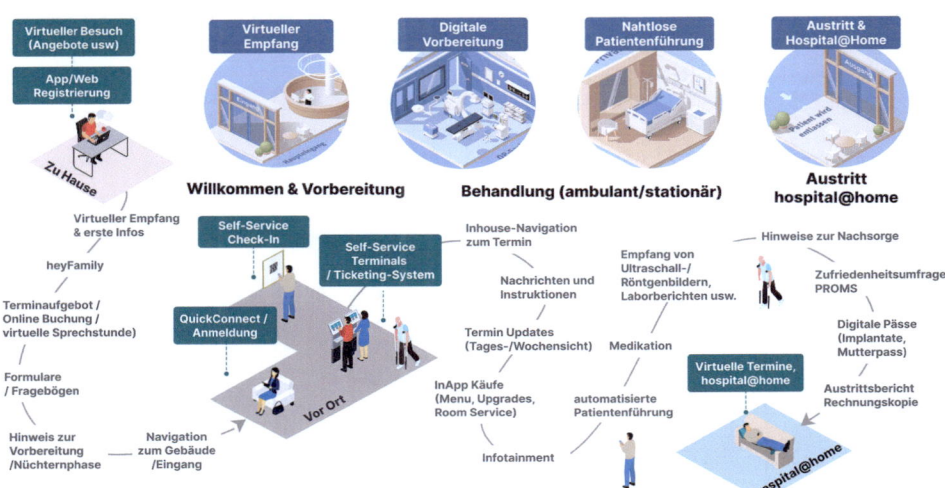

Abb. 5.1 Patient Journey durch die digitale Klinik

während bestimmter Behandlungen. Dies minimiert das Risiko von Missverständnissen und verpassten Terminen erheblich. Zudem werden wichtige Zusatzinformationen wie der Einfindungsort und die Kontaktnummer für Rückrufe bereitgestellt. Eine Navigation zum Krankenhaus sowie eine Wegbeschreibung zum Einfindungsort werden der Patientin/dem Patienten hierbei automatisch angezeigt.

Die Anwendung heyPatient stellt Patient*innen alle relevanten Informationen, Aufgaben und Fragebögen zur Verfügung, wobei eine Überflutung mit Daten vermieden wird. Die automatisierten Nachrichten werden gemäß der Konfiguration der Klinik direkt in die persönliche Inbox der App oder alternativ via E-Mail/SMS zugestellt. Kliniken haben die Möglichkeit, eine patient*innenseitige Terminbestätigung einzufordern. Des Weiteren besteht die Möglichkeit, eine Bestätigung darüber einzufordern, dass eine Patientenaufgabe erledigt wurde.

Einige Krankenhäuser nutzen die patient*innenseitige Terminbestätigung insbesondere für Operationstermine, bei denen üblicherweise erst 48–24 Stunden vor dem Eingriff der genaue Zeitpunkt kommuniziert werden kann. heyPatient übermittelt zunächst die Termineinladung mit Datum ohne Zeitangabe, wobei ein ergänzender Hinweis hinzugefügt wird, dass der genaue Zeitpunkt 1–2 Tage vor dem Eingriff bekannt gegeben wird.

Bei der Übermittlung des exakten Zeitpunkts des Eingriffs wird die Patientin/der Patient gebeten, diesen zeitnah zu bestätigen. Die erfolgte Bestätigung durch die Patientin/den Patienten wird den Mitarbeitenden direkt im klinischen System angezeigt. In der Konsequenz erübrigt sich eine aufwendige, telefonische Patienteninformation durch die Klinik am Vortag der Operation. Die Vermittlung begleitender, letzter Hinweise zur OP, wie z. B. ob eine Nüchternphase einzuhalten ist oder welche Medikamente abgesetzt werden müssen, dient der Sicherstellung einer optimalen Patientenvorbereitung.

Die erwähnte automatisierte Patienteninteraktion kann mittels des Content-Management-Systems „heyPortal" (siehe Abb. 5.2) unkompliziert und effektiv konfiguriert werden. Das Portal ermöglicht es der Klinik, Inhalte gemäß ihrer Corporate-Design- und Corporate-Identity-Richtlinien anzupassen.

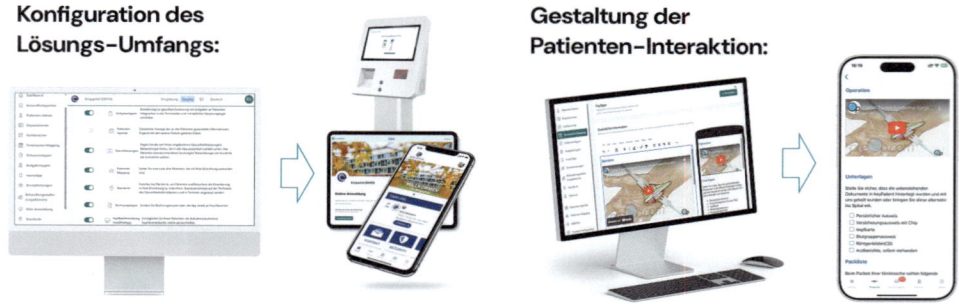

Abb. 5.2 Konfigurationstool und Content-Management-System mit Web- und App-Frontends („heyPortal")

5.2.2 Digitale Begleitung während des Aufenthalts

Am Tag der Aufnahme in die Klinik besteht für Patient*innen die Möglichkeit, einen Self-Check-in vorzunehmen. Dies hat eine Statusänderung der internen Systeme zu „Patient*in ist im Haus" zur Folge und führt den Patienten gemäß der von der Klinik geplanten „Patient Journey" entweder zur Patientenadministration, zu definierten Wartezonen oder direkt zum Behandlungsraum. Den Patient*innen steht über heyPatient jederzeit eine Übersicht der Termine mit entsprechenden Interaktionen bereit (siehe Abb. 5.3). Als Beispiel sei hier die Essensbestellung am Vormittag genannt, die direkt über die App erfolgen kann. Des Weiteren können Upgrades und buchbare Zusatzleistungen wie Hospitality-

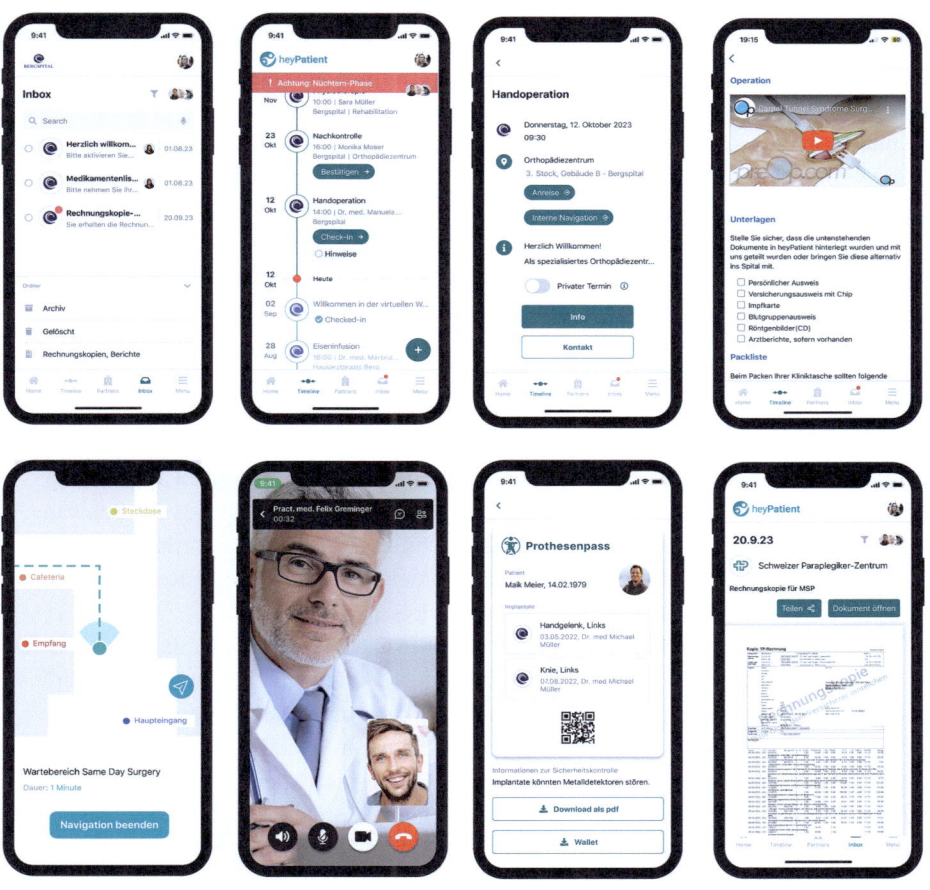

Abb. 5.3 Patientenbegleitung (Einblick, App-basiert), dargestellte Funktionen: Nachrichteninbox, Patient Journey als Timeline, Termindetails (Informationen zum Eingriff, Unterlagen, Packliste), Krankenhausnavigation, Videokonsultation, digitaler Prothesenpass, Einsicht von Rechnungskopien

Services oder zusätzlich buchbare medizinische Leistungen (IGEL) unkompliziert über die App administriert werden. Terminverschiebungen und -änderungen werden sofort synchronisiert und angezeigt.

5.2.3 Austritt (Check-out) und Nachsorge (Care@Home)

Die Automatisierung von Aufgaben sowie die Durchführung von Nachsorgeterminen, welche auch in virtueller Form realisiert werden können, erweisen sich als wesentliche Erleichterung für den Nachsorgeprozess. Die Integration des persönlichen Betreuungsnetzwerks („heyFamiliy") führt zu einer Verbesserung der Nachsorgeadhärenz, da Angehörige aktiv in den Prozess eingebunden sind und Patient*innen gezielt unterstützen können. Berechtigte Personen können als Stellvertreter fungieren, beispielsweise um Fragebögen für Kinder oder ältere Angehörige auszufüllen, Termine zu empfangen oder Zugriff auf wichtige Unterlagen zu erhalten. Zu diesem Zweck ist die Einrichtung eines heyPatient-Accounts mit entsprechender Identifikation und einer rechtlichen Bestätigung erforderlich.

Sprechstunden oder Nachsorgetermine können auf Wunsch der Patientin/des Patienten oder der Klinik auch in Form einer virtuellen Konsultation (Videosprechstunde) durchgeführt werden. Dies resultiert in einer Reduktion der Wegzeit für Patient*innen und stellt insbesondere für Patient*innen mit eingeschränkter Mobilität eine Erleichterung dar. Auch das persönliche Betreuungsnetzwerk kann sich unkompliziert zum virtuellen Termin hinzuschalten, was eine wertvolle Unterstützung darstellt. Der niedrigschwellige Zugang für alle Parteien ist durch die Bereitstellung eines einfachen Einwahllinks sowie die Integration in die Klinikinfrastruktur sichergestellt.

Zu den zusätzlichen Funktionen, welche Patient*innen im Rahmen des Self-Service nutzen können, zählen beispielsweise die Generierung eines digitalen Prothesenpasses durch das System sowie die Bereitstellung eines digitalen Mutterpasses für Schwangere, welcher unmittelbare Updates von Ultraschallbildern nach der jeweils letzten Untersuchung umfasst. Des Weiteren werden Dokumente, einschließlich Rechnungskopien, automatisch in die Dokumentenablage der App übertragen.

Die digitale Bereitstellung von Arztbriefen, insbesondere von Entlassungsberichten und Anweisungen für die Weiterbehandlung durch andere Abteilungen, gewährleistet auch eine nahtlose Übergabe und fortlaufende Betreuung der Patient*innen. Dies ist insbesondere bei der Betreuung durch den Hausarzt von Vorteil. Die Integration externer Gesundheitspartner wie Hausärzte und Spezialisten in die Patient Journey und den damit verbundenen Datenaustausch stellt sicher, dass alle relevanten Informationen berücksichtigt werden. Hierfür baut das Portal heyPatient technisch auf dem Health Level 7 (HL7) FHIR-Standard (Fast Healthcare Interoperability Resources, FHIR) auf.

Eine durchgängige Patientenbegleitung verbessert die Betreuungserfahrung für alle Beteiligten, indem sie die Adhärenz fördert, Behandlungsergebnisse verbessert und ein kooperatives Gesundheitsumfeld unterstützt.

5.3 Erfahrungen bei der Einführung von heyPatient im Schweizer Paraplegiker-Zentrum

Das Schweizer Paraplegiker-Zentrum (SPZ) im luzernischen Nottwil ist eine private, national und international anerkannte Spezialklinik zur Erstversorgung, Akutbehandlung, ganzheitlichen Rehabilitation und lebenslangen Begleitung in der Querschnitt-, Rücken- und Beatmungsmedizin. Das SPZ hat erkannt, dass eine zeitgemäße digitale Kommunikation aktuell nicht über das elektronische Patientendossier realisiert werden kann. Aus diesem Grund wurde der Entschluss gefasst, in Kooperation mit der Firma heyPatient AG eine eigene Anwendung mit dem Namen „paraplegie" zu entwickeln. Die Anwendung ermöglicht eine zeitgemäße und effiziente Interaktion zwischen Patient*innen sowie dem medizinischen Personal.

Die standardmäßige Terminverwaltung des heyPatient-Systems konnte beim SPZ problemlos integriert werden und deckte die meisten Standardfälle unmittelbar ab. Wie sich jedoch zeigte, lagen die Schwierigkeiten nicht in den grundlegenden Aspekten, sondern in den Details. In der Folge waren einige interne Anpassungen erforderlich, um einen reibungslosen Ablauf sicherzustellen. Die Terminaktualisierungen werden folglich lediglich einmalig am Ende des Arbeitstages versendet, sodass die Planer während des Arbeitstages beliebige Änderungen vornehmen können, ohne die Patient*innen durch wiederkehrende Aktualisierungen zu stören. Während des stationären Aufenthalts erhalten Rehabilitationspatient*innen eine Vielzahl von Behandlungen, was eine Anpassung der Terminübersicht erforderlich machte. Ein weiteres Beispiel dafür, dass es von essenzieller Bedeutung ist, seine Prozesse im Vorfeld adäquat zu verstehen und zu optimieren, ist die Tatsache, dass im SPZ vielfach bei Terminverschiebungen die Termine im Planungssystem nicht verschoben, sondern gelöscht und neu erstellt werden. Diese Vorgehensweise ist für die Sekretariate einfacher in der Handhabung. Für die Patient*innen resultiert dies in einer Vielzahl an unnötigen Terminen (Löschungen) in der App, weshalb ein Filter zum Ein- und Ausblenden der gelöschten Termine erforderlich ist. Prinzipiell hätten diese Aspekte bereits vor der Implementierung bzw. bereits bei der Evaluierung des Anbieters berücksichtigt werden können, jedoch lässt sich nicht immer alles zum Entwicklungszeitpunkt voraussehen. Daher ist es unerlässlich, nach der produktiven Einführung des Systems, Ressourcen für die kontinuierliche Optimierung der Anwendung zu reservieren.

Es ist evident, dass ein „Big Bang" zum digitalen Krankenhaus nicht zu erwarten ist. Vielmehr muss mit einer Übergangszeit gerechnet werden. Derzeit werden im SPZ kaum Ressourcen eingespart, da die Terminaufgebote weiterhin per Post versandt werden und viele Patient*innen noch Unterstützung bei der Einrichtung der App benötigen. Solange jedoch der Papierweg weiterhin als gleichwertig betrachtet wird und die Möglichkeiten der digitalen Kommunikation nicht vollständig ausgeschöpft werden, wird die fehlende Veränderungsbereitschaft den Fortschritt aufhalten. Wie in anderen Branchen auch zeigt sich, dass die Transformation zum digitalisierten Krankenhaus neben den technischen Lösungen auch organisatorische, unternehmenskulturelle und vor allem kommunikative

Anforderungen an alle Beteiligten stellt. Daher ist es von essenzieller Bedeutung, dass die Führungsebene das Ziel sowie den aktuellen Stand der Zielerreichung regelmäßig und transparent kommuniziert und visualisiert.

Wie Mol als Medizinanthropologin feststellte, „führen medizinische Eingriffe selten zu einer reinen Verbesserung, sondern gehen mit einer Reihe von unerwünschten Begleiterscheinungen einher. Dadurch entstehen neue Spannungsfelder" (Mol und Law 2004). Diese Erkenntnis lässt sich auch auf den Kontext von Digitalisierungsprojekten im Gesundheitswesen übertragen, sodass im Sinne einer ganzheitlichen Optimierung durch Digitalisierung weder die Fachpersonen noch die Patient*innen aus den Augen gelassen werden sollten. Daher wäre neben dem oben gesagten sicher auch die Einbindung von Patient*innenvertretern in ein solches Transformationsprojekt ratsam.

Literaturverzeichnis

HL7 (2024) FHIR is a standard for health care data exchange, published by HL7. https://hl7.org/fhir/. Zugegriffen am 27.12.2024

Hoffmann L (2024) KHZG: Patientenportale starten – aber Nutzer fehlen. https://www.handelsblatt.com/technik/medizin/inside-digital-health/khzg-patientenportale-starten-aber-nutzer-fehlen/29699006.html. Zugegriffen am 27.12.2024

Mol A, Law J (2004) Embodied action, enacted bodies: the example of hypoglycaemia. Body Soc 10(2–3):43–62. https://doi.org/10.1177/1357034X04042932. https://journals.sagepub.com/doi/10.1177/1357034X04042932

Scheckel B, Schmidt K, Stock S, Redaèlli M (2023) Patient portals as facilitators of engagement in patients with diabetes and chronic heart disease: scoping review of usage and usability. J Med Int Res 25:e38447. https://doi.org/10.2196/38447. https://www.jmir.org/2023/1/e38447

Digitale Gesundheitsanwendungen (DiGAs): Apps auf Rezept

6

Martin Gersch

Inhaltsverzeichnis

6.1	Regulatorischer Hintergrund und Entwicklungsrichtungen	86
6.2	Typische Bausteine einer DiGA aktuell	88
6.3	Die App als digitaler Begleiter in Ökosystemen	90
6.4	Möglichkeiten der Kontextadaptivität und Sensorik in DiGAs	91
6.5	Evidenzlage und nächste Entwicklungsstufen	92
Literaturverzeichnis		96

Zusammenfassung

Ermöglicht durch das im Dezember 2019 erlassene „Digitale-Versorgung-Gesetz (DVG)" besteht seit 2020 die Möglichkeit, digitale Gesundheitsanwendungen (DiGAs) durch die Krankenkassen vergüten zu lassen („App auf Rezept"). Diese werden entweder unmittelbar durch die Patient*innen selbst genutzt oder übernehmen Teilaufgaben in zunehmend hybriden, z. B. telemedizinischen Versorgungsmodellen. Nach einer kurzen Einführung in den regulatorischen Hintergrund der DiGAs beschreibt das Kapitel typische Funktionen, woran anknüpfend weitere Entwicklungsperspektiven skizziert werden. Digitale Gesundheitsanwendungen können hierbei zu zentralen Bausteinen orchestrierter Patient Journeys und zu digitalen Begleitern der Patient*innen werden. Das Kapitel schließt mit einem kritischen Blick auf die aktuelle Evidenzlage

M. Gersch (✉)
Fachbereich Wirtschaftswissenschaft, Freie Universität Berlin, Berlin, Deutschland
E-Mail: martin.gersch@fu-berlin.de

© Der/die Autor(en), exklusiv lizenziert an Springer-Verlag GmbH, DE, ein Teil von Springer Nature 2025
T. G. Weimann et al. (Hrsg.), *Digitale Patientenkommunikation*, https://doi.org/10.1007/978-3-662-71034-0_6

- zu erstattungsfähigen DiGAs sowie erwartbaren nächsten Entwicklungsstufen einer sich entwickelnden Plattformökonomie im entstehenden „European Health Data Space (EHDS)".

6.1 Regulatorischer Hintergrund und Entwicklungsrichtungen

Obwohl die digitale Transformation im deutschen Gesundheitswesen im internationalen Vergleich als eher langsam und vergleichsweise rückständig bewertet wird (u. a. BCG 2023; Bertelsmann Stiftung 2018; Gersch und Wessel 2023; Lantzsch et al. 2022), gelang mit dem Digitale-Versorgung-Gesetz (DVG) im Dezember 2019 eine echte digitale Innovation: die Ermöglichung von „Apps auf Rezept", d. h. ein im SGB V verankerter Weg von digitalen Applikationen in die Erstattungsfähigkeit durch gesetzliche Krankenversicherungen und damit in den sog. 1. Gesundheitsmarkt (Gerke et al. 2020; Gersch 2022; Schlieter et al. 2024).

Nach dem DVG werden „digitale Gesundheitsanwendungen" (DiGA) wie folgt definiert:

▶ **Digitale Gesundheitsanwendungen** sind digitale Medizinprodukte niedriger Risikoklasse (Klasse I oder IIa), deren Hauptfunktion auf digitalen Technologien beruht, wie Smartphone-Apps oder browserbasierten Webanwendungen, die zur Erkennung, Überwachung, Behandlung oder Linderung von Erkrankungen oder Behinderungen eingesetzt werden können (BfArM 2024a; Gerke et al. 2020; SVDGV 2024).

Neben ihrer Anwendung in der Versorgung dienen DiGAs zukünftig auch als mögliche Grundlage für die Sekundärnutzung von Gesundheitsdaten, z. B. im Forschungskontext in Form von Studienteilnahmen oder sog. „Datenspenden", bei der die Patient*innen einwilligen, dass und welche Daten, von wem und für welchen Zweck genutzt werden können. Digitale Gesundheitsanwendungen können nach Aufnahme im sog. DiGA-Verzeichnis des Bundesamts für Arzneimittel und Medizinprodukte (BfArM: https://diga.bfarm.de/de) von Ärzt*innen oder Psychotherapeut*innen auf Rezept an Patient*innen verordnet oder von gesetzlichen Krankenversicherungen (GKV) für ihre Versicherten auf Beantragung freigegeben werden, die dann auch die Kosten tragen.

Hierfür wurde mit dem DVG 2019 ein sog. Fast-Track-Verfahren geschaffen, das in einem systematischen Zulassungsverfahren einen neuen Weg für Innovationen in den ersten deutschen Gesundheitsmarkt eröffnet (BfArM 2024a; Gerke et al. 2020; Gersch 2022; Gersch und Danelski 2023; Ludewig et al. 2021; Schlieter et al. 2024; SVR 2021). Auf Antrag von DiGA-Anbietern beim BfArM prüft dieses innerhalb von 3 Monaten u. a. hinsichtlich Datensicherheit, Datenschutz, Benutzerfreundlichkeit, Interoperabilität und begründeten Vermutungen auf einen positiven Versorgungseffekt. Bei erkennbaren Problemen innerhalb der Prüfphase können die DiGA-Anbieter ihren Antrag auf

Eintragung zurückziehen oder das BfArM lehnt dies als Ergebnis der Prüfung ab. Sind die Voraussetzungen erfüllt, erfolgt die Eintragung in das DiGA-Verzeichnis und diese kann verschrieben und von den gesetzlichen Krankenversicherungen bezahlt werden. Als Teil des sog. Fast-Track-Zulassungsverfahrens muss eine DiGA dann innerhalb von 12 Monaten (verlängerbar auf bis zu 24 Monate) den zunächst nur begründet zu vermutenden positiven Versorgungseffekt nachweisen. Dies kann entweder ein medizinischer Nutzen sein (laut fbeta 2024 werden bisher als Endpunkte von DiGAs überwiegend Morbidität verwendet, seltener Lebensqualität) oder eine patientenrelevante Struktur- oder Verfahrensverbesserung (laut fbeta 2024 wird hier von DiGAs als Endpunkt überwiegend Patientensouveränität, wie beispielsweise eine Verbesserung der Adhärenz oder eine Steigerung der Gesundheitskompetenz verwendet, seltener die Reduzierung therapiebedingter Aufwendungen).

Nach Verabschiedung des DVG im Dezember 2019 dauerte es bis zum Herbst 2020, dass die erste DiGA offiziell am 25. September 2020 im DiGA-Verzeichnis aufgenommen wurde und damit via Rezept durch Leistungserbringer oder durch Freigabe der GKV zur Verfügung stand. Laut GKV-Spitzenverband (2025) wurden vom 1. Oktober 2020 bis 31.12.2024 insgesamt 861.000 Freischaltcodes für DiGAs ausgegeben, deren Verbreitung nach anfänglicher Zurückhaltung kontinuierlich wuchs (siehe Abb. 6.1) – im Schnitt um 8 % pro Monat im berichteten Zeitraum. Hierbei wird bis 2023 eine Klumpung deutlich: die drei am meisten genutzten DiGAs (Zanadio, 90.000; Vivira 86.000; Kalmeda 85.000) vereinten 71 % aller Freischaltcodes auf sich (fbeta 2024):

- **Zanadio** ist eine Anwendung, die adipösen Patient*innen durch eine Veränderung ihrer Gewohnheiten in den Bereichen Bewegung, Ernährung sowie weitere Verhaltensweisen hilft, langfristig ihr Gewicht zu reduzieren. Die DiGA basiert dabei auf dem wissenschaftlichen Konzept der multimodalen, konservativen Adipositastherapie, welche verschiedene relevante Bereiche adressiert, hierdurch eine langfristige, dauerhafte

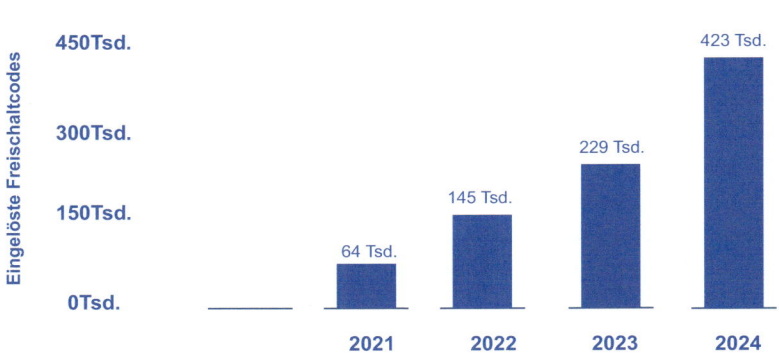

Abb. 6.1 Inanspruchnahme von DiGAs 2020–2024 (GKV-Spitzenverband 2025)

Gewichtsreduktion herbeiführt und dabei die Lebensqualität bei Patient*innen erhöht. Das Programm setzt diesen etablierten Behandlungsansatz digital um (BfArM 2024a).
- **Vivira** ist eine DiGA zur Behandlung von Rückenschmerzen bei nicht spezifischen Kreuzschmerzen oder Arthrose der Wirbelsäule (Osteochondrose). Vivira bietet täglich 4 Übungen, die auf Basis der Rückmeldungen der Patient*innen fortlaufend ihre Intensität und Komplexität anpassen. Die täglichen Übungen werden durch wöchentliche Abfragen zur Gesundheit, die Visualisierung des Fortschritts, monatliche Bewegungstests und durch edukative Inhalte ergänzt. Vivira unterstützt die Umsetzung der in den Leitlinien für nicht spezifische Kreuzschmerzen vorgesehenen Trainingselemente sowie die Umsetzung der Heilmittelrichtlinie (BfArM 2024a).
- **Kalmeda** bietet Patient*innen (ab dem Alter von 18 Jahren) mit chronischer Tinnitusbelastung eine leitlinienbasierte, verhaltenstherapeutische Therapie. Ergänzt wird das strukturierte Programm durch Entspannungsanleitungen, beruhigende Natur- und Hintergrundgeräusche sowie einen Wissensteil. Das mehrmonatige verhaltenstherapeutische Programm besteht aus 5 Leveln mit jeweils 9 Etappen und zeigt Patient*innen schrittweise den Weg zu einem selbstbestimmten Umgang mit dem Tinnitus und zu einer Reduzierung der Tinnitusbelastung (BfArM 2024a).

Mit dem Digital-Gesetz (DigiG) im Dezember 2023, wirksam ab März 2024, wurde die Position der DiGAs entsprechend der in der Digitalstrategie des BMG (BMG 2023) im März 2023 skizzierten Richtungen gestärkt. Unter anderem erfolgten erste Erweiterungen, z. B. auf die Risikoklasse IIb, inklusive des Telemonitorings und der Nutzung von Datenschnittstellen zu sensorbasierten Medizinprodukten, wie beispielsweise Blutdruckmessgeräte (Walger 2024), sowie die Einbindung in Disease-Management-Programme (DMP). Mit dem DigiG verbunden sind aber auch Anpassungen der Wirksamkeitsprüfung, die nun um eine verpflichtende, anwendungsbegleitende Erfolgsmessung ergänzt wurde.

6.2 Typische Bausteine einer DiGA aktuell

Bis zum Herbst 2023 haben 171 DiGAs die Aufnahme in das DiGA-Verzeichnis bei der BfArM beantragt (Schlieter et al. 2024). Stand April 2024 sind 57 DiGAs bei der BfArM im DiGA-Verzeichnis (BfArM 2024a) gelistet, davon sind 35 nach positiver Evaluation dauerhaft angenommen, 22 befinden sich noch in der Evaluationsphase und sind daher nur vorläufig angenommen. Die anderen DiGA-Initiativen haben entweder ihren Antrag bereits in der 3-monatigen Prüfphase zurückgezogen, wurden vom BfArM nicht zugelassen oder wurden wieder aus dem Verzeichnis genommen, da sie nicht die notwendige Evidenz am Ende der Erprobungsphase zeigen konnten. In Verbindung mit aktuellen Studien und Auswertungen (u. a. SVDGV 2024; fbeta 2024) zeigt sich ein sich langsam verbreiterndes Bild der adressierten Indikationsgebiete sowie der typischen Bausteine einer DiGA.

Lag bei den ersten zugelassenen DiGAs noch ein deutlicher Fokus im Bereich mentaler und psychischer Gesundheit (fbeta 2024: Ende 2023 insgesamt 25 DiGAs im Bereich Psyche), kommen zunehmend mehr **adressierte Indikationsgebiete** hinzu (fbeta 2024: Ende 2023 insgesamt 8 im Bereich Muskeln, Knochen und Gelenke, 5 Hormone & Stoffwechsel, 4 Nervensysteme, 3 Krebs. Zwei oder weniger in einer Bandbreite von 7 verschiedenen Indikationsgebieten: von Herzkreislauf bis Verdauung). Dies bestätigen auch die in Abschn. 6.1 beschriebenen Indikationsbereiche der 3 bisher erfolgreichsten DiGAs (nach Anzahl eingelöster Freischaltcodes). In der Literatur werden mehrere Gründe diskutiert, warum es zunächst zu einer solchen Fokussierung kam (Schlieter et al. 2024; Gerke et al. 2020). So scheint die Versorgungslage im etablierten Gesundheitssystem im Hinblick auf psychische Erkrankungen besonders prekär, da viele Patient*innen im Anschluss an Diagnose oder Klinikaufenthalt oft Monate auf einen ambulanten Therapieplatz warten müssen. Gerade aber die möglichst unterbrechungsfreie Begleitung einer einmal erkannten psychischen Erkrankung wird als besonders wichtig angesehen. Die gesellschaftlichen Folgen der Coronapandemie haben diese Entwicklung noch verstärkt. Mit ähnlich hoher Bedeutung einer kontinuierlichen Begleitung zeigt sich die Situation im Bereich Muskeln, Knochen und Gelenke. Sitzen und eingeschränkte Bewegung werden zur neuen „Volkskrankheit" (Wessel et al. 2024). Orthopädie und Physiotherapie setzen hierbei insbesondere auf eine kontinuierliche Aktivierung der Patient*innen, die regelmäßige Übungen und Bewegungen in ihren Tagesablauf integrieren sollen. Hierbei können DiGAs u. a. bei der Begleitung der Patient*innen eine sehr sinnvolle Therapieergänzung bieten, die auch individualisierte Übungen auf Diagnose, Vorlieben und jeweilige Tagesabläufe anpassen kann. Dient es für einzelne Patient*innen auch nur als „Erinnerung und Nachweis", fühlen sich andere nicht nur angeregt, sondern auch deutlich besser über Ursache, Wirkung und Optionen informiert, um so souveräner und eigenverantwortlich mit den Herausforderungen umzugehen („patient empowerment").

Hieraus leiten sich auch **typische Bausteine** der DiGAs ab, die je nach Indikationsgebiet unterschiedliche Ausprägungen und Bedeutung zeigen:

- *Zielsetzung:* DiGAs ermöglichen eine im Vergleich zu vereinzelten Gesprächen und/ oder Behandlungen deutlich differenziertere „Zielvereinbarung", auch zwischen Leistungserbringern und Patient*innen. Je nach Indikationsgebiet kann sich dies auf allgemeine Aktivitäts-, Ernährungs-, Gewichts- oder Bewegungsziele, die richtige Durchführung bestimmter Übungen oder die Einhaltung konkreter diagnostischer oder therapeutischer Interventionen beziehen (beispielsweise die regelmäßige Messung von Parametern oder die Einnahme von Medikamenten). Je nach Patient*innentyp werden unterstützende, überwachende und/oder motivierende Effekte auf eine insgesamt verbesserte Adhärenz vermutet (Borsch 2023).
- *Self-Monitoring:* in Form u. a. von Tagebüchern erfassen Patient*innen regelmäßig (am Tag oder nach Relevanz) wichtige Aktivitäten, Ereignisse und/oder das eigene Befinden. Dies kann nicht nur wichtige Hinweise für die Leistungserbringer geben,

sondern vor allem auch Lernprozesse aufseiten der Patient*innen unterstützen, was genau zu einer Verbesserung oder Verschlechterung des eigenen Befindens beiträgt.
- *Patient-reported Outcome (Measures) (PRO[M]):* Auf Basis validierter Skalen abgefragte Selbsteinschätzungen zur eigenen Gesundheit finden zunehmend mehr Beachtung und Eingang in medizinische Leitlinien (Amelung et al. 2024). Anstatt kurzer und vorfalldominierter Kommunikation bei ärztlichen Konsultationen ermöglichen PROMs eine deutlich differenziertere und vor allem longitudinale Aufzeichnung der persönlich empfundenen Lebensqualität im Zeitverlauf. Dies kann sowohl als Befundwerte im Rahmen medizinischer Interventionen, als Qualitätsindikatoren oder als Endpunkte in Forschung und Versorgung genutzt werden (Bertelsmann Stiftung 2023).
- *Edukation:* Je stärker das Empowerment der Patient*innen gelingt, desto häufiger und weitergehender können auch die Fragen und der individuelle Informationsbedarf werden. Eine große Herausforderung ist hierbei die individuell und situationsgerecht angemessene Zurverfügungstellung adäquater und qualitätsgesicherter Informationen. Auch hierbei können DiGAs eine wertvolle Unterstützung leisten. Viele medizinische Leitlinien werden zunehmend häufiger durch Patientenleitlinien ergänzt und übersetzt, sodass Patient*innen auch in nicht medizinischer Terminologie die relevanten Phasen und empfohlenen Therapieoptionen besser nachvollziehen können. Dies kann durch zielgerichtete Empfehlungen geeigneter Informationsquellen für spezifische Fragestellungen sowie insbesondere auch durch die Beförderung des Erfahrungsaustausches zwischen Patient*innen im Verlaufe der DiGA-Nutzung ergänzt werden.

Insgesamt entwickeln sich DiGAs derart zu persönlichen digitalen Therapiebegleiter*innen entlang einer Patient Journey, die im Idealfall ein wichtiges Bindeglied zwischen bisher häufig noch zu stark voneinander getrennten Entscheidungen und Verhaltensweisen von Patient*innen, Angehörigen und einer Vielzahl oft verschiedener Leistungserbringer bilden könnten.

6.3 Die App als digitaler Begleiter in Ökosystemen

Die ersten, ab dem Herbst 2020 zugelassenen DiGAs waren weitgehend spezialisiert auf einzelne Anwendungen und Behandlungsepisoden (z. B. die zeitnahe Ermöglichung einzelner Therapieformen bei Feststellung einer psychischen Erkrankung oder die Unterstützung von Rehabilitationsübungen nach einem Bandscheibenvorfall). Ihr Fokus lag insbesondere auf der Behebung offensichtlicher Versorgungsengpässe im traditionellen Gesundheitssystem. Verschiedene Faktoren standen einer Integration in eine abgestimmt orchestrierte und hybride Versorgungskette als Zusammenspiel digitaler und analoger physischer Behandlungs- und Versorgungsmaßnahmen noch entgegen (u. a. Gersch 2022; Schlieter et al. 2024). Zu diesen Faktoren gehörten u. a. eine fehlende Information der Ärzt*innen über die Existenz und möglichen Vorteile der Verschreibung von DiGAs, eine Verzahnung und Kombination der Abrechnungskennziffern für traditionelle Leistungserbringer mit der kontinuierlichen Nutzung von DiGAs, eine Konkretisierung und ggf. aktivere Empfehlung der Nutzung von DiGAs vonseiten z. B. der medizinischen Leitlinien und/oder der Krankenversicherungen sowie eine fehlende Vernetzung und kombinierte Auswertung von Informationen aus verschiedenen Datenquellen (Stegemann und Gersch 2019). Einzelne Akteure bezeichneten es als einen „Geburtsfehler" der DiGAs, dass sie einer „Pillenlogik" folgend, wie ein singuläres Medikament und eine „Stand-alone-Therapie" (Schlieter et al. 2024) verschrieben werden sollten, obwohl doch viele ihrer digitalen Nutzungspotenziale weit darüber hinaus gehen.

Spätestens mit der Digitalstrategie des Bundesministeriums für Gesundheit (BMG 2023) im Frühjahr 2023 weitete sich die Perspektive zukünftiger Anwendungsszenarien von DiGAs in Richtung einer Ermöglichung höherer Risikoklassen (mindestens IIb) sowie perspektivisch zu einer Integration von DiGAs als Teil umfassenderer Telemonitoringlösungen sowie der Entwicklung zu einem digitalen Begleiter entlang der Behandlung und Versorgung von Patient*innen im Umgang mit seinen/ihren Erkrankungen. Explizit adressiert die Digitalstrategie des BMG sog. digitale Disease-Management-Programme (dDMP) als Vision einer zukünftig intersektoral und interprofessionell integrierten Versorgung. Perspektivisch entwickeln sich DiGAs damit zu einem zentralen Kontaktpunkt und Begleiter der Patient*innen im Verlauf zunehmend digitaler Patient Journeys hybrider oder gänzlich digitaler Therapien (DTx, s. Abschn. 5 sowie Fürstenau et al. 2023). Über DiGAs erhobene Daten werden dann keinen zusätzlichen Aufwand für Leistungserbringer bedeuten, sondern eine gute medizinische Behandlung erfordert zwingend die kontinuierliche Begleitung der Patient*innen, inklusive der Beachtung entsprechend verfügbarer Daten aus verschiedenen Quellen für einen legitimierten Therapieverlauf.

6.4 Möglichkeiten der Kontextadaptivität und Sensorik in DiGAs

Kontextadaptivität in digitalen Gesundheitsanwendungen bedeutet, dass die Software in der Lage ist, sich an den Kontext oder die Situation des Benutzers anzupassen, beispielsweise an seine spezifische gesundheitliche Verfassung, seinen Standort, seine Tageszeit oder andere relevante Faktoren. Dies kann die Effektivität und Benutzerfreundlichkeit der Anwendung erheblich verbessern. Die technisch-funktionalen Fähigkeiten von DiGAs nehmen in dieser Richtung schrittweise zu. Zum Beispiel können einige DiGAs:

- die Daten des Benutzers aus Smartphones, Tablets, Smartwatches, aber auch digitaler und vernetzter Objekte, wie z. B. Fitnessgeräte oder Bewegungsmelder im sog. „Internet of Things" (IoT) in Echtzeit analysieren, um personalisierte Empfehlungen oder Warnungen zu geben;
- Lernalgorithmen verwenden, um die Interaktionen und Präferenzen des Benutzers aufgrund einfacher Ratings oder erhobener PROMs im Laufe der Zeit zu erkennen und darauf basierend das Nutzererlebnis anzupassen;

- Sensoren und Daten aus zugelassenen Medizinprodukten oder Implantaten nutzen, um aktuelle personenbezogene Informationen zu sammeln, die helfen, die Anwendungserfahrung auf die situativ- kontextualisierte Situation zu personalisieren.

Ein erster Schritt ist das DiGA Device Toolkit 1.0.0 der MIO42 GmbH, die im Auftrag des SGB V ein entsprechendes medizinisches Informationsobjekt (MIO) entwickelt, um die Schnittstelle zwischen DiGAs und ersten Hilfsmitteln und Implantaten auf syntaktischer und semantischer Ebene interoperabel zu realisieren (MIO42 2024). Perspektivisch wird dies für immer mehr Devices und Sensorik zur Verfügung stehen und damit schrittweise die Möglichkeiten zur Kontextadaptivität und Individualisierung der DiGA-Funktionalitäten im Sinne der Berücksichtigung situativer Kontextfaktoren und/oder der Berücksichtigung individueller Prädispositionen und Präferenzen vergrößern.

Bisher ausgeschlossen bleiben aber die Möglichkeiten, IVD-Daten für DiGAs zu nutzen (Walger 2024). Hierbei handelt es sich um sog. In-vitro-Diagnostik-Daten (IVD-Daten), die aus verschiedenen Analyseverfahren wichtige medizinische Erkenntnisse zur Verfügung stellen. Zum Beispiel aus Blut, Urin oder Atemluft können weitreichende Rückschlüsse auf u. a. diverse Blutwerte, Glukose und/oder Sauerstoffgehalt gezogen werden. Der Gesetzgeber differenziert hier zwischen Datenquellen: einerseits sensorbasiert erhobene Daten aus zugelassenen Medizinprodukten, andererseits IVD-Daten aus sonstigen medizinischen Testverfahren. Für die Befürworter gebietet dies die Sicherheit und der Schutz vor verfälschter Datenerhebung, die Kritiker sprechen von Diskriminierung und Verhinderung weitergehender digitaler Therapieansätze (Walger 2024).

6.5 Evidenzlage und nächste Entwicklungsstufen

Nach 4 Jahren DVG und nachfolgenden Konkretisierungen, zuletzt durch das DigiG 2024, ermöglichen erste Auswertungen verschiedener Stakeholder einen etwas differenzierten Blick auf die bisher erreichten und zukünftig noch zu erwartenden Entwicklungsschritte.

Die Ergebnisse der ersten Evaluationen von DiGAs in den Jahren 2021 und 2022 schienen noch ernüchternd (u. a. Lantzsch et al. 2022; Schlieter et al. 2024), aber im Januar 2024 zieht der SVDGV (2024) im DiGA-Report 2023 sowie fbeta (2024) mit dem DiGA-Analyzer eine schon etwas differenziert positivere Bilanz, u. a.:

- Mehr als 100 DiGA-Anträge wurden aufgrund von erkennbaren Problemen während der 3-monatigen Prüfphase und/oder eines fehlenden Evidenznachweises nach Zulassung wieder aus dem DiGA-Verzeichnis entfernt (siehe Abschn. 6.1) und verloren damit ihre Erstattungsfähigkeit durch die gesetzlichen Krankenversicherungen. Dies ist auch ein Zeichen für ein funktionierendes Qualitätsmanagement.
- Laut SVDGV (2024) haben alle anschließend dauerhaft aufgenommenen DiGAs im Erprobungsjahr eine randomisierte kontrollierte Studie durchgeführt, um ihre Versor-

gungswirkung zu belegen, und damit die Mindestanforderungen des Gesetzgebers an die Qualität des Evidenznachweis weit überboten.
- Auf die anfängliche Unzufriedenheit der gesetzlichen Krankenversicherungen im Hinblick auf zu hoch empfundene Preise wurde in der Zwischenzeit reagiert. Konnten die Anbieter nach Eintrag in das DiGA-Verzeichnis für die ersten 12 Monate den Preis noch frei setzen, bevor es zum Abschluss von Preisverhandlungen, ggf. nach dem Schiedsverfahren, zu einer dauerhaften Einigung kam, reagierte der Gesetzgeber mit dem Digital-Gesetz (DigiG) 2024: Nach einmaliger Verhandlung des Preises werden zukünftig zusätzlich anwendungsbegleitende Erfolgskriterien berücksichtigt. Bis 2023 veranschlagten die meisten DiGAs eine Nutzungsdauer von 3 Monaten (Verschreibungszeitraum). Für diesen Zeitraum lag der Durchschnittspreis einer DiGA bei 526 €/Person, bei einer Preisspanne zwischen 119 und 2077 € (Schlieter et al. 2024; fbeta 2024). Dies soll zukünftig regelmäßig überprüft und ggf. unter Berücksichtigung ex ante festgelegter Erfolgskriterien adjustiert werden.

Insgesamt reiht sich die erste Ermöglichung von DiGAs als „App auf Rezept" ab 2020 in Deutschland und ihr kontinuierlicher Ausbau in **umfassendere Entwicklungslinien** der digitalen Transformation im Bereich Gesundheit ein. Exemplarisch seien die folgenden skizziert:

Auch international geht die Entwicklung in Richtung **digitaler Therapien** bzw. „digital therapeutics" (DTx; Fürstenau et al. 2023), d. h. eine sukzessive Erweiterung der digitalen Unterstützung von Interventionen, die auf Basis evidenzbasierter Evaluationen Zugang in den jeweils regulierten ersten Gesundheitsmarkt bekommen und von Krankenversicherungen erstattet werden können.

▶ Digitalen Gesundheitsanwendungen wird in Zukunft eine wichtige Rolle der kontinuierlichen Weiterentwicklung von bisher zumeist noch isolierten Anwendungen zu integrierten Gesundheitsökosystemen zukommen, die eine Kombination aus traditionellen, z. B. chemisch-biologischen Wirkstoffen, mit physischen und digitalen Interventionen zu hybriden und ersten vollständig digitalen Therapien verbinden. Digitale Gesundheitsanwendungen waren hier nur ein erster, noch begrenzter, aber sich kontinuierlich erweiternder Entwicklungsschritt.

Der Positionierung von Fürstenau et al. (2023) folgend (vgl. Abb. 6.2), sind DiGAs erste Formen und zukünftige Bausteine von DTx, die aber im Vergleich zu aktuellen DiGAs deutlich umfassender ganze Versorgungsketten entlang der Patient Journey ermöglichen. „Digital therapeutics" bilden dabei eine spezielle Untergruppe von Software-as-a-medical-Device (SaMD). Bei DiGAs und DTx liegt der Fokus auf der Patientenzentrierung, d. h., dass der Nutzungsprozess von DiGAs immer auch die Patient*innen als Nutzer*innen sieht, während SaMD insbesondere auch Anwendungen umfasst, die vor allem Leistungserbringer bei der Datenerfassung, -auswertung, Dokumentation oder Entscheidungsunterstützung in den Mittelpunkt stellen (Fürstenau et al. 2023). Anders

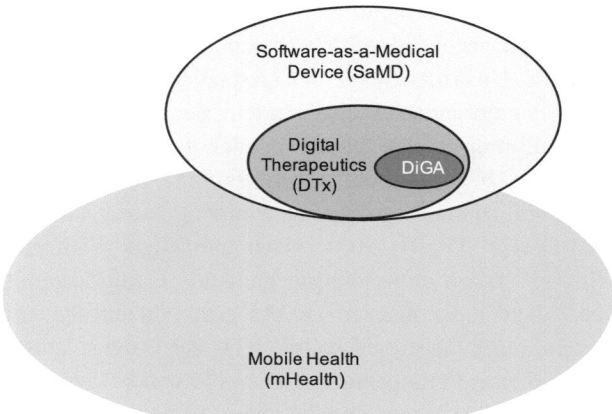

Abb. 6.2 Positionierung der DiGAs als Teilmenge digitaler Therapien (in Anlehnung an Fürstenau et al. 2023)

als der überwiegende Teil heute verfügbarer Mobile-Health (mHealth)-Apps aus den dominierenden Android- und iOS-App-Stores durchlaufen DiGAs die bereits eingangs beschriebenen, evidenzbasierten Zulassungsverfahren (Schmieding et al. 2024).

Mit dem Digitale-Versorgung-und-Pflege-Modernisierungs-Gesetz (DVPMG) vom 9. Juni 2021 wurde das Konzept der DiGAs auf sog. „**digitale Pflegeanwendungen (DiPAs)**" übertragen und für den Pflegekontext adaptiert, mit einem Fokus auf der Langzeitpflege mit Schwerpunkt im häuslichen Kontext. Seit Dezember 2022 können entsprechende Anwendungen einen Eintrag in das DiPA-Verzeichnis beim BfArM beantragen (geregelt durch § 78a SGB XI; BfArM 2024c). Ähnlich der DiGAs besteht hier das wesentliche Ziel in einer patientenzentrierten, digitalen Begleitung und Unterstützung entlang verschiedener Unterstützungs-, Behandlungs- und Versorgungsschritte (BfArM 2024b).

▶ Bei den DiPAs liegt hierbei der Fokus auf SGB-XI-assoziierten Leistungen rund um die Versorgung pflegebedürftiger Patient*innen und der sie begleitenden Angehörigen mit Erstattungsanspruch vonseiten der sozialen Pflegeversicherung (SPV).

Über die Verbindung verschiedener medizinischer Leistungserbringungen hinaus, gerade auch bei der Überleitung zwischen Sektorengrenzen, werden insbesondere pflegeassoziierte Herausforderungen im Kontext der häuslichen Langzeitpflege adressiert (BfArM 2024b). Hierzu gehören u. a. die Verbesserung von Transparenz, die Unterstützung der Versorgung mit Heil- und Hilfsmitteln, eine besondere Koordination zwischen professionell und privat, z. B. durch Freunde und Angehörige, erbrachten Unterstützungs- und Pflegeleistungen sowie eine explizite Berücksichtigung der zielgruppenspezifischen Anforderungen, z. B. im Hinblick auf Informationsangebote und Nutzer*innenfreundlichkeit.

Am 15. April 2024 wurde das Trilogverfahren zur Verabschiedung der EU-Verordnung zum **European Health Data Space (EHDS)** erfolgreich beendet. Sie wird nach derzeitiger Planung mit Übergangsfrist ab 2026 in allen europäischen Mitgliedsstaaten geltendes Recht. Damit wird die erste sektorspezifische EU-Regulierung als Umsetzung der 2020 beschlossenen Europäischen Digital- und Datenstrategie Realität (EU 2020, 2024). Zentral im EHDS sind u. a. die EU-einheitlichen Regelungen zur primären Verwendung von Gesundheitsdaten in einer zukünftigen Plattformökonomie im Rahmen der Versorgung von Patient*innen (EHDS I) sowie die sekundäre Nutzung von Gesundheitsdaten für Forschungszwecke (EHDS II, siehe ausführlich Gersch et al. 2023, Kari et al. 2023). Für die weitere Entwicklung von DiGAs ist der EHDS gleich von mehrfacher Bedeutung:

- Der EHDS stellt, im Gegensatz zu früheren Regulierungsansätzen der EU, erstmalig die Datennutzung in einer entstehenden europäischen Datenökonomie in den Mittelpunkt und befördert explizit die europäischen Werte, u. a. Bürger*innenzentrierung und Datensouveränität. So erhält jede Bürgerin/jeder Bürger das Recht auf ihre/seine (Gesundheits-)Daten. Konkret muss jeder Akteur, DiGA-Anbieter, aber auch jeder Leistungserbringer die erhobenen Daten den jeweiligen Personen digital und in interoperabler Form zur Verfügung stellen. Dies verspricht einen großen Sprung in Richtung durchgängiger Datenverfügbarkeit entlang der Patient Journey sowie ein Bedeutungszuwachs für DiGAs als wichtiges Instrument der Bürger*innen zur Erhebung und im Umgang mit ihren Gesundheitsdaten.
- Die Bürger*innen entscheiden grundsätzlich, welche Daten, von wem und für welchen Zweck verwendet werden dürfen. Ausnahmen sind nur vorgesehen, wo übergeordnete gesellschaftliche Interessen eine, dann aber anonymisierte und/oder pseudonymisierte Nutzung von Daten, u. a. für Forschungszwecke oder besondere Situationen (u. a. Pandemien) erfordern. Auch die durch DiGAs erhobenen Daten können von Patient*innen aktiv genutzt und im eigenen Sinne verwendet werden. Dies gilt sowohl für die primäre Nutzung im Rahmen der Versorgungsprozesse als auch zur sekundären Nutzung, z. B. die Teilnahme an ausgewählten Studien, auch gegen Entgelt („Digitaleinkommen").
- Die mit dem EHDS und der weiteren Verbreitung von DiGAs und DTx verbundenen Entwicklungen lassen bereits heute erkennen, dass zukünftig die bisher als Goldstandard geltenden Evaluationsmethoden, insbesondere randomisierte klinische Studien (RCT), durch verschiedene Formen der Real-World-Evidence (RWE) mindestens ergänzt werden (FDA 2023; Gersch und Wessel 2023). Durch RCT generierte Nutzenvermutungen vor Markteintritt werden zukünftig durch anwendungsbegleitende Formen der Evaluation evaluiert und konkretisiert (siehe auch Kap. 13). Dies wird auch Gegenstand (selektiv) vertraglicher Vereinbarungen, u. a. zwischen Therapieanbietern und Krankenversicherungen. Den durch den EHDS entstehenden Datenräumen wird hierbei zusammen mit den durch DiGAs verfügbaren PROMs im Behandlungsverlauf eine zentrale Rolle zukommen (Kari et al. 2023; Gersch et al. 2023).

Digitale Gesundheitsanwendungen werden sich zunehmend mehr zu wichtigen Bausteinen sowohl bei der Erhebung und Nutzung von Primärdaten (u. a. Patient*innentagebücher, PROM, ...) als auch bei der Entscheidung von Bürger*innen bezüglich der Optionen zur sekundären Datennutzung (z. B. Datenspende oder Teilnahme an Forschungsstudien) entwickeln. Insofern hat die Entwicklung der DiGAs zu einem wichtigen Baustein der medizinischen Versorgung gerade erst begonnen.

Literaturverzeichnis

Amelung V, Arnold M, Altendorf M, Borgmann LS (2024) Patient-Reported Outcomes (PROs) in der Routineversorgung bei Krebserkrankungen: Anwendungsbeispiele aus ausgewählten Ländern. https://doi.org/10.11586/2024019. https://www.bertelsmann-stiftung.de/doi/10.11586/2024019, Bertelsmann Stiftung

BCG (2023) Digitale Gesundheitsversorgung – Was Deutschland von seinen europäischen Nachbarn lernen kann. https://web-assets.bcg.com/7d/f3/8c7722cd4309b2c121f645a1db39/bcg-digital-health-vergleich-eu-mar2023.pdf. Zugegriffen am 27.04.2024

Bertelsmann Stiftung (2018) Smart Health Systems. https://www.bertelsmann-stiftung.de/fileadmin/files/BSt/Publikationen/GrauePublikationen/VV_SG_SHS_dt.pdf. Zugegriffen am 27.04.2024

Bertelsmann Stiftung (2023) Patient-Reported Outcomes. https://www.bertelsmann-stiftung.de/fileadmin/files/BSt/Publikationen/GrauePublikationen/VV_SG_SHS_dt.pdf. Zugegriffen am 27.04.2024

BfArM (2024a) Das DiGA-Verzeichnis. https://diga.bfarm.de/de. Zugegriffen am 27.04.2024

BfArM (2024b) der DiPA-Leitfaden. https://www.bfarm.de/SharedDocs/Downloads/DE/Medizinprodukte/dipa_leitfaden.pdf. Zugegriffen am 13.10.2024

BfArM (2024c) Digitale Pflegeanwendungen (DiPA). https://www.bfarm.de/DE/Medizinprodukte/Aufgaben/DiGA-und-DiPA/DiPA. Zugegriffen am 13.10.2024

BMG (2023) Gemeinsam Digital, Digitalisierungsstrategie für das Gesundheitswesen und die Pflege. https://www.bundesgesundheitsministerium.de/themen/digitalisierung/digitalisierungsstrategie. Zugegriffen am 30.04.2024

Borsch J (2023) Verbessern digitale Helfer die Adhärenz? https://www.deutsche-apotheker-zeitung.de/news/artikel/2023/01/17/verbessern-digitale-helfer-die-adhaerenz. Zugegriffen am 27.04.2024

EU (2020) A European strategy for data. Communication from the Commission to the European Parliament, the Council, the European Economic and Social Committee and the Committee of the Regions. https://eur-lex.europa.eu/legal-content/EN/TXT/?uri=CELEX%3A52020DC0066. Zugegriffen am 27.04.2024

EU (2024) Europäischer Raum für Gesundheitsdaten (EHDS). https://health.ec.europa.eu/ehealth-digital-health-and-care/european-health-data-space_de. Zugegriffen am 27.04.2024

fbeta (2024) DiGA-Analyzer. https://fbeta.de/diga-analyzer/. Zugegriffen am 27.04.2024

FDA (2023) Real-World Evidence. https://www.fda.gov/science-research/science-and-research-special-topics/real-world-evidence. Zugegriffen am 27.04.2024

Fürstenau D, Gersch M, Schreiter S (2023) Digital Therapeutics (DTx). Busin Inf Syst Eng 65(3):349–360. https://doi.org/10.1007/s12599-023-00804-z. https://link.springer.com/10.1007/s12599-023-00804-z

Gerke S, Stern AD, Minssen T (2020) Germany's digital health reforms in the COVID-19 era: lessons and opportunities for other countries. npj Digital Med 3(1):94. https://doi.org/10.1038/s41746-020-0306-7. https://www.nature.com/articles/s41746-020-0306-7

Gersch M (2022) Digitalisierung im Gesundheitswesen. In: Roth S, Corsten H (Hrsg) Handbuch Digitalisierung. Vahlen, München, S 1016–1042

Gersch M, Danelski A (2023) Wege von Digitalen Innovationen in den 1. Deutschen Gesundheitsmarkt, Version 3.2, Berlin. https://www.wiwiss.fu-berlin.de/fachbereich/bwl/pwo/gersch/ressourcen/Gersch-Danelski_2023__Wege-von-digitalen-Innovationen-in-den-1Gesundheitsmarkt_v3_2.pdf. Zugegriffen am 01.11.2023

Gersch M, Wessel L (2023) Digital transformation in health care: the role of professional practices. In: Kipping M, Kurosawa T, Westney DE (eds) The Oxford Handbook of Industry Dynamics, Bd 1. Oxford University Press, Oxford. https://doi.org/10.1093/oxfordhb/9780190933463.013.19. https://academic.oup.com/edited-volume/38852/chapter/413971769

Gersch M, Schurig T, Kari A (2023) Europäische Datenräume als öffentliche Güter und Wettbewerbsvorteil. WINGbusiness 56(2023):26–31. https://doi.org/10.17169/refubium-42229

GKV-Spitzenverband (2025): DiGA-Bericht des GKV-Spitzenverbands 2024, https://www.gkv-spitzenverband.de/media/dokumente/krankenversicherung_1/telematik/digitales/2024_DiGA-Bericht_final.pdf. Zugegriffen am 04.07.2025

Kari A, Schurig T, Gersch M (2023) The emergence of a New European data economy: a systematic research agenda for health data spaces. J Ser Manag Res 7(4):176–198. https://doi.org/10.5771/2511-8676-2023-4-176. https://www.nomos-elibrary.de/index.php?doi=10.5771/2511-8676-2023-4-176

Lantzsch H, Eckhardt H, Campione A, Busse R, Henschke C (2022) Digital health applications and the fast-track pathway to public health coverage in Germany: challenges and opportunities based on first results. BMC Health Serv Res 22(1):1182. https://doi.org/10.1186/s12913-022-08500-6. https://bmchealthservres.biomedcentral.com/articles/10.1186/s12913-022-08500-6

Ludewig G, Klose C, Hunze L, Matenaar S (2021) Digitale Gesundheitsanwendungen: gesetzliche Einführung patientenzentrierter digitaler Innovationen in die Gesundheitsversorgung. Bundesgesundheitsblatt - Gesundheitsforschung - Gesundheitsschutz 64(10):1198–1206. https://doi.org/10.1007/s00103-021-03407-9. https://link.springer.com/10.1007/s00103-021-03407-9

MIO42 (2024) DiGA Device Toolkit 1.0.0. https://mio.kbv.de/display/DDT1X0X0. Zugegriffen am 30.04.2024

Schlieter H, Kählig M, Hickmann E, Fürstenau D, Sunyaev A, Richter P, Breitschwerdt R, Thielscher C, Gersch M, Maaß W, Reuter-Oppermann M, Wiese L (2024) Digitale Gesundheitsanwendungen (DiGA) im Spannungsfeld von Fortschritt und Kritik: Diskussionsbeitrag der Fachgruppe „Digital Health" der Gesellschaft für Informatik e. V. Bundesgesundheitsblatt - Gesundheitsforschung - Gesundheitsschutz 67(1):107–114. https://doi.org/10.1007/s00103-023-03804-2. https://link.springer.com/10.1007/s00103-023-03804-2

Schmieding M, Napierala H, Kopka M, Scatturin L, Fürstenau D, Balzer F (2024) Gesundheitsdaten-Apps: Alltag für Patient:innen, aber nicht in der Gesundheitsversorgung. E-Health COM (1/2024):22–24. https://e-health-com.de/thema-der-woche/gesundheits-apps-alltag-fuer-patientinnen-aber-nicht-in-der-gesundheitsversorgung/

Stegemann L, Gersch M (2019) Interoperability – Technical or economic challenge? it - Inf Technol 61(5–6):243–252. https://doi.org/10.1515/itit-2019-0027. https://www.degruyter.com/document/doi/10.1515/itit-2019-0027/html

SVDGV (2024) DiGA-Report 2023 - Marktentwicklung digitaler Gesundheitsanwendungen 1.10.20–30.9.23. Spitzenverband Digitale Gesundheitsversorgung (1/2024). https://digitalversorgt.de/wp-content/uploads/2024/01/DiGA-Report-2023-SVDGV.pdf. Zugegriffen am 08.04.2024

SVR (2021) Gutachten 2021 des Sachverständigenrats zur Begutachtung der Entwicklung im Gesundheitswesen: Digitalisierung für Gesundheit – Ziele und Rahmenbedingungen eines dynamisch lernenden Gesundheitssystems. https://www.svr-gesundheit.de/fileadmin/Gutachten/Gutachten_2021/SVR_Gutachten_2021.pdf. Zugegriffen am 27.04.2024

Walger M (2024) DiGA: die unerschlossene Welt der IVD-Daten. https://e-health-com.de/kolumnen/details-blog/diga-die-unerschlossene-welt-der-ivd-daten/. Zugegriffen am 25.04.2024

Wessel L, Sundermeier J, Rothe H, Hanke S, Baiyere A, Rappert F, Gersch M (2024) Designing as trading-off: a practice-based view on smart service systems. Eur J Inf Syst 1–26. https://doi.org/10.1080/0960085X.2024.2308541. https://www.tandfonline.com/doi/full/10.1080/0960085X.2024.2308541

Digitale Apps erfolgreich entwickeln und in die Versorgung integrieren am Beispiel der Prähabilitation

7

Maria Wobith, Nico Helling und Andreas A. Schnitzbauer

Inhaltsverzeichnis

7.1	Was ist Prähabilitation und warum macht die Verwendung einer App Sinn?	100
7.2	Herausforderungen und Chancen der digitalen Prähabilitation aus Sicht des Entwicklers	103
	7.2.1 Herausforderungen der Personalisierung und dynamischen Gestaltung	103
	7.2.2 Chancen für Patient*innen und Kliniken	104
	7.2.3 Perspektiven	106
7.3	Entwicklung einer digitalen Gesundheitsapp aus der Sicht des Klinikers	108
	7.3.1 Anforderungen, Team und Struktur	108
	7.3.2 Fördermöglichkeiten, Geldquellen und Gründung	110
	7.3.3 Entwicklung	111
7.4	Handlungsempfehlungen für das persönliche Patientengespräch	113
Literaturverzeichnis		116

M. Wobith (✉)
National University Hospital, Singapore
E-Mail: maria.wobith@gmx.de

N. Helling
Science for Life GmbH, Düsseldorf, Germany
E-Mail: nico.helling@prehab-m.com

A. A. Schnitzbauer
Knappschaft Kliniken Universitätsklinikum Bochum, Ruhr-Universität-Bochum, Klinik für Chirurgie, Bochum, Germany
E-Mail: andreas.schnitzbauer@rub.de

© Der/die Autor(en), exklusiv lizenziert an Springer-Verlag GmbH, DE, ein Teil von Springer Nature 2025
T. G. Weimann et al. (Hrsg.), *Digitale Patientenkommunikation*,
https://doi.org/10.1007/978-3-662-71034-0_7

Zusammenfassung

Auf die im vorherigen Kapitel beschriebenen Regulatorien und Inhalte von DiGAs soll nun anhand eines Beispiels aus der Praxis näher eingegangen werden. Im Bereich der multimodalen Prähabilitation sind international mehrere Apps auf den Weg gebracht worden. Bisher ist noch keine dieser Apps als DiGA in Deutschland zugelassen, jedoch ist der Weg dahin bereits gebahnt. Warum eine solche DiGA Sinn macht und welche Chancen, aber auch Hürden dahinterstehen, damit wollen wir uns in diesem Kapitel auseinandersetzen. Nach einer kurzen Darstellung der Historie und aktuellen Evidenz zur digitalen Prähabilitation werden wir uns den spezifischen Anforderungen einer solchen App aus Sicht des Entwicklers widmen. Anschließend wird auf die Entwicklung einer App aus der Sicht des Klinikers, mit spezifischen Empfehlungen vom Entwicklungsprozess über regulatorische Hinweise bis hin zur Realisierung eines solchen Projektes, eingegangen.

7.1 Was ist Prähabilitation und warum macht die Verwendung einer App Sinn?

Bei der Prähabilitation handelt es sich um eine tertiäre Prävention, die dazu dient, Patient*innen bestmöglich auf ihre Therapie vorzubereiten. Besonders vor großen operativen Eingriffen ist das Konzept inzwischen bekannt und besteht zumeist aus den Säulen Bewegung, Ernährung und psychische Unterstützung. Weitere Elemente bilden ein Patient Blood Management, Medikationsoptimierung sowie Rauch- und Alkoholentwöhnung. Das Ziel ist es, die Wochen vor dem operativen Eingriff zu nutzen, um die körperliche Funktionalität (Molenaar et al. 2023) und den Ernährungszustand zu verbessern bzw. eine Verschlechterung zu verhindern (Halliday et al. 2023), eine bessere Lebensqualität zu erreichen (Gkaintatzi et al. 2022) und sich letztendlich postoperativ schneller zu erholen (Bojesen et al. 2023). Weiterhin wird optimalerweise eine geringere Komplikationsrate (Tukanova et al. 2022) mit weniger schweren Komplikationen (Molenaar et al. 2023), eine bessere Toleranz gegenüber der Chemotherapie (Christodoulidis et al. 2023), eine kürzere Krankenhausaufenthaltsdauer (Skořepa et al. 2024; Chang et al. 2023) und letztlich ein besseres Langzeit-Outcome erreicht. Aus der aktuellen Evidenz lassen sich aufgrund großer Heterogenität der bisherigen Studien allerdings kaum spezifische Empfehlungen ableiten (Molenaar et al. 2023; McIsaac et al. 2022). So fasst auch die aktuelle POMGAT-Leitlinie zusammen, dass eine ressourcenaufwendige Prähabilitation derzeit nicht gerechtfertigt ist (Leitlinienprogramm Onkologie 2023).

Daraus ergibt sich der Ansatz für eine digitale Prähabilitation, wodurch teure Ressourcen wie Personal, Fahrtkosten und Raum im Krankenhaus in einem geringeren Maße benötigt und trotzdem die individuellen Risikofaktoren gezielt adressiert werden können (Van Wijk et al. 2021; Scheenstra et al. 2023). Eine multimodale, ressourcenaufwendige Prähabilitation, wie sie in den vergangenen Jahren in den meisten Studien durchgeführt wurde, ist so in den meisten Gesundheitssystemen nicht abbildbar, somit auch nicht einfach in die klinische Routine umzusetzen und spiegelt damit nicht die Versorgungsrealität im klinischen Alltag wider. Hinzu kommt, dass Patient*innen präoperativ nur ungern in die Klinik pendeln. Somit können digitale Lösungen zum einen aufwendige Ressourcen reduzieren und zum anderen das „patient empowerment" erhöhen (Schnitzbauer et al. 2024).

▶ Durch eine digitale Prähabilitation können aufwendige Ressourcen geschont und das „patient empowerment" erhöht werden.

Die Evidenz für digitale Prähabilitationsprogramme wächst von Tag zu Tag. Ein systematisches Review schloss zwischen 2012 und 2022 6 randomisierte kontrollierte Studien und 20 Pilot- bzw. Machbarkeitsstudien zum Thema digitale Technologien im Rahmen der Prähabilitation ein (Blumenau Pedersen et al. 2023). Auch wenn die Programme erheblich in ihrem Inhalt variierten, zeigten sie durchweg eine hohe Akzeptanz und gute Machbarkeit. Erste Vergleiche von digitalen mit persönlichen Prähabilitationsprogrammen legen eine Nichtunterlegenheit der digitalen Prähabilitation nahe und konnten deren Effektivität zeigen (Moorthy et al. 2023).

Da ein Prähabilitationsprogramm stark von der Adhärenz der Patient*innen abhängig ist, bringt dieses nur einen Vorteil, wenn man diese hoch halten kann. Dabei muss berücksichtigt werden, dass aktuell ein Umgang mit dem Smartphone und dementsprechend mit Apps vor allem für ältere Patient*innen noch nicht selbstverständlich ist. Sicher wird sich dieses Phänomen in den nächsten 10–20 Jahren ändern, wenn auch die dann über 80-Jährigen an den Umgang mit Apps gewöhnt sind. In den Niederlanden haben immerhin 52 % der Patient*innen, die eine große Herz-Thorax-chirurgische Operation erwarteten, die Teilnahme an einer digitalen Prähabilitation abgelehnt. Davon gaben 32 % der Patient*innen an, dass sie einen unzureichenden Internetzugang oder nicht ausreichende digitale Fähigkeiten hätten (Scheenstra et al. 2023). Auffällig war, dass Nichtteilnehmer vulnerable Patient*innen mit einem ungünstigeren Risikoprofil und mehr modifizierbaren Risikofaktoren waren, die wahrscheinlich am meisten von einer Prähabilitation profitiert hätten. Nicht überraschend waren das auch die älteren Patient*innen.

Der große Vorteil, den eine digitale Prähabilitation bei älteren Patient*innen bringt, ist die Durchführbarkeit auch bei fehlender Mobilität und bei größeren Entfernungen zu entsprechenden Einrichtungen, vor allem in ländlichen Gegenden.

▶ Älteren Patient*innen, mit häufig ungünstigerem Risikoprofil, fehlen heutzutage oft noch entsprechende digitale Fähigkeiten für den Umgang mit Apps.

Weiterhin ist die Diskrepanz zwischen dem, was sich Patient*innen vornehmen zu tun und dem, was tatsächlich realisiert wird, zum Teil beträchtlich. In einer kanadischen Machbarkeitsstudie wurden verschiedene Angebote für eine multimodale Prähabilitation internetbasiert angeboten, die von einfachen Informationen über spezifische Angebote bis hin zur aktiven Unterstützung bei der Prähabilitation reichten. Von 86 % der Patient*innen, die sich vornahmen, die Website zu besuchen, realisierten es immerhin 71 %. Von 71 % der Patient*innen, die initial daran interessiert waren, die aktive Unterstützung in Anspruch zu nehmen, haben 14 % angegeben, diese auch genutzt zu haben, wobei letztlich aber keiner der Patient*innen das Team wirklich kontaktiert hatte (Ip et al. 2024).

Insgesamt ist die Adhärenz zu einem Prähabilitationsprogramm von vielen Faktoren abhängig – dazu gehören verhaltens-, körperliche, psychologische und soziale Faktoren (Lafaro et al. 2020). Vor allem das Einbeziehen der Angehörigen kann die Adhärenz deutlich steigern. Weitere Faktoren, die die Adhärenz verbessern können, sind: (1) gemeinsames Entwickeln eines Übungsprogramms, (2) individuelle Ziele setzen und (3) individuelle Umsetzungsstrategien erarbeiten.

Die Akzeptanz von mHealth-Apps in Deutschland wurde auf Basis des UTAUT2-Modells (Unified Theory of Acceptance and Use of Technology 2) sowie weiterer theoriegeleiteter Konstrukte, wie Selbstwirksamkeit und wahrgenommene Barrieren im Zusammenhang mit Vertrauen und Technologieresistenz, evaluiert (Uncovska et al. 2023). Das UTAUT2-Modell ist eine Erweiterung des ursprünglichen UTAUT-Modells von Venkatesh et al. (2012), das entwickelt wurde, um das Verhalten und die Akzeptanz von Technologien zu erklären. Das Modell integriert neue Konstrukte, die besonders für individuelle Nutzer in Alltagsanwendungen relevant sind, und baut auf den Kernelementen des ursprünglichen UTAUT-Modells auf. Es umfasst folgende Dimensionen:

(1) „performance expectancy" (Leistungserwartung),
(2) „effort expectancy" (Aufwandserwartung),
(3) „social influence" (sozialer Einfluss),
(4) „facilitating condition" (ermöglichende Bedingungen),
(5) „hedonic motivation" (hedonische Motivation),
(6) „price value" (Preis-Leistungs-Verhältnis),
(7) „habit" (Gewohnheit).

Das Modell berücksichtigt, dass die Wirkung der oben genannten Konstrukte durch demografische Faktoren und individuelle Unterschiede moderiert werden kann: Alter, Geschlecht und Erfahrung mit der Technologie.

In Deutschland hat eine Untersuchung der Akzeptanz von digitalen Gesundheitsanwendungen (DiGAs) gezeigt, dass insbesondere die wahrgenommene Selbstwirksamkeit und die Leistungserwartung entscheidende Prädiktoren für die Bereitschaft zur Nutzung digitaler Gesundheitsinterventionen sind. Demografische Merkmale wie Alter, Einstellung gegenüber Technologien und digitale Kompetenz (e-Literacy) spielen ebenfalls eine zentrale Rolle. Im Gegensatz dazu erwies sich die Bedienfreundlichkeit („effort expectancy") als nicht signifikant, was die Autoren mit der zunehmenden Verbreitung mobiler Technologien in allen Altersgruppen und der durch die COVID-19-Pandemie beschleunigten digitalen Transformation erklären. Für Ärzt*innen sowie andere Stakeholder im Bereich mHealth betont die Studie die Bedeutung, negative Überzeugungen frühzeitig zu adressieren – insbesondere in Bezug auf Datenschutz und Datensicherheit –, um die Akzeptanz zu fördern. Trotz der fortschreitenden Digitalisierung bleibt es essenziell, die spezifischen Bedürfnisse älterer und weniger digital affiner Patientengruppen zu berücksichtigen.

> Wichtige Einflussfaktoren auf die Nutzung digitaler Gesundheitsanwendungen sind insbesondere:
>
> - **Selbstwirksamkeit** (Wahrnehmung, gesundheitsbezogene Maßnahmen selbst umsetzen zu können und eine Technologie erfolgreich zu nutzen),
> - **Leistungserwartung** (wahrgenommene Nützlichkeit der Anwendung),
> - **Alter**,
> - **Einstellung gegenüber Technologien**,
> - **digitale Kompetenz (e-Literacy)**.

7.2 Herausforderungen und Chancen der digitalen Prähabilitation aus Sicht des Entwicklers

Die Nutzung einer digitalen Gesundheitslösung zur Prähabilitation von Patient*innen bietet erstmals die Möglichkeit, ein geeignetes und auf die individuelle Situation zugeschnittenes Prähabilitationsprogramm einfach mit nach Hause zu nehmen. Die digitale Prähabilitation, wie sie z. B. mit der PrehabM-App angeboten wird, ist hierfür ein sehr gutes Beispiel.

7.2.1 Herausforderungen der Personalisierung und dynamischen Gestaltung

Die multimodale Prähabilitation, eine Kombination aus einer Vielzahl von Interventionen bei gleichfalls sehr heterogenen Patient*innen, stellt eine besondere Herausforderung in der Entwicklung einer digitalen Lösung dar. Das Entwicklungsziel sollte daher auf einen hohen Grad der Personalisierung der Prähabilitation durch Berücksichtigung der individuellen Patientensituation basieren und grenzt sich damit von einer zu hohen Standardisierung ab, um ein bestmögliches Prähabilitationsergebnis zu erzielen. Am Beispiel der PrehabM-App (http://www.prehab-m.com; Science for Life GmbH; siehe Abb. 7.1) gibt es somit insgesamt über 100 unterschiedliche Übungen, die jeweils individuell auf die Ausgangssituation der Patient*innen zugeschnitten werden.

Allein die Berücksichtigung ausgewählter Patienteneigenschaften, wie Rauch- und Trinkgewohnheiten, Über- oder Untergewicht, Alter, die verschriebene Einnahme und An-

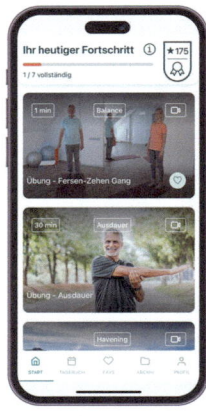 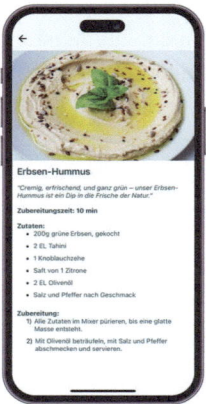 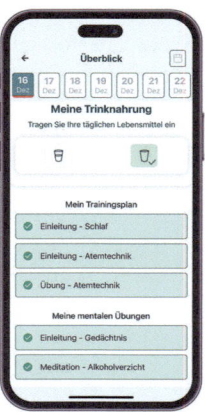 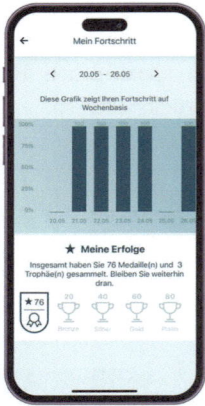

| App-basierte Begleitung von Trainingsübungen und Edukation | Förderung eines gesunden Ernährungsverhaltens | Liste der am Tag erledigten Übungen (Journal) und Erinnerungen | Fortschritte/Medaillen und Pokale (Gamification) |

Abb. 7.1 Exemplarische Darstellung der Funktionen der PrehabM-App

zahl von Trinklösungen oder körperliche Einschränkungen schafft eine Komplexität, die sich einer manuellen Ausarbeitung von individualisierten Prähabilitationsplänen geradezu entzieht. Wenn man ferner die individuelle Eingangsfitness, die ebenfalls von der App erfasst wird, und die Vorbereitungsdauer bis zum Eingriff berücksichtigt, dann ergeben sich im Ergebnis der Personalisierung einige Tausend unterschiedliche Prähabilitationspläne. Eine weitere Ebene der Komplexität resultiert aus der Dynamisierung, die erforderlich wird, da sich z. B. der Termin für eine Operation ändern kann oder sich die Leistungsfähigkeit der Patient*innen im Verlauf der Prähabilitation verbessert oder verschlechtert, z. B. im Falle einer neoadjuvanten Therapie. Die Dynamisierung der Prähabilitation erlaubt somit eine ggf. tagesaktuelle Anpassung des Prähabilitationsprogramms nach Maßgabe der etwaig veränderten Umstände.

7.2.2 Chancen für Patient*innen und Kliniken

Eine digitale Lösung für die Prähabilitation liegt also aus Gründen der begrenzt verfügbaren medizinischen und finanziellen Ressourcen, der Komplexität einer Individualisierung ebenso wie zur Optimierung der Effektivität auf der Hand. Allein die konventionelle Prähabilitation mit Einzel- oder Gruppensitzungen kann Kosten pro Patient*in von über 3000 Euro verursachen (Ke et al. 2023). Der besondere Vorteil einer App besteht darüber hinaus darin, dass die meisten Menschen heute über ein Mobiltelefon verfügen und dies als ein Instrument zur Informations- und Terminverwaltung täglich nutzen. Weiterhin erlaubt die digitale Prähabilitation die Ausspielung von relevanten Informationen zum –

für die Patient*innen – bestmöglichen bzw. relevanten Zeitpunkt auch dann, wenn die Patient*innen nicht im direkten Gespräch mit dem Arzt sind. So können beispielsweise besondere Hinweise zur Ernährung bei großen viszeralchirurgischen Eingriffen an den entsprechenden Tagen vor dem Eingriff an die Patient*innen gegeben werden, ohne dass diese dafür in der Praxis oder Klinik sein müssen.

Viele Informationen rund um den Eingriff können den Patient*innen auf Wunsch zu jeder Tageszeit bereitgestellt werden. Auf diese Weise können einfache Fragen schnell beantwortet und damit medizinisches Personal zeitlich entlastet werden. Ferner wird die Gesundheitskompetenz der Patient*innen gefördert. Diese Gesundheitskompetenz ist nicht nur unmittelbar in der Vorbereitung auf einen chirurgischen Eingriff wichtig, sondern verhilft den Patient*innen langfristig und dauerhaft zu einer höheren Resilienz.

Ein weiterer Nutzen einer digitalen Gesundheitslösung besteht in der Erhebung von Patientendaten, die präklinisch aktuell nicht verfügbar sind. Im Sinne einer verbesserten Arzt-Patienten-Kommunikation können die Patient*innen darin einwilligen, ihre Prähabilitationsdaten mit dem medizinischen Personal, wie z. B. dem Arzt oder der Ärztin, Physiotherapeut*innen oder Ernährungsberater*innen, zu teilen. Aufgrund der täglichen Aufzeichnung von Übungen und Ernährungs- bzw. Konsumgewohnheiten haben sowohl die Patient*innen selbst wie auch die behandelnden Ärzt*innen eine stets aktuelle Übersicht und zuverlässige Datenbasis als Grundlage für die entsprechenden Empfehlungen.

Der oft zeitintensive und erinnerungsbedingt lückenhafte Dialog mit den Patient*innen über deren Lebensstil, die Übungstreue und Konsumgewohnheiten im Rahmen der Prähabilitation kann durch eine sehr viel zuverlässigere und qualitativ hochwertigere automatische Datenerhebung innerhalb der App ersetzt werden. Zur Verbesserung der Datenbasis gehören beispielsweise auch Informationen über die Unverträglichkeit bei der Nahrungsaufnahme. Sobald in den Daten Probleme erkannt werden, z. B. Gewichtsverlust oder mangelnde Einnahme von Trinknahrung, erhalten die Patient*innen eine Mitteilung, dass sie sich an den behandelnden Arzt oder Ernährungsexperten wenden sollen. Diese Entwicklung wird parallel auch dem Arzt oder der Ärztin transparent gemacht, falls die Patient*innen ihre Daten teilen. Sowohl die Patient*innen als auch der Arzt oder die Ärztin können also im Zeitverlauf ggf. auftretende Muster bei Beschwerden besser erkennen, da auf die relevanten Informationen zu jeder Zeit zugegriffen werden kann. Zusätzlich werden „Patient-reported Outcomes" regelmäßig erfasst. Diese umfassen neben den oben genannten etwaigen Nahrungsmittelunverträglichkeiten auch das allgemeine tägliche Wohlbefinden sowie den Grad der Anstrengung nach absolvierten Übungen anhand der Borg-Skala (Borg 1970).

▶ Digitale Gesundheits-Apps sind keine Selbstläufer – ihre Wirksamkeit hängt entscheidend von regelmäßigen Feedbackloops mit betreuenden Ärzten ab, die den Fortschritt überwachen, Schwierigkeiten adressieren und in Follow-ups sicherstellen, dass Patient*innen die App effektiv nutzen können, um so die Ergebnisse zu optimieren.

In Studien hat sich beispielsweise gezeigt, dass nur rund 22–36 % der Patient*innen mit einer ausreichenden Menge an Proteinen versorgt sind. Gleichfalls ist jedoch eine ausreichende Proteinversorgung mit einem kürzeren Krankenhausaufenthalt und einer geringen Rate von infektiösen Komplikationen verbunden (Yeung et al. 2017). Das jederzeit abrufbare Angebot von einfachen Kochrezepten mit hohem Proteingehalt unter Einbeziehung der individuellen Proteinpräferenzen (z. B. wichtig für Pescetarier oder Vegetarier) bietet hier eine einfache Hilfestellung, um die Versorgung der Patient*innen mit wichtigen Proteinen sicherzustellen.

Die digitale Prähabilitationslösung bietet darüber hinaus eine neue Dimension zur Verbesserung der Patientenversorgung durch „machine learning" oder „KI" (künstliche Intelligenz). Die große Menge an anonymen Übungs- und Gewohnheitsdaten erlaubt es, Muster und Zusammenhänge zu erkennen und daraus einerseits die bestmöglichen Kombinationen von Übungen und andererseits bestimmte Prognosen abzuleiten. Die bestmöglichen Kombinationen von Übungen im Sinne des besten Prähabilitationsergebnisses können dabei in Abhängigkeit von bestimmten Patienteneigenschaften, wie z. B. Alkoholkonsum, ermittelt werden. Diese Möglichkeiten bieten ausschließlich moderne KI-Algorithmen, da die Komplexität und Menge von Daten nicht oder nur mit unvertretbar hohem Aufwand manuell ausgewertet werden können.

Die Integration von Fitnesstrackern in die digitale Prähabilitation wird die Datenquantität und -qualität in einem weiteren Schritt wesentlich verbessern und damit eine noch präzisere Individualisierung und Dynamisierung von Übungen ermöglichen. Auch die Adhärenz wird sich dadurch weiter steigern lassen. Zahlreiche Fitnesstracker bieten z. B. einen Fitnessscore für die Tagesverfassung an (z. B. auf der Basis von Herzfrequenzvariabilität und Schlafqualität), dieser kann dafür genutzt werden, die Tagesverfassung der Patient*innen für die Dynamisierung der Prähabilitationsübungen einzubeziehen. Auf diese Weise können an Tagen mit guter körperlicher Leistungsfähigkeit intensivere körperliche Übungen angeboten werden, während an anderen Tagen eher Übungen für das mentale Wohlempfinden in den Vordergrund gestellt werden. Diese Art der Dynamisierung ist ein wichtiger Schritt zur Verbesserung der Prähabilitationsergebnisse und der Adhärenz. Abb. 7.2 stellt den Prozess der Personalisierung zusammenfassend dar.

7.2.3 Perspektiven

Die Möglichkeit zur Erstellung von Prognosen durch den Einsatz von KI ist eine weitere Verbesserung der Versorgung. So können perspektivisch bestimmte Risikofaktoren, wie Mangelernährung oder Übergewicht, zur Ableitung individueller Risikoprofile für Patient*innen führen. Diese können wiederum dazu genutzt werden, um präventiv häufig auftretenden Komplikationen entgegenzuwirken.

Der Einsatz von digitalen Gesundheitslösungen in der Prähabilitation hat bereits mit den heute existierenden technischen Möglichkeiten ein hohes Potenzial, kosten- und ressourceneffiziente Prähabilitationsprogramme für die Patient*innen aufzustellen.

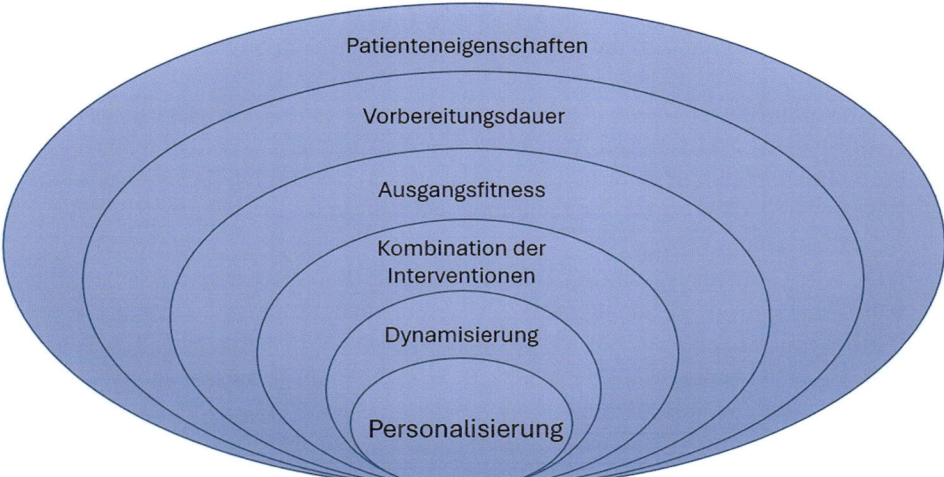

Abb. 7.2 Der Prozess hin zur Personalisierung ist komplex und dynamisch, viele Faktoren müssen hier Berücksichtigung finden

Darüber hinaus besteht durch die Erhebung und Auswertung von umfangreichen Daten die Möglichkeit, die Prähabilitationspläne und Prognosen technisch weiterzuentwickeln und zu personalisieren, um die Versorgungsqualität und die Prähabilitationsergebnisse im Sinne einer höheren Patientenresilienz stetig zu verbessern.

> **Zusammengefasst:**
> - Digitale Prähabilitation ist alternativlos, da begrenzte personelle Kapazitäten und Kosten (ca. 3000 Euro Ke et al. 2023) einen flächendeckenden Einsatz nicht ermöglichen.
> - Der Einsatz von Algorithmen ermöglicht einen hohen Grad der Individualisierung, der manuell nicht machbar ist. Individualisierung ist wiederum im Sinne des Konzepts der „personalized medicine".
> - Der Einsatz von KI ermöglicht ein bislang nicht erreichtes Niveau zur Optimierung von Übungen sowie eine (statistische) Prognose bei Heilungsverläufen bzw. Risiken für Komplikationen und „readmission".
> - Mit zunehmender Evidenz aus aktuell laufenden Studien ist davon auszugehen, dass sich digitale Prähabilitation für sehr viele elektive große Eingriffe durchsetzen wird.
> - Mithilfe der App können sowohl die Patient*innen als auch der Arzt bzw. die Ärztin ein (Self-) Monitoring der Prähabilitationsprogramme mit tagesaktuellen
>
> (Fortsetzung)

> Daten durchführen. Auf diese Weise entsteht automatisch ein digitales Patiententagebuch.
> - Die umfangreiche Darlegung zu Elementen des gesunden Lebensstils und entsprechenden Erläuterungen zu Ursachen und Wirkungen (z. B. bei Schlaf oder Ernährung) führt zu einer höheren Patientensouveränität und Gesundheitskompetenz und trägt somit zu einer dringend notwendigen Selbstverantwortung („patient empowerment") bei.
> - Digitale Gesundheitslösungen, wie hier in der Prähabilitation, ermöglichen eine differenzierte und gleichfalls klare „Zielvereinbarung" mit den Patient*innen zur Erhöhung der Adhärenz. Dabei orientieren sich die Patient*innen an den täglich für sie individualisierten Vorgaben, z. B. zu Ernährungs- oder Bewegungszielen, die mit motivierenden Belohnungen kombiniert werden können.

7.3 Entwicklung einer digitalen Gesundheitsapp aus der Sicht des Klinikers

Die Entwicklung einer digitalen Gesundheitsanwendung im klinischen Umfeld ist ein anspruchsvoller und zugleich chancenreicher Prozess, der weit über die Idee hinausgeht, einen bestehenden Ablauf zu digitalisieren. Kliniker*innen stehen dabei vor der Herausforderung, medizinische, regulatorische, technische und ökonomische Anforderungen gleichermaßen zu berücksichtigen – stets mit dem Ziel, eine evidenzbasierte, praktikable und patientenorientierte Lösung zu schaffen. Die nachfolgenden Abschnitte zeigen anhand eines realen Use Cases praxisnah auf, welche Schritte, Überlegungen und Hürden in der Entwicklung zu beachten sind – von der ersten Bedarfseinschätzung bis zur klinischen Prüfung.

7.3.1 Anforderungen, Team und Struktur

In der Entwicklung einer Gesundheitsapp gibt es für Kliniker zahlreiche Herausforderungen zu bewerkstelligen. Die wichtigste Frage, die man sich zu Beginn stellen sollte und muss, ist, ob es wirklich notwendig ist, einen Prozess digital abzubilden und ob es sinnvoll möglich ist, diesen in der Klinik zu implementieren. Das erfordert eine systematische Herangehensweise und die Aufstellung einer multidimensionalen Planungsmatrix.

Das Kapitel lehnt sich hierbei an den Use Case der Prep4Surg-App der Fa. Capreolos GmbH an, einer Ausgründung des Autors aus der Goethe-Universität Frankfurt, die in einem Forschungs- und Entwicklungsprozess zwischen Capreolos und der Goethe-Universität entwickelt wurde und sich derzeit in der Phase der finalen klinischen Prüfung vor Zulassung als Medizinprodukt befindet (www.prep4surg.com).

Für die klinisch Tätigen steht hierbei zunächst die Evidenz im Vordergrund. Hierzu sollte eine systematische Literaturrecherche durchgeführt werden, die das Problem mit seinen klinischen, beeinflussenden und technischen Facetten abdeckt. In der Medical Device Regulation (MDR) wird das u. a. in der klinischen Evaluation relevant, die verlangt, dass man die Wirkung eines Produktes genau analysiert und den aktuellen Stand der Technik anwendet. Die klinische Evaluation (siehe auch Kap. 13) muss dann im weiteren Prozess fortlaufend erneuert und angepasst werden.

Für die Prähabilitation kamen wir zu folgenden großen übergeordneten Kapiteln und Herausforderungen (Sliwinski et al. 2023):

- Gibt es standardisierte Instrumente, die uns das Risiko der Patient*innen einfach, schnell, strukturiert und ohne große Zeitverzögerung im klinischen Alltag messen lassen?
- Welches Trainingsprogramm ist sinnvoll und messbar umsetzbar?
- Wird die Compliance der Patient*innen erfasst?
- Haben wir Elemente des Patient-reported Outcomes mit implementiert?
- Kann man remote sicher trainieren und überwiegt das Risiko einer schweren Komplikation im Setting zu Hause?
- Hat die Verzögerung der Operation in der Risiko-Nutzen-Einschätzung gegenüber eines potenziellen Krankheitsprozesses eine akzeptable Bewertung?
- Haben wir gute Instrumente zur Ergebnismessung der chirurgischen Qualität?

▸ Diese Fragen zu beantworten, sollte das Grundprinzip jeder digitalen Lösung sein, damit man das misst, was relevant ist, den Prozess schlank hält und diesen so gestaltet, dass er sinnvoll in den klinischen Alltag implementiert werden kann. Für die Patient*innen muss es so gestaltet sein, dass es einfach umsetzbar, verständlich und motivierend ist.

Die Anforderung der klinischen Evaluation leitet direkt zum 2. Teil über, der mit die größte Herausforderung darstellt. Die Entwicklung einer digitalen Gesundheits-App ist ein hochregulierter Prozess. Sie unterliegt komplett der MDR und der DIN ISO 13485 (siehe auch Kap. 16). Seit Juli 2024 kommen für Anwendungen als cloudbasierte Lösungen (das werden die meisten sein) die DIN ISO 27001-basierten C5-Anforderungen des Bundesinstituts für Sicherheit in der Informationstechnik hinzu, in der die konforme Umsetzung der Anforderungen der Datenschutzgrundverordnung geprüft wird. Auf den Webseiten des BfArM erhält man alle notwendigen einführenden Informationen zu den Regularien und Gesetzen, die in der Entwicklung Anwendung finden.

Wir empfehlen hier, dass man sich frühzeitig beraten lässt, wie man diese Anforderungen konform umsetzen kann, welche Unterstützung man erhalten kann, welche Fördermaßnahmen es gibt und was man auf alle Fälle vermeiden sollte, wenn man ein digitales Medizinprodukt aus der Klinik heraus entwickeln will. Die erste Frage, die in aller Regel zuerst erörtert wird, ist, ob das Produkt überhaupt ein Medizinprodukt ist (meistens ja!). Hierzu gibt es in der MDR eine strukturierte Checkliste, die hilft, diese Frage zu klären und das Produkt gemäß den anwendbaren Regeln in die entsprechende Klasse einordnet.

Im nächsten Schritt sollte man eine dezidierte Budget- und Zeitplanung durchführen. Ebenso muss man eruieren, inwiefern man eine regulatorische Unterstützung vonseiten des Arbeitgebers oder der Universitäten erhält (in aller Regel keine), ob man bestimmte Prozesse auslagern kann (sehr teuer) oder ob es notwendig sein wird, dass man ausgründet (mutig, gut und vermutlich der ehrlichste Weg).

Neben der guten Idee und Geld bedarf es eines guten Teams. Man sollte komplementäre Fähigkeiten vorhalten können, in der Lage sein, multidimensional Probleme zu lösen und man sollte sich zu Beginn wirklich für alles interessieren, um diesen komplexen Ablauf zu verstehen. Als Team sollte man dann die Schritte der Entwicklung, inklusive Qualitäts- und Risikomanagement, planen, man sollte den Markt analysieren, die Aufgaben klar verteilen und eine realistische Zeit- und Finanzplanung anstreben. Es ist üblich und notwendig, dass man sich bereits Gedanken von der Idee bis zum Markteintritt sowie die Wachstumsmöglichkeiten bis hin zum Exit macht, wenn man Investoren gewinnen will. Diese werden Sie mittelfristig benötigen, um eine digitale Lösung im Markt etablieren zu können.

7.3.2 Fördermöglichkeiten, Geldquellen und Gründung

Nutzen Sie zu Beginn sämtliche Fördermöglichkeiten wie Exist-Förderung, Gründer-HUB und Accelerator-Programme. Zur Entwicklung eines digitalen Medizinproduktes stehen bis dato keine Fördermittel der DFG und des Innovationsfonds zur Verfügung. Es gibt aber zahlreiche Fördermöglichkeiten auf Landes- und Bundesebene, die Forschungs- und Entwicklungstätigkeiten von kleinen und mittelständischen Unternehmen in Union mit wissenschaftlichen Einrichtungen unterstützen. Diese finden sich beispielsweise beim Bundesministerium für Bildung und Forschung, beim Bundesministerium für Wirtschaft und analog dazu auch auf Landesebene. Besonderheiten der Programme sind die meist anteilige Finanzierung für das Unternehmen (50 %) und die beteiligte kooperierende Hochschule (90 %) und die damit einhergehende Anforderung der Gegenfinanzierung aus eigenen Mitteln. Diese eigenen Mittel müssen vor Projektbeginn zur Verfügung stehen und sind meist Mittel aus einer Seed-Finanzierungsrunde durch Business Angels und Family & Friends-Investments.

> ▶ Auch eine private finanzielle Investition in das Unternehmen wird zu Beginn kaum zu vermeiden sein und zeigt potenziellen Investoren die Risikobereitschaft und Ernsthaftigkeit der Unternehmung!

Aufgrund der hohen regulatorischen Anforderungen sind meist Ausgründungen erforderlich, die gut vorbereitet werden müssen. Hierzu benötigt es juristische Unterstützung

(Cave: hoher Kostenfaktor). Sie sind als Arbeitnehmer verpflichtet, Ihre Idee Ihrem Arbeitgeber als Erfindung zu melden. In der Regel sind dies Universitäten. Diese Idee wird von den an die Universität angebunden Wissens- und Forschungstransferunternehmen geprüft und festgelegt, ob die Universität ein Interesse an der Verwertung der „intellectual property" (IP) hat. Gemeinsam mit Ihnen wird dann ein Plan erarbeitet, wie die Idee geschützt und weiter kommerzialisiert werden kann. Diese Unternehmen können weiterhin die Vernetzung in die Industrie und die Entwicklung hinein fördern und so Unterstützung geben.

Bei digitalen Anwendungen wird die IP häufig als nicht schützenswert angesehen, sodass sie komplett in die Unternehmen überführt werden kann und vertraglich geregelt wird, inwiefern und wie die Universität im Erfolgsfall daran wirtschaftlich partizipiert. Hier sollte man sich gut beraten lassen und auch die Kosten der juristisch notwendigen Auseinandersetzung nicht scheuen.

Die Gründung müssen Sie von einem Anwalt begleiten lassen. Sie müssen zunächst klären, welche Rechtsform Ihre Gründung haben soll. Wir empfehlen die Gesellschaft mit beschränkter Haftung (GmbH), die als Kapitalgesellschaft von einem oder mehreren Gesellschaftern gegründet werden kann und von den Investoren als vollwertige und professionelle Rechtsform wahrgenommen wird.

7.3.3 Entwicklung

Nach erfolgreicher Gründung beginnt schließlich die Entwicklung. Die Idee muss in User Interfaces übersetzt werden und es muss praktikabel überprüft werden, ob die Datensätze und Algorithmen, die angewandt und erhoben werden sollen, auch technisch umsetzbar sind.

▶ Die Gebrauchstauglichkeit sollte sich von Anfang an am zweckmäßigen Gebrauch und an den aktuellen technischen Standards orientieren.

Die initialen Entwicklungsschritte sind zeitaufwendig und man muss lernen, wie Softwareentwickler zu denken, und Softwareentwickler müssen lernen, wie Ärzte ticken. Das heißt, dass man viel Zeit damit verbringt, zu erklären, was es medizinisch bedeutet, was man erheben will und andererseits, dass man als Arzt verstehen lernt, wieso manche Elemente technisch keinen Sinn machen und sich an bestimmte definierte Standards halten zu müssen. Grundsätzlich ist ein Ansatz „keep it smart and simple" zu empfehlen und weniger ist manchmal mehr. Gerade in Hinblick auf die zukünftigen Anwendergruppen muss das klar bedacht werden.

In unserer eigenen Entwicklung haben wir den Arzt- und den Patiententeil klar getrennt und somit praktisch zwei miteinander als Einheit funktionierende Apps geschaffen. Der Charme dabei war, dass man die Doc-App terminologisch anspruchsvoller gestalten konnte und die Patienten-App vor allem hinsichtlich der Gamification-Strategie „peppiger" darstellen konnte. Somit wurden beide Zielgruppen optimal abgebildet und die Software so miteinander verknüpft, dass die Ergebnisse ihr wissenschaftliches Ziel optimal erreichen.

▶ Setzen Sie die Fragen, die Sie sich im Rahmen der klinischen Evaluation gestellt haben, um und testen Sie, ob die Elemente digital funktionieren und angenehm bedienbar sind, ohne dass Sie Datamining betreiben, das keinen interessiert und nie ausgewertet wird.

Die datenschutzkonforme Erhebung der Patientendaten kann knifflig sein. Man muss von Anfang an gut planen und überlegen, ob es beispielsweise reicht, dass man Patient*innen in Altersgruppen, BMI, Diagnose und Therapiegruppen clustert, die nicht mit Rohdaten arbeiten, sondern mit übergeordneten Gruppen. Genauso sollte man den Zeitpunkt der Erfassung nicht als Rohdaten (Datum) speichern, sondern ein Startdatum kann den Behandlungstag 0 triggern und dann darauf basierend alle anderen Behandlungstage in der Datenbank als Behandlungstag x_1, x_2, x_3 ... triggern. So kann man vermeiden, dass man zu einem späteren Zeitpunkt nicht datenschutzkonforme Datenbanken schafft, die ein enormes Risiko darstellen können.

▶ Achten Sie auf die datenschutzkonforme und pseudonymisierte Erhebung von Patientendaten und lassen Sie sich beraten.

Nach der Fertigstellung der digitalen Software (das muss in der Planung bereits berücksichtigt werden), müssen Sie diese in klinischen Prüfungen nach DIN ISO 14155, MDR und Medizinprodukterecht-Durchführungsgesetz (MPDG) testen. Sie müssen zeigen, dass Ihre Lösung den gewünschten Effekt erzielt und einen Nutzen für die Patient*innen davonträgt. Auf dieser Evidenz aus der gesamten Entwicklung heraus können Sie dann die Claims (Behauptungen) formulieren, die ihr Qualitätsmanagement (QM) stets abzusegnen hat.

▶ Führen Sie eine DIN ISO 14155-konforme klinische Prüfung durch. Daten, die Sie im Rahmen von „anderen" klinischen Studien erheben, können nicht für die Zulassung verwendet werden und stellen unter Umständen ein unerlaubtes Inverkehrbringen eines Medizinproduktes (auch wenn es noch entwickelt wird!) dar.

Zusammenfassend ist die Entwicklung eines digitalen Instrumentes für Kliniker möglich und im regulatorischen Rahmen ganz klar definiert. Es erfordert Energie, Mut und eine klare Planung und Umsetzung. Es muss einem bewusst sein, dass man unter Umständen einen extremen Spagat zwischen klinischer Forschung und Unternehmertum eingeht, der Finanzmittel erfordert. Dieses Risiko sollte in der akademischen Medizin viel mehr gefördert und logistisch finanziell unterstützt werden. Gerade hinsichtlich der Märkte ist unser Eindruck derzeit, dass wir als Gründer im Bereich der Prähabilitation weltweit erfolgreich sein können, da die digitale Prähabilitation derzeit in den Kinderschuhen steckt und ein innovatives, neues und bedarfsorientiertes Feld in der Medizin ist, das perfekt zu den derzeitigen Bemühungen der Qualitätsoptimierung, Zentralisierung, aber auch der Patientenautonomie passt. In diesem Sinne, haben Sie Mut, auch in anderen Bereichen.

7.4 Handlungsempfehlungen für das persönliche Patientengespräch

Das persönliche Patientengespräch spielt eine entscheidende Rolle, um die Akzeptanz und den Nutzen medizinischer Apps zu vermitteln. Im Zeitalter der digitalen Medizin sind Ärzt*innen als verlässliche Begleiter gefragt, um Patient*innen sicher durch den digitalen Wandel zu führen und Vertrauen in neue Technologien aufzubauen (Widmer 2024). Folgende Handlungsempfehlungen können dabei unterstützen:

Vorteile digitaler Anwendungen herausstellen
Die Vorteile digitaler Lösungen, wie beispielsweise der digitalen Prähabilitation, sollten im Gespräch klar hervorgehoben werden:

- **Weniger Aufwand und mehr Unabhängigkeit:** Patient*innen müssen nicht pendeln, wodurch Zeit, Kosten und Abhängigkeit von Angehörigen reduziert werden.
- **Höhere Flexibilität:** Digitale Maßnahmen lassen sich individuell an den Alltag anpassen und können flexibel, auch spontan, durchgeführt werden.
- **Einfacher Zugang zu Informationen:** Patient*innen erhalten Informationen schnell und unkompliziert, die jederzeit digital abrufbar sind.

„Patient empowerment" fördern
Ein zentraler Punkt ist das Empowerment der Patient*innen, die durch digitale Tools ihre Gesundheit aktiv mitgestalten können:

- **Selbstständigkeit:** Patient*innen haben jederzeit Zugriff auf ihre Gesundheitsdaten und können ihre Fortschritte eigenständig überwachen.
- **Erfolgskontrollen:** Die Möglichkeit, den eigenen Gesundheitszustand zu monitoren, stärkt das Vertrauen in die eigene Fähigkeit, die Therapieziele zu erreichen.

Evidenz und Personalisierung betonen
- **Studienergebnisse vermitteln:** Studien zeigen die Nichtunterlegenheit digitaler Maßnahmen und deren gute Machbarkeit. Diese wissenschaftliche Basis schafft Sicherheit und Vertrauen.
- **Personalisierung der Versorgung:** Digitale Anwendungen ermöglichen eine qualitativ hochwertige, individuell angepasste und patientenzentrierte Betreuung (Widmer 2024).

Datenschutz und Datensicherheit adressieren
Ein sensibler Umgang mit Daten ist essenziell, um Ängste abzubauen:

- **Transparenz schaffen:** Patient*innen sollten informiert werden, dass sie selbst entscheiden können, mit wem sie ihre Daten teilen.
- **Vertrauen fördern:** Die Einhaltung hoher Datenschutzstandards sollte betont werden.

Regelmäßiges Feedback und Unterstützung
Patient*innen profitieren von direktem Feedback und Belohnungssystemen:

- **Fernüberwachung:** Auffälligkeiten werden vom Behandlungsteam registriert, sodass bei Bedarf auch aus der Ferne eingegriffen werden kann. Dies vermittelt zusätzliche Sicherheit.
- **Belohnungssystem und Erfolgskontrolle:** Patient*innen werden durch Belohnungen für die regelmäßige Durchführung von Übungen oder das Tracking ihrer Gesundheitsdaten motiviert. Sichtbare Fortschritte, wie grafische Darstellungen oder Erfolgsmeldungen innerhalb der App, stärken das Gefühl der Selbstwirksamkeit und fördern die kontinuierliche Nutzung.

Digitale Fähigkeiten und Technikbedarf klären
Eine Digitalanamnese sollte fester Bestandteil des Patientengesprächs sein, um die individuellen digitalen Voraussetzungen und Bedürfnisse zu erfassen:

- **Anamnese:** Durch eine Digitalanamnese zur Internet- und Technologienutzung sowie zur digitalen Gesundheitsbildung können wichtige Erfolgsfaktoren vorab identifiziert werden. Dazu gibt es auch standardisierte Fragebögen, wie den „Digital Readiness Questionnaire" (Scherrenberg et al. 2023) (siehe unten).
- **Hilfestellungen anbieten:** Patient*innen sollten durch Manuals, Rufnummern oder Chats unterstützt und durch die ersten Schritte direkt vor Ort begleitet werden. Angehörige, besonders bei älteren Patient*innen, können mit einbezogen werden.
- **Alternativen aufzeigen:** Für Patient*innen, die mit digitalen Lösungen nicht vertraut sind, könnten analoge oder hybride Alternativen diskutiert werden.

Motivierende Gesprächsführung anwenden
Eine motivierende Gesprächsführung ist entscheidend, um Patient*innen von den Vorteilen der digitalen Anwendungen zu überzeugen. Dabei sollte das Gespräch wertschätzend, empathisch und lösungsorientiert geführt werden.

Fazit
Das persönliche Patientengespräch ist ein Schlüssel zur erfolgreichen Einführung digitaler Gesundheitsanwendungen. Durch die Kombination von evidenzbasierten Informationen, gezielten Unterstützungsangeboten und einer motivierenden Gesprächsführung können

Ärzt*innen das Vertrauen der Patient*innen gewinnen und deren Bereitschaft zur Nutzung digitaler Lösungen fördern.

> **Digitalanamnese nach Widmer (2024)**
> - Welche digitalen Geräte nutzen Sie regelmäßig – Handy, Tablet, Computer?
> - Wofür verwenden Sie diese Geräte hauptsächlich – Telefonate, Messaging, Videos, Chatten, Lesen, Arbeiten?
> - Wo suchen Sie normalerweise nach Gesundheitsinformationen – allgemein im Internet, auf bestimmten Plattformen, mittels KI-gestützter Chatbots, auf offiziellen bzw. validierten Gesundheitsseiten?
> - Nutzen Sie bereits Gesundheits-Apps aus einem App-Store? Wurden Ihnen solche Apps von Ihrer Krankenkasse empfohlen?
> - Besitzen Sie eine Smartwatch? Wenn ja, wofür nutzen Sie diese?
> - Haben Sie bereits irgendwelche Ihrer Gesundheitsdaten digital verfolgt oder erfasst – etwa Schrittzahl, Blutzuckerspiegel, Schlafmuster, Blutdruck, Stimmungslage?

> **Digital Health Readiness Questionnaire (Scherrenberg et al. 2023)**
> Bei diesem Fragebogen werden Punkte von 1 bis 5 vergeben, wobei die 1 die geringste Nutzung (für A) bzw. Zustimmung (für B–D) darstellt.
>
> (A) Digital access
>   - I use the internet.
>   - I use a computer and/or laptop.
>   - I use a smartphone and/or laptop.
>   - I use a wearable.
>
> (B) Usage of digital technology
>   - I am able to write and send an email independently.
>   - I use social media such as Facebook, Instagram, other.
>   - I am able to perform videocalling.
>   - I am able to take a picture and to send it to another person.
>   - I am able to register and review my daily step count.
>
> (C) Digital literacy
>   - I know how to find helpful and reliable information on the internet.
>   - I feel safe when looking up information on the internet.
>   - I feel in control when looking up information on the internet.

(Fortsetzung)

(D) Digital health literacy
- I use the internet to find more information about my symptoms, health status and/or medication.
- I use health-related applications to follow up my health status.
- I am able to identify trustworthy, reliable health information on the internet.

Der Fragebogen ist Open Access unter der Creative Commons Attribution License (CC BY 4.0) veröffentlicht (https://creativecommons.org/licenses/by/4.0/).

Literaturverzeichnis

BfArM (2024) Medizinprodukte – Überblick über gesetze und verordnungen. https://www.bfarm.de/DE/Medizinprodukte/Ueberblick/Gesetze-und-Verordnungen/_node.html. Zugegriffen am 03.10.2024

Blumenau Pedersen M, Saxton J, Birch S, Rasmussen Villumsen B, Bjerggaard Jensen J (2023) The use of digital technologies to support home-based prehabilitation prior to major surgery: a systematic review. Surgeon 21(6):e305–e315. https://doi.org/10.1016/j.surge.2023.05.006. https://linkinghub.elsevier.com/retrieve/pii/S1479666X23000604

Bojesen RD, Dalton SO, Skou ST, Jørgensen LB, Walker LR, Eriksen JR, Grube C, Justesen TF, Johansen C, Slooter G, Carli F, Gögenur I (2023) Preoperative multimodal prehabilitation before elective colorectal cancer surgery in patients with WHO performance status I or II: randomized clinical trial. BJS Open 7(6):zrad134. https://doi.org/10.1093/bjsopen/zrad134. https://academic.oup.com/bjsopen/article/doi/10.1093/bjsopen/zrad134/7460389

Borg G (1970) Perceived exertion as an indicator of somatic stress. Scand J Rehabil Med 2(2):92–98

Chang MC, Choo YJ, Kim S (2023) Effect of prehabilitation on patients with frailty undergoing colorectal cancer surgery: a systematic review and meta-analysis. Ann Surg Treat Res 104(6):313. https://doi.org/10.4174/astr.2023.104.6.313. https://astr.or.kr/DOIx.php?id=10.4174/astr.2023.104.6.313

Christodoulidis G, Halliday LJ, Samara A, Bhuva N, Park WHE, Moorthy K (2023) Personalized prehabilitation improves tolerance to chemotherapy in patients with oesophageal cancer. Current Oncol 30(2):1538–1545. https://doi.org/10.3390/curroncol30020118. https://www.mdpi.com/1718-7729/30/2/118

Gkaintatzi E, Nikolaou CK, Rampal T, Laza-Cagigas R, Zand N, McCrone P (2022) Cost analysis of a digital multimodal cancer prehabilitation. Current Oncol 29(12):9305–9313. https://doi.org/10.3390/curroncol29120729. https://www.mdpi.com/1718-7729/29/12/729

Halliday LJ, Boshier PR, Doganay E, Wynter-Blyth V, Buckley JP, Moorthy K (2023) The effects of prehabilitation on body composition in patients undergoing multimodal therapy for esophageal cancer. Diseases Esophagus 36(2):doac046. https://doi.org/10.1093/dote/doac046. https://academic.oup.com/dote/article/doi/10.1093/dote/doac046/6632930

Ip N, Zhang K, Karimuddin AA, Brown CJ, Campbell KL, Puyat JH, Sutherland JM, Conklin AI (2024) Preparing for colorectal surgery: a feasibility study of a novel web-based multimodal prehabilitation programme in Western Canada. Colorectal Disease 26(3):534–544. https://doi.org/10.1111/codi.16851. https://onlinelibrary.wiley.com/doi/10.1111/codi.16851

Ke Y, Ng RRG, Elangovan S, Leong YH, Goh ZH, Graves N, Shannon NB, Abdullah HR (2023) Prehabilitation programs — a systematic review of the economic evidence. Front Med 10:1281843. https://doi.org/10.3389/fmed.2023.1281843. https://www.frontiersin.org/articles/10.3389/fmed.2023.1281843/full

Lafaro KJ, Raz DJ, Kim JY, Hite S, Ruel N, Varatkar G, Erhunmwunsee L, Melstrom L, Lee B, Singh G, Fong Y, Sun V (2020) Pilot study of a telehealth perioperative physical activity intervention for older adults with cancer and their caregivers. Supportive Care Cancer 28(8):3867–3876. https://doi.org/10.1007/s00520-019-05230-0. http://link.springer.com/10.1007/s00520-019-05230-0

Leitlinienprogramm Onkologie (2023) Perioperatives Management bei gastrointestinalen Tumoren (POMGAT), Langversion 1.0, AWMF-Registernummer: 088-010OL (Deutsche Krebsgesellschaft, Deutsche Krebshilfe, AWMF). https://www.leitlinienprogramm-onkologie.de/leitlinien/perioperatives-managementbei-gastrointestinalen-tumoren-pomgat/. Zugegriffen am 10.06.2024

McIsaac DI, Gill M, Boland L, Hutton B, Branje K, Shaw J, Grudzinski AL, Barone N, Gillis C, Akhtar S, Atkins M, Aucoin S, Auer R, Basualdo-Hammond C, Beaule P, Brindle M, Bittner H, Bryson G, Carli F, Eskander A, Fata P, Fergusson D, Fiore J, Forster A, Gillam M, Gramlich L, Holroyd-Leduc J, Jackson T, Jacobsohn E, Khadaroo R, Lalu M, Love C, Martel G, McCartney C, McKeen D, Meliambro A, Moloo H, Moore R, Muscedere J, Nantel J, Poitras S, Scheede-Bergdahl C, Taljaard M, Wallace T, Wijeysundera D (2022) Prehabilitation in adult patients undergoing surgery: an umbrella review of systematic reviews. Br J Anaesthesia 128(2):244–257. https://doi.org/10.1016/j.bja.2021.11.014. https://linkinghub.elsevier.com/retrieve/pii/S0007091221007303

Molenaar CJL, Minnella EM, Coca-Martinez M, Ten Cate DWG, Regis M, Awasthi R, Martínez-Palli G, López-Baamonde M, Sebio-Garcia R, Feo CV, Van Rooijen SJ, Schreinemakers JMJ, Bojesen RD, Gögenur I, Van Den Heuvel ER, Carli F, Slooter GD, PREHAB Study Group, Roumen RM, Janssen L, Dieleman J, Rademakers N, Van Erven C, Schep G, Van Lankvelt SA, Beijer S, Van Der Meij W, Lakshmi Tahasildar B, Oksbjerg Dalton S, Asbert Sagasti R, Ubre M, Campero B, Siso M, Risco R, Teres S, Lacy AM, De Troia A, Grazzi G (2023) Effect of multimodal prehabilitation on reducing postoperative complications and enhancing functional capacity following colorectal cancer surgery: the PREHAB randomized clinical trial. JAMA Surg 158(6):572. https://doi.org/10.1001/jamasurg.2023.0198. https://jamanetwork.com/journals/jamasurgery/fullarticle/2803109

Moorthy K, Halliday LJ, Noor N, Peters CJ, Wynter-Blyth V, Urch CE (2023) Feasibility of implementation and the impact of a digital prehabilitation service in patients undergoing treatment for Oesophago-Gastric cancer. Current Oncol 30(2):1673–1682. https://doi.org/10.3390/curroncol30020128. https://www.mdpi.com/1718-7729/30/2/128

Scheenstra B, Bongers BC, Broeders B, Imkamp M, Van Susante L, Kietselaer B, Maessen J, Van 'T Hof A, Sardari Nia P (2023) Reasons and predictors of non-participation in a personalized digital prehabilitation care trial for patients undergoing elective cardiothoracic surgery. Interdiscip CardioVascular Thorac Surg 37(2):ivad123. https://doi.org/10.1093/icvts/ivad123. https://academic.oup.com/icvts/article/doi/10.1093/icvts/ivad123/7229991

Scherrenberg M, Falter M, Kaihara T, Xu L, Van Leunen M, Kemps H, Kindermans H, Dendale P (2023) Development and internal validation of the digital health readiness questionnaire: prospective single-center survey study. J Med Int Res 25:e41615. https://doi.org/10.2196/41615. https://www.jmir.org/2023/1/e41615

Schnitzbauer AA, Zmuc D, Fleckenstein J (2024) Digital prehabilitation—a solution to resource shortages? Lancet Digital Health 6(1):e11. https://doi.org/10.1016/S2589-7500(23)00247-9. https://linkinghub.elsevier.com/retrieve/pii/S2589750023002479

Skořepa P, Ford KL, Alsuwaylihi A, O'Connor D, Prado CM, Gomez D, Lobo DN (2024) The impact of prehabilitation on outcomes in frail and high-risk patients undergoing major abdominal surgery: a systematic review and meta-analysis. Clin Nutrit 43(3):629–648. https://doi.org/10.1016/j.clnu.2024.01.020. https://linkinghub.elsevier.com/retrieve/pii/S0261561424000153

Sliwinski S, Werneburg E, Faqar-Uz-Zaman SF, Detemble C, Dreilich J, Mohr L, Zmuc D, Beyer K, Bechstein WO, Herrle F, Malkomes P, Reissfelder C, Ritz JP, Vilz T, Fleckenstein J, Schnitzbauer AA (2023) A toolbox for a structured risk-based prehabilitation program in major surgical oncology. Front Surg 10:1186971. https://doi.org/10.3389/fsurg.2023.1186971. https://www.frontiersin.org/articles/10.3389/fsurg.2023.1186971/full

Tukanova KH, Chidambaram S, Guidozzi N, Hanna GB, McGregor AH, Markar SR (2022) Physiotherapy regimens in esophagectomy and gastrectomy: a systematic review and meta-analysis. Ann Surg Oncol 29(5):3148–3167. https://doi.org/10.1245/s10434-021-11122-7. https://link.springer.com/10.1245/s10434-021-11122-7

Uncovska M, Freitag B, Meister S, Fehring L (2023) patient acceptance of prescribed and fully reimbursed mHealth apps in Germany: an UTAUT2-based online survey study. J Med Syst 47(1):14. https://doi.org/10.1007/s10916-023-01910-x. https://link.springer.com/10.1007/s10916-023-01910-x

Van Wijk L, Van Der Snee L, Buis CI, Hentzen JEKR, Haveman ME, Klaase JM (2021) A prospective cohort study evaluating screening and assessment of six modifiable risk factors in HPB cancer patients and compliance to recommended prehabilitation interventions. Perioper Med 10(1):5. https://doi.org/10.1186/s13741-020-00175-z. https://perioperativemedicinejournal.biomedcentral.com/articles/10.1186/s13741-020-00175-z

Venkatesh, Thong, Xu (2012) Consumer acceptance and use of information technology: extending the unified theory of acceptance and use of technology. MIS Q 36(1):157. https://doi.org/10.2307/41410412. http://www.jstor.org/stable/10.2307/41410412

Widmer A (2024) Digitale Gesundheits-Apps: Wie gelingt die Integration in die medizinische Versorgung. Die Innere Med 65(12):1261–1265. https://doi.org/10.1007/s00108-024-01774-4. https://link.springer.com/10.1007/s00108-024-01774-4

Yeung SE, Hilkewich L, Gillis C, Heine JA, Fenton TR (2017) Protein intakes are associated with reduced length of stay: a comparison between Enhanced Recovery After Surgery (ERAS) and conventional care after electivecolorectal surgery. Am J Clin Nutrit 106(1):44–51. https://doi.org/10.3945/ajcn.116.148619. https://linkinghub.elsevier.com/retrieve/pii/S0002916522025175

Digitale Gruppentherapie: psychologische Ansätze und Konzepte zur Kommunikation mit Patientengruppen

8

Martin Fischer

Inhaltsverzeichnis

8.1	Definition und technische Aspekte	120
8.2	Anwendungsgebiete und Indikation	122
8.3	Praktische Besonderheiten	123
	8.3.1 Vorteile	123
	8.3.2 Nachteile und Lösungsmöglichkeiten	125
8.4	Evidenz	129
	8.4.1 Primäre Behandlungseffekte	129
	8.4.2 Sekundäre Behandlungseffekte	130
8.5	Fazit	134
Literaturverzeichnis		134

Zusammenfassung

Digitale Gruppentherapien waren bis zur COVID-19-Pandemie meist ein Angebot für technikaffine Therapeuten- und Patientengruppen. Im Zuge der Kontaktbeschränkungen trugen sie jedoch entscheidend zur Aufrechterhaltung der Patientenversorgung bei und demonstrierten eindrucksvoll ihr Potenzial. Gleichzeitig wurde schnell klar, dass die Einführung einer digitalen Gruppentherapie deutlich mehr umfasst als eine Umstellung des Kommunikationskanals. Zusätzlich setzt sich die Entwicklung digitaler Gruppentherapien, getrieben von technologischen Fortschritten und der weiteren

---

M. Fischer (✉)
Klinikum St. Georg gGmbH, Leipzig, Germany
E-Mail: martin.fischer@sanktgeorg.de

© Der/die Autor(en), exklusiv lizenziert an Springer-Verlag GmbH, DE, ein Teil von Springer Nature 2025
T. G. Weimann et al. (Hrsg.), *Digitale Patientenkommunikation*, https://doi.org/10.1007/978-3-662-71034-0_8

gesellschaftlichen Digitalisierung, auch nach dem Ende der Pandemie fort. Anhand eigener klinischer Erfahrungen und der aktuellen Studienlage gibt dieses Kapitel daher einen Überblick zu aktuellen und zukünftig relevanten Aspekten digitaler Gruppentherapien, der technischen und inhaltlichen Umsetzung, praktischer Besonderheiten und wissenschaftlicher Evidenz.

8.1 Definition und technische Aspekte

In der Patientenversorgung spielen (konventionelle) Gruppen traditionell eine wichtige Rolle. Ihre Vorteile bestehen zum einen in ihrer ökonomischen Effizienz, da im Vergleich zur Einzelbehandlung eine deutlich höhere Patientenzahl von limitierten, d. h. zeitlich, örtlich und personell begrenzten therapeutischen Ressourcen profitieren. Zum anderen eröffnen die sozialen Interaktionen ein zusätzliches Wirkpotenzial. So bieten sich Patienten im zwischenmenschlichen Miteinander:

- emotionale Entlastung (Mitgefühl, Trost, Zuspruch, Perspektivübernahme),
- Motivation (Vorbildfunktion, Wirkung von Gruppennormen) sowie
- Wissens- und Fertigkeitserweiterung (Erfahrungsaustausch, Selbstreflexion, soziale Kompetenzen, Modelllernen, Rollenspiel).

Gleichfalls müssen unerwünschte Effekte beachtet werden, die in Gruppenbehandlungen auftreten können, z. B. Verwirrung durch widersprüchliche Erfahrungen oder Informationen, hemmende Gruppennormen, Neid und Missgunst, emotionale Abhängigkeiten.

Gruppen finden im klinischen Bereich typischerweise Anwendung bei der Behandlung und dem Umgang mit chronischen Erkrankungen wie z. B. Multiple Sklerose, Diabetes, Schizophrenie oder Adipositas. Eingesetzt werden Gruppen bei der Patienten- und Angehörigenschulung sowie Psychoedukation. Aber auch Präventions- und Gesundheitskurse etwa zur Geburtsvorbereitung, Stressbewältigung oder Rehabilitationssport sind in der Regel gruppenbasiert. Eine besondere Rolle spielen Gruppen in der Psychotherapie, beispielsweise in der Behandlung von Persönlichkeits-, affektiven oder Angststörungen. Und auch wenn sich Selbsthilfe ohne professionelle Leitung organisiert, geschieht dies in der Regel ebenfalls in Gruppen.

Digitale Gruppentherapie versucht nun einerseits diese bewährten analogen Formen der Gruppentherapie in digitale Kommunikationswege zu übersetzen und andererseits aus den technischen Möglichkeiten neue Bestandteile und Formen zu entwickeln. Digitale Gruppentherapie kann damit auch der Telemedizin zugeordnet werden, da sie eine Behandlung trotz räumlicher Trennung ermöglicht (siehe auch Kap. 3).

Weinberg (2020) unterteilt synchrone und asynchrone digitale Gruppen (Abb. 8.1). Während bei synchronen Gruppen alle Patienten gleichzeitig online sind und interagieren, es sich also eher um die digital transformierte konventionelle Gruppentherapie handelt,

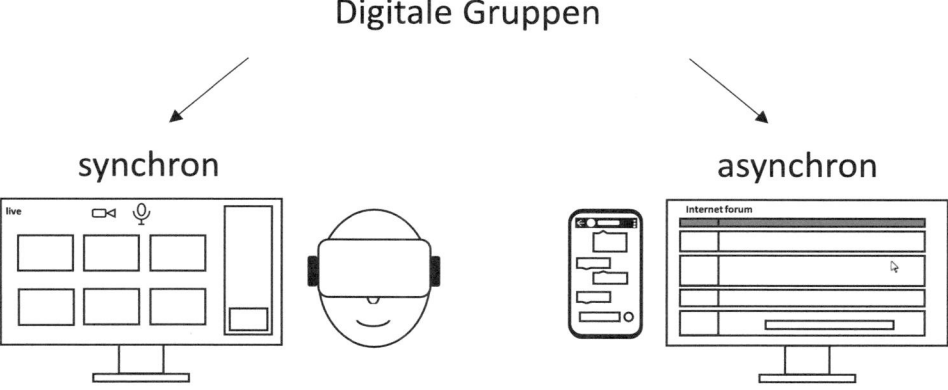

Abb. 8.1 Unterteilung digitaler Gruppen

meint asynchrone Gruppen den kontinuierlichen, zeitlich versetzten Austausch über Onlineforen oder Social-Media-Gruppen.

▶ Bei der Software ist auf Datenschutzkonformität und Einhaltung berufsethischer Pflichten zu achten.

Die Übertragungen der Gruppenmitglieder werden bei synchronen Gruppen in der Regel per Kachelansicht dargestellt und der jeweils Sprechende kann vergrößert bzw. fokussiert werden. Außerdem lässt sich der eigene Bildschirm zur Präsentation multimedialer Inhalte oder als virtuelles Whiteboard teilen, um beispielsweise in der Gruppe erarbeitete Inhalte visuell festzuhalten. Dem Gruppenleiter stehen zudem diverse Organisationsmöglichkeiten zur Verfügung. So kann er auf einzelne Patienten fokussieren (d. h. diese vergrößert darstellen) oder Kleingruppen bilden („breakout rooms"). Zu den in der Vergangenheit am häufigsten verwendeten Softwarelösungen gehörten Zoom, Skype, WeChat, Microsoft Teams, WhatsApp, Koru, Keep, GoToMeeting, Facebook Messenger und Google Meet (Margherita et al. 2022). Daneben gibt es Open-Source-Lösungen wie Jitsi Meet, Jami, Nextcloud Talk oder BigBlueButton. Heute sollte bei der Wahl der Software auf Datenschutzkonformität und Einhaltung berufsethischer Pflichten geachtet werden, worüber beispielsweise die Kassenärztliche Bundesvereinigung (u. a. mit einer Liste zertifizierter Videodienstanbieter), die Beauftragten für den Datenschutz und Informationsfreiheit sowie die Verbraucherzentralen informieren.

In Zukunft werden technische Innovationen die Umsetzung digitaler Gruppentherapien weiter verändern. So war lange Zeit aufgrund der geringen Verbreitung geeigneter Endgeräte und ausreichender Netzwerkkapazität digitale Gruppentherapie mittels Telefonkonferenz oder Computerchats das bevorzugte Mittel der Wahl. Der massenweise private Einsatz von Videokonferenzsystemen während der COVID-19-Pandemie erhöhte nicht nur deren Verbreitung, sondern verbesserte auch Kenntnisse, Fertigkeiten und Akzeptanz derselben in weiten Teilen der Gesellschaft.

▶ Die Zukunft digitaler Therapien könnte von virtuellen Realitäten und künstlicher Intelligenz bestimmt sein.

Zwei Technologien, die das Potenzial haben, digitale Gruppentherapie zukünftig massiv zu verändern, sind virtuelle Realitäten (*Metaverse*) und künstliche Intelligenz (KI). Aktuelle Peripheriegeräte zur Schaffung virtueller Realitäten (z. B. Meta Quest 3, Apple Vision Pro) generieren die Umgebungen bereits in Echtzeit, sodass sich Nutzer darin frei umschauen und innerhalb eines meist zimmergroßen Radius frei bewegen können. Zudem sind einige Geräte kabellos und brauchen keinen externen Rechner (*stand alone*). Obwohl Bildschirmauflösung und Grafikleistung noch keinen Fotorealismus generieren, ermöglicht die verfügbare Technologie das vollständige Eintauchen (*Immersion*) in eine künstliche, d. h. von der realen noch klar unterscheidbaren Welt. Alternativ, und für eine digitale Gruppentherapie ebenfalls potenziell nutzbar, ist die Kombination aus realer und künstlicher Welt. Dabei werden virtuelle Objekte in die reale Umgebung projiziert (erweiterte Realität, „augmented reality"). Entsprechende Softwarelösungen könnten beispielsweise alle Gruppenteilnehmer in das eigene Wohnzimmer projizieren. Die Entwicklung von KI schreitet ebenfalls rasant voran und hat zum Ziel, die Erfüllung komplexer intellektueller Aufgaben zu erlernen und zu übernehmen. Auch therapeutische Interaktionen folgen gewissen Algorithmen und können, eine entsprechende Datenmenge und leistungsfähige Hardware vorausgesetzt, von Computern erlernt werden. Tatsächlich gibt es erste Anwendungen, die kognitiv-verhaltenstherapeutische Gespräche in Form von Chatbots erfolgreich künstlich umsetzen (Gual-Montolio et al. 2022). In Bezug auf Gruppentherapien sind noch keine konkreten Anwendungen bekannt, aber natürlich ist auch hier denkbar, dass KI der menschlichen Gruppenleitung inhaltlich assistiert (Analyse und Interpretation der Verhaltensweisen der Gruppenteilnehmer, Interventionsvorschläge) oder die Leitung teilweise oder gar völlig übernimmt.

8.2 Anwendungsgebiete und Indikation

Die Zeit der Kontaktbeschränkungen während der COVID-19-Pandemie hat gezeigt, dass digitale Gruppen in fast allen Gebieten angewendet werden können, in denen sich konventionelle Gruppen bewährt haben. In einer eigenen Arbeit konnte etwa gezeigt werden, dass sich alle Bereiche einer multimodalen Adipositasbehandlung digital so umsetzen ließen, dass weder Gewichtsverlust noch Abbruchrate beeinträchtigt wurden (Fischer et al. 2022). Allenfalls die Anwesenheit zu den Sitzungen war etwas verringert, was sich aber zu einem Teil auf technische Probleme zurückführen lassen könnte. Andere Anwendungsgebiete im klinischen Bereich sind Patienten- und Angehörigenschulungen, Psychoedukation, Psychotherapie und Selbsthilfe. Diese kommen bei der Behandlung von einer Vielzahl chronischer körperlicher und psychischer Erkrankungen zum Einsatz.

▶ Digitale Gruppen haben sich in der Praxis vielfach als Alternative zu regulären Gruppen bewährt.

Natürlich stehen hier solche Therapien im Vordergrund, die primär auf sprachlich-bildlicher Kommunikation basieren, da die digitale Übertragung in der Regel auf audiovisuelle Signale beschränkt bleibt. Durch die fehlende haptische Übertragungsmöglichkeit sind Gruppenbehandlungen wie manuelle Therapie weniger gut geeignet. Im Bereich der Gruppenpsychotherapie werden digitale Varianten zu einer Vielzahl verschiedener Therapieformen beschrieben (Weinberg et al. 2023). Dazu gehören die prozessorientierten Ansätze der psychoanalytischen, interpersonellen und systemischen Gruppentherapie, als auch Psychodrama, kunsttherapeutische und abenteuerbasierte Gruppentherapien sowie Psychoedukation, kognitiv-behaviorale, psychosomatische und akzeptanz- und commitmenttherapeutische Gruppentherapien.

▶ Spezifische Indikationen für digitale Gruppentherapie sind zusätzlich zu den allgemeinen Gruppenindikationen zu beachten.

Gruppenpsychotherapie erfordert allgemein die Bereitschaft und Fähigkeit, eigene krankheitsbezogene Gedanken und Gefühle in der Gruppe zu äußern, Beziehungen zu den Mitpatienten einzugehen und Rückmeldung sowohl anzunehmen als auch selber zu geben. Dazu kommt eine Vielzahl weiterer, störungsspezifischer Kriterien, die sich in der Praxis bewährt haben (Freyberger 2016).

Spezifische Indikatoren für die digitale Gruppentherapie existieren bisher nur auf Grundlage von Praxiserfahrung. So betont Weinberg (Weinberg 2020), dass Onlinegruppentherapien aufgrund eingeschränkter Krisenintervention und nonverbal-körperlicher Affektregulationsinterventionen möglicherweise nicht geeignet sind für emotional labile, schwer depressive, suizidale oder sich in akuten Krisen befindliche Patienten. Für andere Patienten könnten digitale Gruppentherapien hingegen besonders geeignet sein, etwa solche mit Intimitätsproblemen, abwertend-vermeidendem Bindungsstil, dissoziativer Abwehr, sozialen Ängsten und Borderlinepersönlichkeitsstörung. Eine grundlegende Voraussetzung bleibt natürlich die Bereitschaft zur digitalen Gruppentherapie sowie die Verfügbarkeit und Fertigkeit im Umgang mit der eingesetzten Technik.

8.3 Praktische Besonderheiten

8.3.1 Vorteile

Der größte Vorteil digitaler Gruppentherapien besteht in der **physischen Barrierefreiheit des Zugangs**. Es lassen sich Bewegungseinschränkungen, mangelnde Verkehrsanbindung und große Distanzen überwinden. Der Wegfall von An-, Abreise und der Notwendigkeit des persönlichen Erscheinens spart aber auch generell zeitlichen und finanziellen Aufwand. Ein ungestörter Ort mit Internetzugang für Computer, Tablet, oder Handy kann zu

Hause, aber auch an anderen und sogar wechselnden Orten den Zugang ermöglichen und sich damit gut in den Alltag integrieren.

Ebenfalls vorteilhaft kann ein bei digitalen Gruppentherapien stärker empfundenes **soziales Sicherheitsgefühl** sein. Gründe dafür sind, dass Teilnehmer physisch stets in ihrer vertrauten Umgebung bleiben, viele Kontroll- und Einflussmöglichkeiten auf die Übertragung von Bild und Ton haben, etwa bei der Wahl des eigenen Kamerastandorts bzw. –ausschnitts und körperliche Grenzüberschreitungen praktisch ausgeschlossen sind. Auch die Erwartung eines lockeren, weniger formellen Rahmens könnte zum Sicherheitsempfinden beitragen. Insgesamt erscheint das Verhältnis aus empfundenen Bedrohungen einerseits und Vermeidungs-, Rückzugs- und Fluchtmöglichkeiten andererseits bei digitalen Gruppen und gerade zum Therapiebeginn überlegen. Diese Sicherheitsgefühl erleichtert es insbesondere ängstlichen Patienten, sich in der digitalen Gruppe zu öffnen bzw. sich die Teilnahme überhaupt erst zuzutrauen. Man denke beispielsweise an sozial unsichere Patienten, die sich digital in Teilen der Beobachtung entziehen können oder an Patienten mit stigmatisierenden körperlichen Abnormitäten, die diese digital besser kaschieren können.

Einen therapeutischen Vorteil bietet auch die Übertragung aus dem **persönlichen Umfeld**. Neben dem bereits erwähnten Sicherheitsgefühl kann dies den Beziehungsaufbau und die Integration angestrebter Veränderungen in den Alltag fördern. Beispielsweise hat sich der Austausch zu persönlich bedeutsamen Gegenständen (Haustiere, Souvenirs, Familienfotos usw.) als förderlich für den Beziehungsaufbau unter den Teilnehmern gezeigt. Bei der Integration von Lebensstilinterventionen in den Alltag kann die häusliche Umgebung ebenfalls direkt einbezogen werden, z. B. bei der Suche nach einem Ort für regelmäßige sportliche Betätigung oder der Einbindung Angehöriger.

Ein weiterer therapeutischer Vorteil entsteht bei der **Zusammenstellung** digitaler Gruppen, da sich hier mit der Überwindung räumlicher Grenzen deutlich umfangreichere Möglichkeiten ergeben. So lassen sich aufgrund der großen Zahl potenzieller Patienten Aspekte der Heterogenität gezielt beeinflussen, also der interindividuellen Gemeinsamkeiten und Unterschiede. Demografisch und krankheitsbezogen wird dabei oft Homogenität angestrebt, etwa bei der Krankheitsbewältigung für junge Erwachsene mit kürzlich diagnostizierter schubförmiger Multipler Sklerose. In Bezug auf Persönlichkeit und Lebenswelt wird hingegen eher das therapeutische Potenzial von Heterogenität in Gruppen für Perspektivwechsel und kognitive Umstrukturierung genutzt, z. B. könnte einem Patienten das Unterstützungspotenzial seiner dörflichen Gemeinschaft viel bewusster werden, nachdem er den Bericht des alleinkämpfenden Großstadtsingles in der Gruppe gehört hat.

Weiterhin erscheint der in kohärenten Gruppen oftmals geäußerte Wunsch nach Aufrechterhaltung oder Vertiefung des Miteinanders in digitalen Gruppen leichter umsetzbar. Begünstigt wird dies dadurch, dass das Format bereits etabliert ist und sich der organisatorische Aufwand in Grenzen hält – oftmals reicht der Wechsel auf frei verfügbare Videokonferenzsoftware. Therapeutisch ist dies vor allem in Hinblick auf die **Überführung in Selbsthilfegruppen** interessant.

Weitere Vorteile entstehen für die Therapeuten. So entfallen die **Kosten** für das Vor- bzw. Unterhalten geeigneter Gruppenräumlichkeiten. Mit der Standortwahl gewinnen sie an Flexibilität bei der Tätigkeitsausübung und können sich leichter ins „rechte Licht rücken". Therapeutisch eröffnen sich zudem neue Möglichkeiten bei der **Beobachtung** nonverbaler Kommunikation durch die unauffällige Fokussierung auf einzelne Videoübertragungen.

Multimediale Interaktionen sind zwar prinzipiell auch in konventionellen Gruppen möglich, aber der technische und finanzielle Aufwand ist digital viel geringer (virtuelles Whiteboard, Teilen der eigenen Bildschirme). Außerdem erziehen die Latenzen bei der Informationsübertragung die Gruppenteilnehmer fast von selbst zu einer geordneten Diskussionsstruktur, sodass z. B. Unterbrechen und Reinreden schnell entfallen.

8.3.2 Nachteile und Lösungsmöglichkeiten

Ist der Zugang in der Theorie einfach und bequem, bestehen in der Praxis durchaus **technische Barrieren**. Für Betroffene ohne ausreichende Kenntnisse und Möglichkeiten entsteht so ein Mehraufwand im Vergleich zu einer konventionellen Gruppentherapie. Sie sind in der Regel durchweg auf technische Unterstützung angewiesen, da meist auch im Verlauf Zugangsprobleme auftreten (z. B. Verbindungsabbrüche, unbeabsichtigte Einstellungsänderung, ungewohnte Eingabeaufforderungen, updatebedingte Veränderungen der Bedienoberfläche).

Zu bedenken ist auch, dass **kontextuelle Faktoren** wegfallen. So kann die persönliche An- und Abreise bei einer konventionellen Gruppentherapie für Patienten mit verstärkter Selbstwirksamkeit (erfolgreiche Organisation), Selbstfürsorge (Zeit für sich, Auszeit vom Alltag) und Selbstreflexion (Vor- und Nachbetrachtung der Therapie) verbunden sein. Außerdem entfällt eine Gelegenheit zum informellen Austausch (soziale Effekte).

Ein weiterer Nachteil kann aus dem Wegfall des **geschützten Therapieraums** entstehen. Reale Räumlichkeiten erleichtern es den Patienten, sich einen sicheren Ort – meist fernab vom gewohnten und möglicherweise problematischen Alltag – aufzubauen. Der räumliche Abstand fördert zudem die therapeutisch oft erwünschten Perspektivwechsel. Begrenzt sind hingegen die Einflussmöglichkeiten des Therapeuten auf den digitalen Raum, etwa in Form bewusster Gestaltung von Möbeln, Bildern, Gerüchen und Geräuschen. Sicherlich können auch digital geschützte Orte entstehen, man denke nur an die Wirkung von Videospielwelten, aber ob eine zunächst eher trist anmutende Videokonferenz dies genauso schnell schafft wie ein sorgfältig eingerichteter Gruppenraum ist zumindest fraglich.

Weitere Nachteile entstehen aus der **beschnittenen Informationsübertragung** bei Videokonferenzlösungen. Davon betroffen sind sowohl die Breite der Information als auch deren Übertragungsgeschwindigkeit. In der Breite ist vor allem an die nonverbale Kommunikation zu denken. Meist übertragen die Gruppenteilnehmer nur ihr Gesicht, sodass Körperhaltung, Bewegungen von Armen und Beinen, Atmung, Veränderungen der Haut, des Geruchs etc. verborgen bleiben. Auch gelegentlich gewünschte körperliche Kommunikationsmöglichkeiten, z. B. tröstende Berührungen und ein direkter Augenkontakt, sind in der Regel nicht möglich. Wichtige nonverbale Signale können also nur sehr beschränkt gesendet und empfangen werden. Wird dieser Umstand nicht bewusst gemacht und gezielt berücksichtigt (siehe Tab. 8.1), können sich die Teilnehmer leicht ignoriert, miss- oder unverstanden fühlen. Dem Behandler entgehen zudem leicht Informationen zur didaktischen (z. B. Einschätzung der Aufmerksamkeit und des Interesses) und gruppendynamischen (z. B. entstehende Konflikte) Steuerung. Hinzu kommt die bei Gruppentherapien sowieso schon erhöhte Gefahr, dass sich Patienten online von ihm nicht ausreichend individuell behandelt fühlen. Komplexe Interaktionen wie sie etwa in der Kunst- und Musiktherapie oder bei Rollenspielen von Bedeutung sind, lassen sich digital nur sehr begrenzt umsetzen. Aber selbst bei Gruppen mit verbalem Kommunikationsfokus beschränken technisch bedingte Latenzen die Dynamik eines freien Austauschs, worunter z. B. die Kreativität beim Brainstorming oder der spontane Gedankenaustausch leiden können.

Digitale Gruppen können auch mit **kognitiven Nachteilen** einhergehen. Die Aufmerksamkeit leidet unter der reizarmen Umgebung digitaler Gruppen auf der einen Seite (immer gleiche quadratische Ausschnitte von Gesichtern mit verschwommenem oder monotonem Hintergrund) und den reizintensiven und habituellen Alternativen am Endgerät bzw. in der häuslichen/beruflichen Umgebung auf der anderen. So erscheinen Patienten in digitalen Gruppen leichter ablenkbar und weniger fokussiert. Groß ist die Verlockung, sich scheinbar unbemerkt Benachrichtigungen, digitalen Inhalten oder Tätigkeiten im Haushalt bzw. Büro zuzuwenden – dies reicht von der Beschäftigung mit dem eigenen Videobild, über die berufliche Mailanfrage und Unterhaltungsinhalte, bis hin zum Wäschelegen oder Kochen. Generell muss digital eine verstärkte Tendenz zur Passivität berücksichtigt werden. Möglicherweise wählen einige Patienten digitale Gruppentherapien auch gerade weil sie in dem Format eine Möglichkeit sehen, passiv zu bleiben bzw. wenig von sich preiszugeben. Nachteilige Gedächtniseffekte lassen sich ebenfalls beobachten und mit dem kontextuellen Gedächtnis theoretisch gut erklären, d. h., aufgrund der reizarmen Umgebung bzw. Kontextes können die Inhalte schlechter gemerkt und abgerufen werden.

Potenzielle Nachteile entstehen schließlich aus dem Fehlen **allgemeingültiger Konventionen** im digitalen Raum. Dies betrifft 1) technische Parameter (Auswahl von Kamera, Mikrofon, Lautsprecher, Räumlichkeit, Kameraausschnitt und Hintergrundeinstellung), 2) Verbindlichkeit (Pünktlichkeit, Aufrechterhaltung der eigenen Videoübertragung, Aufmerksamkeit), 3) kommunikative Verhaltensweisen (z. B. Wortmeldungen, private Chats) und 4) Vertraulichkeit- und Datenschutz (z. B. Schutz vor Mitschnitten, -sehern, -hörern und Hackern). Ohne explizite Regelungen hierzu bestehen nicht nur ethische Bedenken, sondern es können auch Gruppenkohäsion und therapeutische Beziehungen leiden. Eine Beobachtung hierzu ist, dass unsichere oder skeptische Patienten sich gerne so positionieren, dass sie möglichst wenig von sich preisgeben oder Unaufmerksamkeit verschleiern

Tab. 8.1 Praktische Tipps

Problembereich	Lösungsansätze
Technische Barrieren	• Screening auf Eignung für digitale Gruppentherapie (Offenheit, Vertrauen und Bereitschaft, technische Voraussetzungen)
	• Anleitung für Einrichtung und Testmöglichkeit (Audio, Video-, Verbindungsqualität; z. B. „Sorgen Sie dafür, dass Ihr Gerät aufgeladen ist bzw. das Ladegerät bereit steht.")
	• Troubleshooting-Guide für im Verlauf auftretenden Verbindungsprobleme
	• Einbezug einer Person aus dem Umfeld für technischer Hilfe
	• Einweisung, Training und Support für die Gruppenleiter
Wegfall kontextueller Faktoren	• Rituale zur Vor-/Nachbereitung anregen
	• Möglichkeit für informellen Austausch schaffen (z. B. vorgeschalteter virtueller Warteraum, asynchroner Austausch per Social-Media-Chat/-Gruppe)
Beschränkter Schutz des Therapieraums	• Möglichkeiten besprechen, sich einen festen, angenehmen und geschützten Rückzugsort für dies Sitzungen zu schaffen, ggf. Austausch dazu in der Gruppe
	• Kennenlernrunde unter Einbezug der persönlichen Umgebung („show and tell")
	• Notfallplan für psychologische Notfälle vorbereiten
Beschnittene Informationsübertragung	• Wenn möglich, vorgeschaltete Face-to-Face-Phase z. B. zum Kennenlernen und Vorbereitung der digitalen Gruppenbehandlung
	• Wenn möglich, Face-to-Face-Kontaktmöglichkeiten partiell erhalten (optional oder im Intervall)
	• Kommunikation in einer digitalen Gruppe gemeinsam trainieren:
	– Verfügbare Informationen stärker in den Fokus rücken, z. B. Interpretieren von Augenbewegungen (wie Blinde „mit den Ohren sehen")
	– Verbalisieren und Erfragen von Gefühlen und Reaktionen
	– Einsatz von Gesten im Kameraausschnitt bzw. in digitaler Form (Emojis)
	– Mittels Imagination kommunizieren („Stell Dir einfach vor, ich sitze mit Dir auf Deiner Couch und wir trinken gemeinsam eine Tasse heißen Kaffee.")
	– Kognitives Auffüllen fehlender Informationen („Ich stelle mir vor, dass alle ruhig sind, weil Sie mitfühlen und nicht aus Desinteresse.")
	• Gruppenleiter:
	– Vorbild für die Kommunikationsfertigkeiten
	– Aktive Rolle in der Kommunikation übernehmen (Erfragen, Interpretieren oder Suggerieren denkbarer Reaktionen)
	– Gezielt auf einzelne Patienten eingehen (Blick in die Kamera, Spiegelung individueller Besonderheiten und Veränderungen)
	• Informationsübertragung erweitern:
	– Nutzung von Kleingruppen („Breakout Rooms")
	– Gemeinsames Whiteboard

(Fortsetzung)

Tab. 8.1 (Fortsetzung)

Problembereich	Lösungsansätze
Kognitive Nachteile	• Gruppenregeln zur Fokussierung (z. B. Benachrichtigungen deaktivieren, kein „Multitasking")
	• Eisbrecher, interaktive Elemente und Aufmerksamkeitsspiele (z. B. Quiz, Suchaufgaben, Zitate raten)
	• Einhaltung verkürzter Pausenabstände (z. B. alle 60 min eigenständige Durchführung Lockerungsübung)
	• Mitschreiben anregen
	• Aufgaben/Rollen zuweisen
	• Gemeinsame körperlich aktivierende Übungen
	• Aktive Rolle des Gruppenleiters beim Einbezug aller Teilnehmer (z. B. regelmäßig persönliches Ansprechen, Feedback einholen)
	• Kontextuelle Anreicherung und Abwechslung (z. B. thematisch wechselnder Hintergrund, Anordnung, Töne/Lieder, Objekte)
Fehlende Konventionen	• Standards zur Audio-/Videoübertragung (Auflösung, Bildausschnitt, Beleuchtung, Hintergrund, Bildschirmgröße, Mikrofonqualität, Kopfhörernutzung, Internetverbindung)
	• Verbindliche Gruppenregeln/Verhaltenskodex:
	– Zeit (z. B. fester Slot, Vor- und Nachlaufzeit, Pünktlichkeit)
	– Umgebung (kein öffentlicher Platz, Türschild, ggf. White Noise einsetzen)
	– Anwesenheit (Anwesenheitspflicht, An-/Abschalten der Übertragung)
	– Kommunikation (Wortmeldungen, private Chats)
	– Vertraulichkeit und Datenschutz (schriftliche Einwilligung; Schutz der Zugangsdaten; Schutz vor Mitschnitten, -hörern und -sehern)

können (z. B. im Gegenlicht, unscharfes oder abgeschnittenes Bild). Unverbindlichkeit kann sich zudem ungünstig auf die Erwartung an die Therapie und das Engagement auswirken: Je weniger eigene Investitionen nötig sind, desto geringer die wahrgenommene Wertigkeit, nach dem Motto „was nichts kostet, ist auch nichts wert". Etwaige Vorbehalte können zudem auch auf Therapeutenseite und vom Umfeld der Patienten aus nachteilig wirken („Ist ja „nur" eine Onlinegruppe.").

▶ Potenziellen Nachteilen kann gezielt begegnet werden.

Einigen der beschriebenen Nachteile kann gezielt begegnet werden. Hierzu finden sich praktische Hinweise in Tab. 8.1, welche in Ergänzung zu Strategien bei einer konventionellen Gruppentherapie gesehen werden sollten (Gruppenregeln, fester Ablauf, Zuteilung von Redezeit etc.). Abb. 8.2 fasst die diskutierten Vor- und Nachteile digitaler Gruppen zusammen.

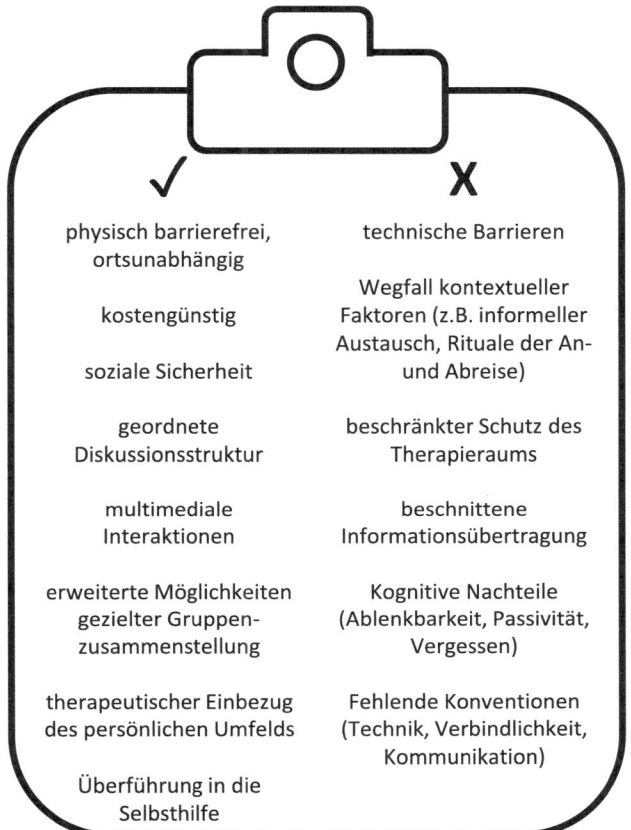

Abb. 8.2 Vor- und Nachteile digitaler Gruppen

8.4 Evidenz

8.4.1 Primäre Behandlungseffekte

Bereits vor der COVID-19-Pandemie ergaben sich Hinweise auf positive Effekte digitaler Gruppen (Carlbring et al. 2018; Gentry et al. 2019). So fanden Gentry et al. (2019) 40 relevante Studien und schlussfolgerten, dass videokonferenzbasierte Gruppen sich nicht nur praktisch gut umsetzen lassen, sondern auch zu konventionellen Gruppen vergleichbare Ergebnisse erzielen können. Gefundene Nachteile bei der therapeutischen Beziehung schienen die primären Behandlungsziele nicht negativ zu beeinflussen.

Neuere Übersichtsarbeiten ziehen vergleichbare Schlüsse, nun auf Grundlage von 73 randomisiert-kontrollierten sowie zahlreichen, während des COVID-19-Lockdowns durchgeführten Beobachtungsstudien (Margherita et al. 2022; Rafieifar et al. 2024; Burlingame et al. 2024; Vaagan et al. 2024). Über verschiedene Modalitäten hinweg zeichnet sich ab, dass digitale Gruppentherapien in der Regel positive Effekte auf Symptombelastung, Lebensqualität und krankheitsbezogene Verhaltensweise haben (Tab. 8.2). Studien zum direkten Vergleich mit einer konventionellen Gruppentherapie fanden zudem bisher keine grundlegenden Wirksamkeitsunterschiede, wobei aufgrund geringer Stichprobengrößen kleinere Unterschiede nicht sicher ausgeschlossen werden können. Außerdem ist es durchaus möglich, dass zwar insgesamt vergleichbare, jedoch zeitlich verzögerte Wirkungen auftreten (Zerwas et al. 2017).

Digitale Gruppen wurden mittlerweile auch bei verschiedensten Indikationen eingesetzt (Tab. 8.2), etwa bei der Behandlung psychischer Störungen, chronischer körperlicher Erkrankungen, emotionaler Belastungen, Kriminalität sowie Trauer. Dementsprechend vielfältig sind auch die untersuchten Interventionsarten und Behandlungseffekte. Unterschiede in der digitalen Umsetzung spiegeln vor allem die technologischen Entwicklungsschritte im Verlauf der Zeit wider (Tab. 8.2). Trotzdem gibt es Formen konventioneller Gruppentherapie, die noch nicht ausreichend in digitale Formate übertragen und untersucht wurden, so etwa tiefenpsychologisch und psychodynamisch fundierte Gruppen sowie körperbetonte Interventionen.

▶ Zahlreiche Studien deuten auf positive und vergleichbare Therapieeffekte digitaler Gruppen hin.

Trotz aller positiven Ergebnisse werden methodische Unzulänglichkeiten durchweg kritisch diskutiert. Dazu zählen neben Einschränkungen hinsichtlich randomisiert-kontrollierter Studiendesigns und geringer Stichprobengrößen, unvollständige Angaben zu Gruppenzusammensetzung (Größe, Geschlechterverhältnis, Ethnie), Gruppenformat (z. B. offen, geschlossen) und Gruppenleitung (Anzahl der Leiter, deren Qualifikation, Erfahrung mit und Einstellung zu digitalen Gruppen). Unklar bleiben auch langfristige Effekte. Zurecht weisen Gentry et al. (2019) darauf hin, dass eine Randomisierung im Bereich digitaler Gruppentherapie praktische Nachteile hat, da Patienten, an die sich digitale Angebote primär richten (z. B. lange Anfahrt, Mobilitätseinschränkungen), aus eben diesen Gründen gar nicht für eine Randomisierung zur konventionellen Behandlung infrage kommen.

8.4.2 Sekundäre Behandlungseffekte

Neben den primären Behandlungseffekten interessieren auch allgemeine Wirkfaktoren und indikationsunabhängige Effekte digitaler Gruppen. Hierzu zählen Prozess- und Strukturvariablen wie Akzeptanz, Adhärenz, therapeutische Beziehung, Gruppenkohäsion, Beteiligung, Gruppenklima und Empathie. Diese können einen Teil des primären Behandlungserfolgs erklären und sind daher relevant für die Entwicklung und Weiterentwicklung gruppentherapeutischer Konzepte. Beispielsweise ist die Gruppenkohäsion,

Tab. 8.2 Untersuchte Modalitäten digitaler Gruppen

Störungsbilder	Interventionen	Formate	Primäre Behandlungseffekte
• Emotionale Belastung/Stress	• Kognitive Verhaltenstherapie	• Chat, Telefon- und/oder Videokonferenz	• Körperliche Symptome (z. B. Gewicht, Fatigue, Schmerzen, HbA1c, Cortisol)
• Depressive Störungen	• Angehörigenschulung /-training	• Ausschließlich digital oder vorgeschaltetes persönliches Kennenlernen	• Lebensqualität
• Angststörungen	• Achtsamkeitstraining	• Zugriff von zu Hause oder vom Klinikraum aus	• Affektive Belastungen (z. B. Angst, Depressivität, Stress)
• Substanzbezogene Störungen	• Training von Bewältigungstechniken (Coping)	• Teilnahme einzeln oder gruppiert (mehrere Teilnehmer pro Kamera)	• Krankheitsbezogene Verhaltensweisen und Kognitionen (z. B. Essverhalten, Coping, soziale Ressourcen/Fertigkeiten, Alkoholkonsum, körperliche Aktivität, Körperbild, Sexualverhalten, Impulsivität)
• Essstörungen	• Akzeptanz- und Commitmenttherapie	• Zusätzlich Chatraum/Forum	• Krankheitswissen
• Körperbildstörung	• Kognitive Remediationstherapie	• Primär- und Sekundärversorgung	
• Tinnitus	• Stressbewältigungstraining		
• Kinder mit psychischen Störungen (Autismus-Spektrum, intellektuelle Behinderung, Lern- und Aufmerksamkeitsstörungen)	• Positive Psychotherapie		

(Fortsetzung)

Tab. 8.2 (Fortsetzung)

Störungsbilder	Interventionen	Formate	Primäre Behandlungseffekte
• Kinder mit chronischen oder lebensbedrohlichen Erkrankungen • Jugendliche mit chronischen Erkrankungen • Chronische Fatigue • Psychische Probleme in Primärversorgung • Diabetes • Krebserkrankungen • Neurofibromatose • Übergewicht/Adipositas • Autismus • Kriminalität • Anpassungsstörungen • Schmerzstörungen • Fibromyalgie • Schlafstörungen • Neurodegenerative Erkrankungen • HIV • Hinterbliebene	• Selbsthilfe • Psychoedukation • Dialektisch-behaviorale Therapie • Selbstfürsorgetraining • EMDR • Supervision		

Quellen: Margherita et al. (2022), Carlbring et al. (2018), Gentry et al. (2019), Burlingame et al. (2024), Zerwas et al. (2017), Robinson und Pond (2019)

also der Zusammenhalt- und die Bindungsstärke innerhalb einer Gruppe, einer der wichtigsten Wirkfaktoren in der Gruppenpsychotherapie (Burlingame et al. 2018). Davon abgesehen fallen aber auch ökonomische Effekte, etwa zur Kosteneffizienz digitaler vs. Konventioneller Gruppen in diese Kategorie.

Inzwischen liegen zwar vereinzelt Daten zu sekundären Behandlungseffekten bei digitalen Gruppentherapien vor, aber die Zahl ist noch mal deutlich geringer als bei den primären Behandlungseffekten. Es lassen sich daher, wenn überhaupt nur vorläufige Schlussfolgerungen ziehen.

▸ Patienten sind in der Regel sehr zufrieden mit digitalen Gruppentherapien und zeigen eine gute Adhärenz.

Relativ gut belegt ist die allgemeine Zufriedenheit mit digitalen Gruppentherapien. So wurden bereits in Studien aus der Zeit vor der COVID-19-Pandemie hohe Zufriedenheitswerte aufseiten der Patienten berichtet. Dies ist gut nachvollziehbar, da Betroffene durch das digitale Angebot meist überhaupt erst Zugang zu einer Behandlung erhielten (Gentry et al. 2019). Neuere Arbeiten bestätigen neben der Zufriedenheit auch einen hohen wahrgenommenen persönlichen Behandlungsnutzen (Margherita et al. 2022; Vaagan et al. 2024). Selbst die gelegentlich auftretenden technischen Probleme scheinen diesen positiven Eindruck nicht nachhaltig zu stören (Vaagan et al. 2024). Interessanterweise finden sich Hinweise darauf, dass sich Patienten besser mit dem Format anfreunden konnten als Therapeuten (Rafieifar et al. 2024).

Ebenfalls wiederholt berichtet wurden gute Ergebnisse zur Adhärenz. So zeigen die meisten Studien hohe Anwesenheits- und geringe Abbruchraten, die sich im direkten Vergleich zudem nicht wesentlich von konventionellen Durchführungsformaten zu unterscheiden scheinen (Rafieifar et al. 2024; Vaagan et al. 2024).

▸ Die Auswirkungen auf die Gruppenkohärenz variiert und könnte von der Umsetzung und Indikation abhängen.

Zu Gruppenkohärenz und therapeutischer Beziehung ergibt sich bisher kein einheitliches Bild. Wiederholt fanden sich Hinweise darauf, dass bei beidem Abstriche im Vergleich zu einer persönlichen Therapie gemacht werden müssen. Frühe Studien legen aber auch nahe, dass dies nicht unbedingt Nachteile für die eigentlichen Behandlungseffekte haben muss (Simpson und Reid 2014; Norwood et al. 2018). In späteren Studien fanden sich ein verringertes Verbundenheitsgefühl und Vertrauen bei dialektisch-behavioraler Gruppentherapie bzw. einer achtsamkeitsbasierten Stressbewältigung (Burlingame et al. 2024). Ein Hemmnis für den Aufbau von Bindungen zu den Mitpatienten könnten dabei Ängste und Überforderungserleben in Bezug auf das digitale Format sein (Vaagan et al. 2024). Demgegenüber fanden sich in randomisiert-kontrollierten Studien zur Behandlung ehemaliger Truppenangehöriger sogar überlegene Werte hinsichtlich der Beziehungen der Gruppenteilnehmer untereinander (Rafieifar et al. 2024). Es scheint also durchaus möglich zu sein, auch in digitalen Gruppentherapien therapeutisch wirkungsvolle Beziehungen aufzubauen.

▶ Spezifische Vorteile bei bestimmten Indikationen, Zielgruppen oder Interventionen wurden bisher noch nicht ausreichend untersucht.

Bisher ungeklärt ist die Frage, ob digitale und konventionelle Gruppentherapien immanente Vorteile haben, beispielsweise bei bestimmten Indikationen, Zielgruppen oder Interventionen. Aufgrund mangelnder Evidenz bleibt ebenfalls unklar, wovon die persönliche Präferenz für digitale Gruppen und der individuelle Nutzen abhängen. Denkbar wären beispielsweise Einflüsse bestimmter psychischer (z. B. Persönlichkeit, Psychopathologie) und körperlicher Merkmale (z. B. bestimmte Behinderungen) (Gentry et al. 2019). Ebenfalls vernachlässigt wurde bisher der Kostenvergleich, obwohl dies einer der wesentlichen Vorteile sowohl für den Leistungserbringer als auch den Leistungsempfänger sein könnte.

8.5 Fazit

Digitale Gruppen haben sich in der Praxis vielfach bewährt und ermöglichen Behandlungseffekte, die zu denen konventioneller Gruppen vergleichbar sind. Dabei erstrecken sich die Möglichkeiten über verschiedenste Indikationen und Interventionsformen. Da die praktische Umsetzung jedoch mehr umfasst als den Wechsel der Übertragungsmodalität, sollten Inhalt und Durchführung unbedingt an die speziellen Besonderheiten des Formats angepasst werden. Dann steht eine Behandlungsalternative zur Verfügung, die bereits jetzt mit einer Reihe von Vorteilen aufwarten kann, der dank des technischen Fortschritts in Zukunft noch weitere folgen werden.

Literaturverzeichnis

Burlingame GM, McClendon DT, Yang C (2018) Cohesion in group therapy: a meta-analysis. Psychotherapy 55(4):384–398. https://doi.org/10.1037/pst0000173. https://doi.apa.org/doi/10.1037/pst0000173

Burlingame GM, Arnold R, Paxton T, Rands A (2024) Research on online groups. In: The virtual group therapy circle: Advances in online group theory and practice. The library of technology and mental health. Routledge, New York, S 23–39. https://doi.org/10.4324/9781003248606

Carlbring P, Andersson G, Cuijpers P, Riper H, Hedman-Lagerlöf E (2018) Internet-based vs. face-to-face cognitive behavior therapy for psychiatric and somatic disorders: an updated systematic review and meta-analysis. Cogn Behav Therapy 47(1):1–18. https://doi.org/10.1080/16506073.2017.1401115. https://www.tandfonline.com/doi/full/10.1080/16506073.2017.1401115

Fischer M, Weimann T, Oberänder N, Schupitza L, Hösel J, Weimann A (2022) Remote treatment successfully delivers a usual care weight loss and lifestyle intervention in adults with morbid obesity. Ann Nutr Metab 78(6):328–335. https://doi.org/10.1159/000526475. https://karger.com/ANM/article/doi/10.1159/000526475

Freyberger HJ (2016) Indikation zur Gruppenpsychotherapie. Psychotherapeut 61(4):314–317. https://doi.org/10.1007/s00278-016-0114-3. http://link.springer.com/10.1007/s00278-016-0114-3

Gentry MT, Lapid MI, Clark MM, Rummans TA (2019) Evidence for telehealth group-based treatment: a systematic review. J Telemed Telecare 25(6):327–342. https://doi.org/10.1177/1357633X18775855. https://journals.sagepub.com/doi/10.1177/1357633X18775855

Gual-Montolio P, Jaén I, Martínez-Borba V, Castilla D, Suso-Ribera C (2022) Using artificial intelligence to enhance ongoing psychological interventions for emotional problems in real- or close to real-time: a systematic review. Int J Environ Res Public Health 19(13):7737. https://doi.org/10.3390/ijerph19137737, https://www.mdpi.com/1660-4601/19/13/7737

Margherita G, Muzii B, Caffieri A, Di Francia A, Somma B (2022) 'Isolated together': online group treatments during the COVID-19 pandemic. A systematic review. Res Psychotherapy Psychopathol Process Outcome 25:639. https://doi.org/10.4081/ripppo.2022.639. https://www.researchinpsychotherapy.org/index.php/rpsy/article/view/639

Norwood C, Moghaddam NG, Malins S, Sabin-Farrell R (2018) Working alliance and outcome effectiveness in videoconferencing psychotherapy: a systematic review and noninferiority meta-analysis. Clin Psychol Psychother 25(6):797–808. https://doi.org/10.1002/cpp.2315. https://onlinelibrary.wiley.com/doi/10.1002/cpp.2315

Rafieifar M, Hanbidge AS, Lorenzini SB, Macgowan MJ (2024) Comparative Efficacy of online vs. face-to-face group interventions: a systematic review. Res Soc Work Pract p 10497315241236966. https://doi.org/10.1177/10497315241236966. https://journals.sagepub.com/doi/10.1177/10497315241236966

Robinson C, Pond DR (2019) Do online support groups for grief benefit the bereaved? Systematic review of the quantitative and qualitative literature. Comput Human Behav 100:48–59. https://doi.org/10.1016/j.chb.2019.06.011. https://linkinghub.elsevier.com/retrieve/pii/S0747563219302377

Simpson SG, Reid CL (2014) Therapeutic alliance in videoconferencing psychotherapy: a review. Aust J Rural Health 22(6):280–299. https://doi.org/10.1111/ajr.12149. https://onlinelibrary.wiley.com/doi/10.1111/ajr.12149

Vaagan A, Haaland-Øverby M, Eriksen AA, Fredriksen K, Stenov V, Varsi C, Ingadóttir B, Cleal BR, Alvheim AR, Westermann KF, Strømme H, Kristjansdottir OB (2024) Group-based patient education via videoconference: a scoping review. Patient Educ Couns 118:108026. https://doi.org/10.1016/j.pec.2023.108026. https://linkinghub.elsevier.com/retrieve/pii/S073839912300407X

Weinberg H (2020) Online group psychotherapy: challenges and possibilities during COVID-19—a practice review. Group Dyn Theory Res Pract 24(3):201–211. https://doi.org/10.1037/gdn0000140. https://doi.apa.org/doi/10.1037/gdn0000140

Weinberg H, Rolnick A, Leighton A (2023) The Virtual Group Therapy Circle: Advances in Online Group Theory and Practice, Bd 1. Routledge, New York. https://doi.org/10.4324/9781003248606. https://www.taylorfrancis.com/books/9781003248606

Zerwas SC, Watson HJ, Hofmeier SM, Levine MD, Hamer RM, Crosby RD, Runfola CD, Peat CM, Shapiro JR, Zimmer B, Moessner M, Kordy H, Marcus MD, Bulik CM (2017) CBT4BN: a randomized controlled trial of online chat and face-to-face group therapy for Bulimia Nervosa. Psychotherapy Psychosomat 86(1):47–53. https://doi.org/10.1159/000449025. https://karger.com/PPS/article/doi/10.1159/000449025

Teil III

Innovationen der digitalen Patientenkommunikation

Die Rolle der künstlichen Intelligenz im Rahmen der Patientenkommunikation

9

Sven Meister und Tom Strube

Inhaltsverzeichnis

9.1	Einleitung	140
9.2	Künstliche Intelligenz	140
	9.2.1 Status-quo-Betrachtung: prädiktive, präskriptive und generative KI	141
9.3	Künstliche Intelligenz und Patientenkommunikation	142
	9.3.1 Large-Language-Modelle	143
	9.3.2 Shared Decision Making	143
	9.3.3 P4-Medizin, Präzisionsmedizin und 4D-Gesundheitsforschung	144
9.4	Ausblick	144
	9.4.1 Digitale Biomarker	145
	9.4.2 Explainable AI	145
	9.4.3 Evidenz	146
9.5	Zusammenfassung	147
Literaturverzeichnis		147

S. Meister (✉)
Lehrstuhl für Gesundheitsinformatik, Fakultät für Gesundheit/Department Humanmedizin, Universität Witten/Herdecke, Witten, Deutschland

Abteilung Gesundheitswesen, Fraunhofer-Institut für Software- und Systemtechnik ISST, Dortmund, Deutschland
E-Mail: sven.meister@uni-wh.de

T. Strube
Abteilung Gesundheitswesen, Fraunhofer-Institut für Software- und Systemtechnik ISST, Dortmund, Deutschland
E-Mail: tom.strube@isst.fraunhofer.de

© Der/die Autor(en), exklusiv lizenziert an Springer-Verlag GmbH, DE, ein Teil von Springer Nature 2025
T. G. Weimann et al. (Hrsg.), *Digitale Patientenkommunikation*,
https://doi.org/10.1007/978-3-662-71034-0_9

Zusammenfassung

Wie künstliche Intelligenz (KI) mit Kommunikation zusammengeht, ist zuletzt durch den Einsatz generativer KI wie ChatGPT deutlich geworden. Schnell erfolgte die Übertragung auf gesundheitsbezogene Fragen. Nun ist KI ein sehr breites Feld, mit welchem sich dieser Beitrag im Grenzbereich zur Patientenkommunikation auseinandersetzen wird. Dies umfasst die Historie wie den geltenden Status quo. Es wird sowohl Bezug auf Wissensasymmetrien als auch auf die Möglichkeiten zum Einsatz von KI im Rahmen der partizipativen Entscheidungsfindung genommen.

9.1 Einleitung

Der Begriff der künstlichen Intelligenz (KI) ist zu einem Sinnbild erhoffter, gesellschaftlicher Disruption geworden. Bezogen auf das Gesundheitswesen geht es darum, mithilfe von KI die Effizienz und Effektivität der Versorgung sicherzustellen, wenn nicht sogar zu erhöhen. Nicht selten finden sich deshalb KI-versus-Mensch-Vergleiche, um das Potenzial hervorzuheben. Wir werden uns nachfolgend zunächst der Genese des Begriffs der KI widmen und den Status quo in den Bereichen der prädiktiven, präskriptiven und generativen KI benennen.

9.2 Künstliche Intelligenz

Künstliche Intelligenz erscheint ein Novum der Neuzeit zu sein, jedoch führt uns die etymologische Betrachtung des Begriffs in die 1950er-Jahre zu den Arbeiten von McCarthy et al. (1955). Selbst der Begriffsschöpfer merkte früh an, dass die englischsprachige Begriffsprägung („artificial intelligence") fehlleitend sei. Ein Umstand, welcher durch die deutsche Übersetzung verstärkt wurde, wie sich anhand der Abb. 9.1 zeigt. Die Assoziation zur menschlichen Intelligenz war prägend für die nachfolgenden Entwicklungen und der Betrachtung der Leistungsfähigkeit der Systeme. So gab es bereits in den 1960er-Jahren mit ELIZA (Weizenbaum 1966) einen ersten Chatbot oder mit MYCIN (Shortliffe 1977) aus den 1970er-Jahren ein Entscheidungsunterstützungssystem für die Antibiotikatherapie.

Die begriffliche Orientierung führt uns zur Differenzierung in starke und schwache KI. Letztere sind Systeme, die wie Menschen handeln, aber nicht so denken und stellen den heutigen Status quo dar. Aus algorithmischer Sicht finden wir hier deduktive sowie induktive Ansätze, welche wiederum in Richtung des „machine learnings" und der Unterteilung in überwachte und unüberwachte Verfahren verfeinert werden können. Zusammengefasst bedarf es einer klaren Festlegung, welcher Methoden man sich zu bedienen gedenkt.

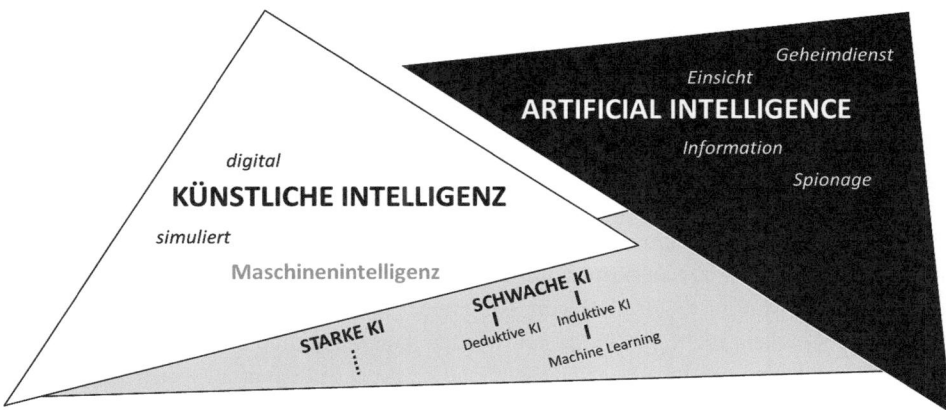

Abb. 9.1 Einordnung der Begriffe: künstliche Intelligenz in starker und schwacher Ausprägung und die Prägung durch den englischen Begriff „artificial intelligence"

9.2.1 Status-quo-Betrachtung: prädiktive, präskriptive und generative KI

Dass KI in der Realität der Versorgung bereits angekommen ist, ist evident. Hierzu bedarf es lediglich eines Blicks auf die Liste der FDA zu „Artificial Intelligence and Machine Learning (AI/ML) Enabled Medical Devices" (FDA o. J.): Zum Zeitpunkt dieses Artikels waren fast 700 Medizinprodukte gelistet, wobei 79 % der Radiologie, 9 % der Kardiologie und 5 % der Neurologie zugeordnet werden konnten. Im vorhergehenden Abschnitt haben wir uns bereits einer taxonomischen Betrachtung des KI-Begriffs gewidmet. Diese soll nunmehr erweitert werden, indem wir das anzustrebende Ziel in Form von deskriptiver, prädiktiver, präskriptiver sowie generativer Analytik benennen.

Deskription: Was ist passiert?
Berührungspunkte zur deskriptiven Datenanalyse existieren zumeist über die Verfahren der Statistik. Die Zielsetzung ist es, durch Aggregation Daten derart zu verdichten und Zusammenhänge zu identifizieren, dass Informationen entstehen. Im Fokus steht somit die retrospektive Betrachtung zum Verstehen, was passiert ist. Betrachtet man den longitudinalen Datensatz eines Patienten, z. B. über den HbA1c sowie den täglichen Blutzuckerwerten, so kann durch Mittelwertbildung oder anderer Operationen eine Vereinfachung der Darstellung erzielt werden. Jegliche Form der Inferenz, also eine automatisierte Schlussfolgerung oder Vorhersage erfolgt jedoch nicht.

Prädikation: Was wird passieren?
Zielsetzung einer Prädiktion ist es, mithilfe analytischer Verfahren Wahrscheinlichkeiten zum Eintreten von Ereignissen zu errechnen und hierüber Versorgende oder zu Versorgende vor dem Eintreten dieser zu informieren. Somit wird, im Gegensatz zur Deskription, der Frage nachgegangen, was in der Zukunft passieren wird. Angenommen, es liegen zu einem

Patienten eine Menge von soziodemografischen sowie medizinischen Informationen vor, so kann die Wahrscheinlichkeit des Eintretens einer Erkrankung, z. B. Diabetes, errechnet werden.

Präskription: Wie ist es passiert?
Das Ergebnis einer Prädiktion muss in eine Entscheidung überführt werden. Es ist Aufgabe präskriptiver Ansätze, Entscheidungsoptionen zu bewerten, welche die Nachvollziehbarkeit algorithmisch bestimmter Ergebnisse und die Kausalität stärken. Präskription kann als eine Kombination aus Deskription und Prädiktion verstanden werden, wobei gewisse algorithmische Verfahren zum jetzigen Zeitpunkt keinen Einsatz finden können, da die Nachvollziehbarkeit nicht gewährleistet werden kann. Anknüpfend an das prädiktive Beispiel bietet eine präskriptive KI zusätzliche Lösungsstrategien an – hier also Therapieoptionen.

Generative KI
Large-Language-Modelle (LLM) und entsprechende Umsetzungen dieser wie ChatGPT penetrieren derzeit das gesellschaftliche Interesse. Hiermit einher geht der Begriff der generativen künstlichen Intelligenz. Solche Modelle zeichnet aus, dass sie in der Lage sind, neue Daten zu erzeugen, welchen eine gewisse Wertschöpfungstiefe durch Analogiebildung zur realen Welt zugesprochen wird (Fui-Hoon Nah et al. 2023). Beispielhaft kann die Generierung von Bildern oder Texten benannt werden, welche – mal mehr und mal weniger – eine künstlerische Tiefe besitzen. Beispielsweise könnte ein Diabetespatient ChatGPT natürlichsprachlich zur Erkrankung und möglicher Therapieoptionen befragen. Die KI wertet die textuelle Frage aus und generiert hierzu eine Antwort zur Zusammenführung von Informationen aus diversen Informationsquellen.

9.3 Künstliche Intelligenz und Patientenkommunikation

Nur wenige Kommunikationssettings erfordern so viel Vertrauen, wie jenes zwischen Ärzt*innen und Patient*innen. Abgerundet wird dieses mit einem hohen Maß an Fachlichkeit zur Entwicklung diagnostisch-therapeutischer Strategien. Ebenso weist man diesem Setting jedoch auch eine gewisse Asymmetrie (z. B. die Wissensasymmetrie) zu (Mahrer 2017). Digitalisierung führt nun zu Veränderungen, wobei Chancen wie Risiken individuell zu betrachten sind: Digitale Informations- und Kommunikationskanäle (Videotelefonie, Telemedizin etc.) können Personengruppen ausschließen, jedoch können sie auch eine Chance oder sogar Notwendigkeit sein, um z. B. mit Digital Natives Kommunikation zu realisieren (Meier et al. 2018). Ebenso besteht für Bürger*innen ein schier unendlicher Zugang zu Gesundheitsinformationen, welcher hilft, die eigene Gesundheitskompetenz auszubauen und Asymmetrien aufzulösen, aber auch die Gefahr des Konsums von Falschinformationen fördert.

Im Folgenden wollen wir uns einzelner Gedankengänge widmen, welche zunächst keinen Anspruch auf Evidenz erheben, jedoch zur reflektierten Meinungs- und Strategiebildung genutzt werden sollen.

9.3.1 Large-Language-Modelle

Der Hype um ChatGPT und Co. forciert wissenschaftliche Arbeiten zum Einsatz in gesundheitsassoziierbaren Szenarien fast inflationär. Mitunter geht es hierbei auch um den Vergleich der „Gesprächskompetenz" des technischen Systems im Vergleich zum menschlichen Pendant.

Die Arbeiten um Ayer et al. (2023) haben zuletzt für Unruhe gesorgt, wobei wir an dieser Stelle – fernab der Polemik – eine reflektierende Einordnung empfehlen. Es ergab sich, dass in 78,6 % (585 bearbeitete Fälle) Expert*innen die Antwort von ChatGPT im Vergleich zur Antwort ihrer ärztlichen Kolleg*innen bevorzugten. Weiterhin wurden die Ratschläge des Chatbots signifikant besser mit guter oder sogar sehr guter Qualität bewertet. Abschließend wurde ChatGPT noch ein höheres Maß an Empathie im Vergleich zu den ärztlichen Kolleg*innen bescheinigt.

Nashwan et al. (2023) diskutieren die möglichen Veränderungen durch den Einsatz von LLMs. Indikationsbezogene Patientenhistorien wurden verarbeitet und mithilfe eines intelligenten Chatbots ausgewertet, welcher so proaktiv in die Interaktion (Kommunikation) mit Patient*innen eintreten konnte. Durch situationsgerechte Informationen konnte dieser die Patientenedukation unterstützen, die Sprache übersetzen (auch im Sinne von einfacher Sprache), den durch Ärzt*innen zu verarbeitenden Informationsumfang reduzieren sowie die Kontinuität der (interaktiven) Betreuung unterstützen. Es ist ein sensibles Zusammenspiel, welches die Bedürfnisse, Ängste und Erwartungen der Patient*innen berücksichtigen muss.

Den Potenzialen stehen wie immer genügend Hürden gegenüber. Ein wichtiges Problem ist das Halluzinieren von Ergebnissen, bei dem Ausgaben generiert werden, die nicht korrekt in den Eingangsdaten abgebildet sind (Meskó und Topol 2023). Durch die Hinzugabe externer Informationen (z. B. medizinische Fakten oder Kommunikationstheorien) via Ontologien und Retrieval-augmented-Generation (Verbindung abfragebasierter Techniken mit generativen KI-Modellen) wird ein Gesprächskontext erzeugt, in dem ein Chatbot auf gesprächsrelevante Daten zielgerichteter eingehen und so das Halluzinieren reduzieren und die Kommunikation verbessern kann. Für eine weiterführende Betrachtung der Möglichkeiten LLM-basierter Gesprächsagenten sei auf Kap. 10 verwiesen.

9.3.2 Shared Decision Making

Die tradierte (paternalistische) Ärzt*in-Patient*in-Kommunikation wurde bereits angesprochen. Als Gegenpol, fernab digitaler Systeme, wird die partizipative Entscheidungsfindung (Shared Decision Making) postuliert (Kasper et al. 2010; Bieber et al. 2018). Im Zentrum steht das Neudenken des Informationsmodells. Informationen entstehen bekanntermaßen aus Daten, was uns wiederum zu den Einsatzmöglichen von Digitalisierung und KI bringt. Hierbei gilt es, die Autonomie von Mediziner*innen einerseits und die Selbstbestimmung der Patient*innen andererseits einzubeziehen.

In KI-Sprache gesprochen, stehen an dieser Stelle sogenannte Entscheidungsunterstützungssysteme (Decision-Support-Systeme) im Fokus. In Form von Clinical-Decision-Support-Systemen (CDSS) sind sie als Systeme bekannt, welche vornehmlich Mediziner*innen bei der Entscheidungsfindung unterstützen. Sie können jedoch auch eine Brücke sein, um Entscheidung a) frei eines menschlich-subjektiven Einflusses vorzuschlagen und b) diese sprachlich-inhaltlich so zu erklären, dass Patient*innen diese für den eigenen Entscheidungsprozess nutzen können (Lorenzini et al. 2023). So konnten Jayakumar et al. (2021) zeigen, dass eine KI-gestützte Entscheidungshilfe die Entscheidungsqualität, das partizipative Entscheidungsfindungsniveau, die Zufriedenheit sowie weitere Faktoren deutlich verbessert.

Abschließend kann an dieser Stelle jedoch auch das Szenario skizziert werden, dass die KI bzw. das CDSS mehr und mehr die paternalistische Rolle einnimmt und Mediziner*in wie Patient*in dominiert, weshalb eine reflektierte Gestaltung notwendig ist.

9.3.3 P4-Medizin, Präzisionsmedizin und 4D-Gesundheitsforschung

Jede Dekade erfindet ihre Begriffe, jedoch teilen alle die Hervorhebung der Bedeutung von Daten. P4-Medizin möchte die Bedeutung von Prädiktion, Personalisierung, Prävention und Partizipation hervorheben. 4D-Gesundheitsforschung stellt dem die Relevanz von Drugs, Diagnostics, Data und Devices gegenüber. Führen wir die Welten zusammen, erhalten wir Präzisionsmedizin („precision medicine"), also maßgeschneiderte Prävention und Behandlung von Krankheiten, wobei Unterschiede in den Genen, der Umgebung und dem Lebensstil der Menschen berücksichtigt werden.

Faktisch alle KI-Ansätze, wie z. B. zur frühzeitigen Erkennung, zum kontinuierlichen Monitoring oder zur automatisierten Entscheidungsgenerierung, können dieser Begriffswelt zugeordnet werden, weshalb an dieser Stelle auf die Übersichtsarbeit von Ali et al. (2023) verwiesen wird. Doch welcher Zusammenhang besteht nun zur Patientenkommunikation?

KI-basierte Selbstmanagementansätze fordern Patient*innen und unterstützen diese, um die Gesundheitskompetenz zu stärken und somit implizit die Wissensasymmetrie zu minimieren. Clinical-Decision-Support-Systeme sind für Mediziner*innen ein „unabhängiger" Partner zur Bewertung und Steuerung von Diagnostik und Therapie. Im Zentrum stehen hier jeweils wieder Daten bzw. aus diesen resultierenden Informationen und der Art und Weise, wie diese im Sinne der partizipativen Entscheidungsfindung einbezogen werden.

9.4 Ausblick

Der bereits getätigte Blick auf den nur sehr kleinen Ausschnitt zum Einsatz von künstlicher Intelligenz kann beliebig erweitert werden. Die Verbreiterung des Blickwinkels wird uns auffordern, weder einseitig Potenziale zu heroisieren noch uns in Risiken zu verlieren und soll Teil dieses Ausblicks sein.

9.4.1 Digitale Biomarker

Klassische Biomarker, wie sie z. B. bei einer Blutuntersuchung erhoben werden, helfen im Rahmen von Diagnose und Therapie und sind faktisch ein „Schnappschuss" von Zuständen eines Körpers. Daten können als neues Blut verstanden werden, wobei diese potenziell kontinuierlich erfasst werden können. Aus einem Schnappschuss wird eine longitudinale Betrachtung mit vollkommen anderen Möglichkeiten zur deskriptiven, prädiktiven sowie präskriptiven Analytik, woraus sich digitale Biomarker ableiten lassen.

Ein digitaler Biomarker ist eine objektive, quantifizierbare Charakteristik eines biologischen, physiologischen oder verhaltensbezogenen Prozesses, welche mithilfe von datenverarbeitenden Verfahren aus nicht invasiv, ggf. multimodal, digital erfassten Daten errechnet wird. Er ist verifizierbar sowie validierbar und entspricht den gesetzlichen Vorgaben für Medizinprodukte (Meister et al. 2020).

Ein retrospektives Lernen kombiniert mit dem Potenzial des Forecastings kann das Vorhersagen kritischer bzw. medizinisch relevanter Situationen unterstützen und den Weg hin zu einer personalisierten Medizin befördern. Die longitudinale Erhebung, fernab des realen Ärzt*in-Patient*in-Szenarios, eröffnet Möglichkeiten zum Zwecke der Personalisierung sowie der Patientenkommunikation.

Der Einsatz digitaler Biomarker erfordert jedoch auch, dass die durch digitale Biomarker getätigten Berechnungen bzw. Entscheidungen nachvollzogen werden können sowie verifiziert und validiert sind. Es gilt die Nachvollziehbarkeit („explainable AI") sowie die Evidenz sicherzustellen.

9.4.2 Explainable AI

Methoden der „explainable AI" fokussieren sich darauf, die von der KI beschriebenen, vorhergesagten, bewerteten oder generierten Ergebnisse und Ausgaben für Nutzende nachvollziehbar zu machen. Somit wird Vertrauen in die KI aufgebaut und eine differenzierte Verwendung möglich (Adadi und Berrada 2018; Barredo Arrieta et al. 2020). Zur Aufschlüsselung der Entscheidungsfindung werden den Nutzer*innen erklärende Texte und/oder vergleichbare Anwendungsszenarien aus dem zugrunde liegenden Datensatz in einer nachvollziehbaren Form dargeboten. Häufig werden Methoden der „explainable AI" im Kontext von Deep-Learning-Modellen verwendet, da die Intransparenz bei der Entscheidungsfindung dieser „Blackboxsysteme" besonders hervorsticht. Für eine Übersicht aktuell verwendeter Methoden der „explainable AI" in Medizin und Gesundheitsforschung wird Chaddad et al. (2023) hervorgehoben.

Im Kontext der Patientenkommunikation unterstützt „explainable AI" nicht nur eine weiter verbesserte Entscheidungsfindung der Therapiewahl, sondern ermöglicht, das notwendige Vertrauen in die KI zu steigern und das sensible Ärzte-Patienten-Verhältnis nicht durch einen dritten Akteur in der Diagnose- und Therapiefindung zu irritieren. Durch Nachvollziehbarkeit und Interpretierbarkeit der Ergebnisse werden somit Erwartungen und Bedürfnisse beider Seiten aufgegriffen und die effektive Nutzung von KI-Systemen in der Gesundheitsversorgung begünstigt.

Clinical-Decision-Support-Systeme profitieren dabei direkt durch die Umsetzung von „explainable AI". Sie werden fähig, ihre Entscheidungsunterstützung Mediziner*innen mit hohem Maß an Fachlichkeit zu erläutern, und Patient*innen die situativ notwendigen Informationen gefiltert darzulegen, sodass ein Shared Decision Making realisierbar wird. Exemplarisch können in der Radiologie und Kardiologie sog. „saliency maps" die Bereiche eines Patient*innenbildes einfärben, welche eine KI für die Entscheidungsfindung vorrangig nutzt (Borys et al. 2023; Salih et al. 2023). Damit können von Mediziner*innen und Patient*innen gemeinsam gezieltere Therapieentscheidungen getroffen und das Risiko fehlerhafter Entscheidungen auf Basis intransparenter KI-Systeme minimiert werden.

Diese Risikoabschätzung führten auch das Europäische Parlament und der Europäische Rat aktuell in ihrer „Verordnung zur Festlegung harmonisierter Vorschriften für künstliche Intelligenz" (kurz: AI-Act) durch. Die Nachvollziehbarkeit eines KI-Systems ist mit diesem Gesetz insbesondere bei „Hochrisiko-KI-Systemen", wie beispielsweise CDSS, gefordert (Artikel 13). Hochrisiko-KI-Systeme zeichnen sich durch erhöhte Risiken für gesundheitliche Schädigungen oder Sicherheitsbeeinträchtigungen bei nicht zweckmäßigem Einsatz aus und sind immer unter Nutzerbeaufsichtigung zu verwenden (Artikel 14). Der AI-Act zeigt somit auch ein politisches Bestreben nach Nachvollziehbarkeit und Transparenz von KI-Systemen, die über die reine Patientenkommunikation hinaus reicht.

McCoy et al. (2022) konstatieren, dass Erklärbarkeit nicht nur eine Anforderung an KI, sondern jegliche Form von Behandlungsintervention und Beurteilung durch Menschen ist, wobei die Autoren sie vor einem kompromisslosen Streben nach Erklärbarkeit warnen. Vielmehr braucht es robuste empirische Methoden zur Bewertung technisch-algorithmischer Systeme, respektive Verfahren zur Schaffung von Evidenz.

9.4.3 Evidenz

Aus medizinischer Sicht ist Evidenz etwas empirisch Nachgewiesenes und nicht nur etwas kognitiv Nachvollziehbares. Es erscheint unumgänglich, dass vor einem versorgungsorientierten Einsatz von KI eine Evidenz für den jeweiligen Einsatzzweck geschaffen sein muss. Die fehlende Repräsentativität eines Modells oder seine Unvollständigkeit können Falschdiagnosen bevorteilen (Vogt et al. 2019). Ebenso können fehlerhafte Modelle falsch positive bzw. falsch negative Ergebnisse forcieren (Phillips et al. 2022).

Stand heute muss konstatiert werden, dass weder für KI noch für Lösungen aus dem Bereich Digital Health und Digital Health Interventionen konsentierte Guidelines zur Verifikation und Validierung bestehen. Der Blick auf wissenschaftliche Arbeiten zeigt, dass der Nachweis von Evidenz entlang eines unstrukturierten Sammelsuriums aus versorgungsbezogenen und technischen Outcomes (F1-Score, AUC) erfolgt. Gerne werden auch Vergleiche zur menschlichen Leistung bemüht.

Welche Komplexität die Schaffung von Evidenz für KI-Anwendungen in der Domäne Gesundheit mit sich bringt, zeigen u. a. Arbeiten von Hond et al. (2022), welche die Entwicklung von KI-Modellen in 6 Phasen unterteilen und entlang dieser eine Vielzahl von Qualitätskriterien benennen, wie z. B. Datenqualität, Messverfahren für Over-/Underfitting und Generalisierbarkeit. Weitergehend können (und müssen) Quasistandards wie das Health-Technology-Assessment oder Best Practices aus dem Bereich der Medizinprodukte berücksichtigt werden.

9.5 Zusammenfassung

Künstliche Intelligenz ist ein weiter Begriff, welcher häufig mit hohen Erwartungen verbunden wird. Im Zentrum von KI steht die Verarbeitung von Daten in einer Art und Weise, dass Informationen oder sogar Wissen entsteht. Beides sind elementare Bausteine der Kommunikation, wobei Informations- bzw. Wissensasymmetrien Letzteres beeinflussen können. Der Einsatz von KI ist sowohl Chance als auch Herausforderung zur Durchbrechung paternalistischer Strukturen mit dem Ziel der Förderung einer partizipativen Entscheidungsfindung. Auf diesem Weg gilt es, Mensch-Mensch-Interaktion nicht zu negieren sowie die Nachvollziehbarkeit der Informationen des KI-Gesprächspartners sicherzustellen.

Literaturverzeichnis

Adadi A, Berrada M (2018) Peeking inside the black-box: a survey on explainable artificial intelligence (XAI). IEEE Access 6:52138–52160. https://doi.org/10.1109/ACCESS.2018.2870052

Ali O, Abdelbaki W, Shrestha A, Elbasi E, Alryalat MAA, Dwivedi YK (2023) A systematic literature review of artificial intelligence in the healthcare sector: benefits, challenges, methodologies, and functionalities. J Innov Knowl 8:100333. https://doi.org/10.1016/j.jik.2023.100333

Ayers JW, Poliak A, Dredze M, Leas EC, Zhu Z, Kelley JB, Faix DJ, Goodman AM, Longhurst CA, Hogarth M, Smith DM (2023) Comparing physician and artificial intelligence chatbot responses to patient questions posted to a public social media forum. JAMA Intern Med 183:589–596. https://doi.org/10.1001/jamainternmed.2023.1838

Barredo Arrieta A, Díaz-Rodríguez N, Del Ser J, Bennetot A, Tabik S, Barbado A, Garcia S, Gil-Lopez S, Molina D, Benjamins R, Chatila R, Herrera F (2020) Explainable artificial intelligence (XAI): concepts, taxonomies, opportunities and challenges toward responsible AI. Inf Fusion 58:82–115. https://doi.org/10.1016/j.inffus.2019.12.012

Bieber C, Gschwendtner K, Müller N, Eich W (2018) Partizipative Entscheidungsfindung (PEF) – Patient und Arzt als Team. Nuklearmedizin 41:162–177. https://doi.org/10.1055/a-0603-2996

Borys K, Schmitt YA, Nauta M, Seifert C, Krämer N, Friedrich CM, Nensa F (2023) Explainable AI in medical imaging: an overview for clinical practitioners – saliency-based XAI approaches. Eur J Radiol 162:110787. https://doi.org/10.1016/j.ejrad.2023.110787

Chaddad A, Peng J, Xu J, Bouridane A (2023) Survey of explainable AI techniques in healthcare. Sensors (Basel, Switzerland) 23. https://doi.org/10.3390/s23020634

FDA Artificial Intelligence and Machine Learning (AI/ML)-Enabled Medical Devices (o.J.). https://www.fda.gov/medical-devices/software-medical-device-samd/artificial-intelligence-and-machine-learning-aiml-enabled-medical-devices. Zugegriffen am 10.12.2023

Fui-Hoon Nah F, Zheng R, Cai J, Siau K, Chen L (2023) Generative AI and ChatGPT: applications, challenges, and AI-human collaboration. J Inf Technol Case Appln Res 25:277–304. https://doi.org/10.1080/15228053.2023.2233814

de Hond AAH, Leeuwenberg AM, Hooft L, Kant IMJ, Nijman SWJ, van Os HJA, Aardoom JJ, Debray TPA, Schuit E, van Smeden M, Reitsma JB, Steyerberg EW, Chavannes NH, Moons KGM (2022) Guidelines and quality criteria for artificial intelligence-based prediction models in healthcare: a scoping review. NPJ Digit Med 5:2. https://doi.org/10.1038/s41746-021-00549-7

Jayakumar P, Moore MG, Furlough KA, Uhler LM, Andrawis JP, Kóenig KM, Aksan N, Rathouz PJ, Bozic KJ (2021) Comparison of an artificial intelligence-enabled patient decision aid vs educational material on decision quality, shared decision-making, patient experience, and functional outcomes in adults with knee osteoarthritis: a randomized clinical trial. JAMA Netw Open 4:e2037107. https://doi.org/10.1001/jamanetworkopen.2020.37107

Kasper J, Légaré F, Scheibler F, Geiger F (2010) Shared Decision-Making und Kommunikationstheorie: „Grounding the tango". Z Evidenz Fortbild Qual Gesundheitswes 104:636–641. https://doi.org/10.1016/j.zefq.2010.09.024

Lorenzini G, Arbelaez Ossa L, Shaw DM, Elger BS (2023) Artificial intelligence and the doctor-patient relationship expanding the paradigm of shared decision making. Bioethics 37:424–429. https://doi.org/10.1111/bioe.13158

Mahrer R (2017) Arzt-Patient-Beziehung: Was bedeutet eigentlich Beziehung? Balint 17:110–116. https://doi.org/10.1055/s-0042-114058

McCarthy J, Minsky ML, Rochester N, Shannon CE (1955) A proposal for the Dartmouth summer research project on artificial intelligence

McCoy LG, Brenna CTA, Chen SS, Vold K, Das S (2022) Believing in black boxes: machine learning for healthcare does not need explainability to be evidence-based. J Clin Epidemiol 142:252–257. https://doi.org/10.1016/j.jclinepi.2021.11.001

Meier R, Holderried M, Kraus TM (2018) Digitalisierung der Arzt-Patienten-Kommunikation. In: Pfannstiel MA, Da-Cruz P, Rasche C (Hrsg) Digitalisierung – Innovationen – Gesundheitsversorgung. Springer Gabler, Wiesbaden/Germany, S 63–75

Meister S, Houta S, Bisgin P (2020) Mobile Health und digitale Biomarker: Daten als „neues Blut" für die P4-Medizin bei Parkinson und Epilepsie. In: Pfannstiel MA, Holl F, Swoboda WJ (Hrsg) mHealth-Anwendungen für chronisch Kranke. Gabler, Wiesbaden, S 213–233

Meskó B, Topol EJ (2023) The imperative for regulatory oversight of large language models (or generative AI) in healthcare. NPJ Digit Med 6:120. https://doi.org/10.1038/s41746-023-00873-0

Nashwan AJ, Abujaber AA, Choudry H (2023) Embracing the future of physician-patient communication: GPT-4 in gastroenterology. Gastroenterol Endosc 1:132–135. https://doi.org/10.1016/j.gande.2023.07.004

Phillips SP, Spithoff S, Simpson A (2022) Artificial intelligence and predictive algorithms in medicine: promise and problems. Can Fam Physician 68:570–572. https://doi.org/10.46747/cfp.6808570

Salih A, Boscolo Galazzo I, Gkontra P, Lee AM, Lekadir K, Raisi-Estabragh Z, Petersen SE (2023) Explainable artificial intelligence and cardiac imaging: toward more interpretable models. Circ Cardiovasc Imaging 16:e014519. https://doi.org/10.1161/circimaging.122.014519

Shortliffe EH (1977) Mycin: a knowledge-based computer program applied to infectious diseases. In: Proceedings of the annual symposium on computer application in medical care, S 66–69

Vogt H, Green S, Ekstrøm CT, Brodersen J (2019) How precision medicine and screening with big data could increase overdiagnosis. BMJ (Clin Res Ed) 366:l5270. https://doi.org/10.1136/bmj.l5270

Weizenbaum J (1966) ELIZA – a computer program for the study of natural language communication between man and machine. Commun ACM 9:36–45. https://doi.org/10.1145/365153.36516813

Digitale Patientenkommunikation und LLM-basierte Gesprächsagenten

10

Stephen Gilbert und Oscar Freyer

Inhaltsverzeichnis

10.1	Einleitung	150
10.2	Patientenkommunikation im vordigitalen Gesundheitswesen	151
10.3	Patientenkommunikation in einer vordigitalen Welt	151
10.4	Definition von oberflächlicher Digitalisierung, tiefer Digitalisierung und digitaler Transformation	152
10.5	Der Zusammenhang zwischen dem Stand des Digitalisierungsprozesses und der Entwicklung der digitalen Patientenkommunikation	153
	10.5.1 Digitale Patientenkommunikation im oberflächlich digitalisierten Gesundheitssystem	153
	10.5.2 Digitale Patientenkommunikation in tief digitalisierten Gesundheitssystemen	154
	10.5.3 LLM-basierte Konversationsagenten als Vermittler digital transformierter Patientenkommunikation	155
10.6	Potenzielle Anwendungsbereiche von LLMs in der digitalen Patientenkommunikation	157
	10.6.1 LLM-basierte klinische Notizerstellung in Echtzeit	157
	10.6.2 LLM-basierte elektronische Patientenaktensysteme	158
	10.6.3 LLM-basierte Dokumentationszusammenfassungsagenten und Tools zum Verfassen ärztlicher Briefe	158
	10.6.4 LLM-basierte patientenorientierte Chatbots	158
	10.6.5 LLM-basierte arztorientierte Chatbots	159
	10.6.6 LLM-basierte Gesundheitsagenten und virtuelle Krankenschwestern	159

S. Gilbert (✉) · O. Freyer
Else Kröner Fresenius Zentrum für Digitale Gesundheit, Technische Universität Dresden, Dresden, Deutschland
E-Mail: stephen.gilbert@ukdd.de; oscar.freyer@tu-dresden.de

10.7	Validierungs- und Regulierungsstatus von LLM-basierten Gesprächsagenten	160
	10.7.1 Allgemeine Risiken LLM-basierter medizinischer Software	160
	10.7.2 Besondere Risiken von LLM-basierten Entscheidungsunterstützungssystemen	161
	10.7.3 Besondere Risiken der LLM-gestützten Verwaltung klinischer Akten	161
	10.7.4 Besondere Risiken der LLM-basierten Patientenkommunikation	162
10.8	Könnten LLM-basierte Gesprächsagenten eine wirklich digital transformierte Form der Patientenkommunikation liefern?	163
10.9	Das Potenzial von LLM-Gesprächsagenten über eine Änderung des Kommunikationsparadigmas hinaus	163
10.10	Zusammenfassung	164
Literaturverzeichnis		164

Zusammenfassung

Große Sprachmodelle (Large language models [LLMs]) haben das Potenzial, die Patientenkommunikation grundlegend zu verändern, da sie viele Aufgaben im klinischen Alltag und in der Kommunikation zwischen medizinischem Fachpersonal und Patienten automatisieren können. Traditionelle Kommunikationswege sind häufig durch zeitliche und personelle Einschränkungen limitiert. LLM-basierte Anwendungen könnten hier einen Paradigmenwechsel einleiten und die Effizienz sowie den Zugang zur Gesundheitsversorgung verbessern. Risiken wie die Gefahr von Fehlinterpretationen und Ungenauigkeiten, welche die Patientensicherheit gefährden könnten, regulatorische Unsicherheiten und offene Fragen zur Zuverlässigkeit dieser Systeme erschweren ihre Einführung jedoch erheblich. Dieses Kapitel analysiert die potenzielle Rolle von LLM-basierten Anwendungen in der Patientenkommunikation und diskutiert, wie sie eine digital transformierte Gesundheitsversorgung prägen könnten, in der Effizienz, Zugang und Personalisierung im Mittelpunkt stehen.

10.1 Einleitung

Die digitale Patientenkommunikation ist ein sich ständig weiterentwickelndes Konzept, dessen Bedeutung je nach medizinischer Fachrichtung und Entwicklungsstand der Digitalisierung in den Versorgungssystemen variiert. Die Bedeutung unterscheidet sich zudem in verschiedenen Ländern, abhängig von deren individueller Philosophie und dem gewählten Weg zur digitalen Transformation ihres Gesundheitswesens. In diesem Kapitel diskutieren wir Prinzipien der digitalen Patientenkommunikation unter Berücksichtigung aktueller internationaler Ansätze und Entwicklungen. Dabei gehen wir auf innovative telemedizinische Versorgungskonzepte wie das „Hospital-at-Home (HaH)-Modell" (British Geriatrics Society 2022) ein, welche die medizinische Versorgung grundlegend neu gestalten können (Pandit et al. 2024), auch wenn sie derzeit im deutschen Gesundheitssystem bisher nicht zur Anwendung kommen (Fischer 2023). Unser Fokus liegt deswegen auf einer Beschreibung der digitalen Patientenkommunikation in hypothetischen, patientenzentrierten Versorgungsmodellen, die zwar nicht der aktuellen Realität in den meisten Versorgungseinrichtungen entsprechen, jedoch als zukünftige Richtung der Bereitstellung von Versorgungsleistungen vorhergesagt werden (Pandit et al. 2024).

Eine zentrale Technologie, die diese Neugestaltung der digitalen Patientenkommunikation vorantreiben könnte, sind Große Sprachmodelle (Large language models [LLMs]) (Thirunavukarasu et al. 2023; Clusmann et al. 2023). Zum Zeitpunkt der Abfassung dieses Kapitels bleibt unklar, welche spezifischen Auswirkungen LLMs auf die Kommunikation im Gesundheitssystem haben werden. Es gibt allerdings erste Anzeichen dafür, dass LLMs, insbesondere in Ländern und Gesundheitssystemen, die einen regulatorischen Rahmen für ihren Einsatz etablieren, einen Paradigmenwechsel darstellen. In diesem Kapitel skizzieren wir die Anwendungsbereiche, Fortschritte, Limitationen und Risiken, die mit der Implementierung von LLMs in der Patientenkommunikation einhergehen.

10.2 Patientenkommunikation im vordigitalen Gesundheitswesen

Für das Verständnis der verschiedenen Konzepte und Entwicklungsstufen der digitalen Patientenkommunikation ist es unerlässlich, die grundlegenden Paradigmen der Patientenkommunikation in einer vordigitalen Welt zu kennen. Dies dient als Grundlage, um die verschiedenen Ebenen der digitalen Transformation und die damit verbundenen grundlegenden Veränderungen in der Medizin und deren Auswirkungen zu beschreiben.

10.3 Patientenkommunikation in einer vordigitalen Welt

In der vordigitalen Welt spielte sich die Patientenkommunikation vorwiegend im persönlichen Gespräch zwischen dem hilfesuchenden Patienten und medizinischem Fachpersonal ab und war stark durch ein Ungleichgewicht im Wissen geprägt (Kaba und Sooriakumaran 2007). Die Einstellung zur Weitergabe medizinischer Informationen an Patienten war von Arzt zu Arzt unterschiedlich, es gab jedoch oft einen paternalistischen Ansatz in der Kommunikation und Entscheidungsfindung, in welcher der Arzt die Behandlung auswählte und kaum auf die Bedürfnisse des Patienten einging (Clusmann et al. 2023). Auch soziale Aspekte wurden häufig ausgeklammert (Kaba und Sooriakumaran 2007). Medizinische Informationen wurden als Domäne des Arztes betrachtet und für Ärzte aufgezeichnet. Diese Aufzeichnung erfolgte vor der Einführung digitaler Systeme bei niedergelassenen Ärzten und in Krankenhäusern auf Papierakten (Evans 2016). Konsultationen, Befunde und Entscheidungen wurden in der Regel nicht sehr detailliert eingetragen oder auf Karteikarten in der Patientenakte festgehalten. Patienten griffen kaum auf ihre Papierakten zu und lasen diese selten. Der Austausch zwischen Ärzten bezüglich eines Patienten erfolgte meist per Brief, selten wurde der Patient an diesem Austausch beteiligt. Medizinische Informationen wurden dem Patienten vom behandelnden Arzt/medizinischen

Fachpersonal mitgeteilt. Die Terminvereinbarung erfolgte telefonisch oder persönlich vor Ort. Rezepte wurden mit der Hand geschrieben.

10.4 Definition von oberflächlicher Digitalisierung, tiefer Digitalisierung und digitaler Transformation

Bei der Einführung digitaler Technologien werden in der englischsprachigen Literatur häufig drei Konzepte unterschieden: „digitization", „digitalization" und „digital transformation" (Iyamu et al. 2021). Diese Konzepte ermöglichen eine präzise Beschreibung der Entwicklungsstadien der digitalen Patientenkommunikation, lassen sich jedoch nicht exakt ins Deutsche übersetzen. Um die Unterschiede zwischen diesen drei Stadien abzubilden, verwendenden wir hier die Begriffe „oberflächliche Digitalisierung", „tiefe Digitalisierung" und „digitale Transformation". Diese Einteilung erlaubt es, den Prozess von der einfachen Überführung analoger in digitale Formate über die Integration digitaler Technologien in bestehende Prozesse bis hin zur umfassenden Neugestaltung und Optimierung von Prozessen und Geschäftsmodellen durch digitale Innovationen zu veranschaulichen.

> **Definition von oberflächlicher Digitalisierung, tiefer Digitalisierung und digitaler Transformation basierend auf Iyamu et al. 2021**
> - Unter **oberflächlicher Digitalisierung** versteht man den technischen Prozess der Umwandlung analoger Daten in digitale Daten. Gemäß der hier verwendeten Definition umfasst dies den Einsatz von Praxisverwaltungssystemen und elektronischen Patientenaktensystemen, die bisherige papierbasierte Systeme weitgehend ersetzen, jedoch keine tiefe Integration in Arbeitsabläufe aufweisen oder diese verändern.
> - Die **tiefe Digitalisierung** beschreibt die Integration digitaler Technologien in Arbeitsabläufe und Prozesse, wobei es wesentliche Fortschritte bei der Integration digitaler Systeme untereinander und in die menschlichen Arbeitsabläufe gibt. Obwohl das System tief digitalisiert ist, ist die Art der Arbeit praktisch eine direkte digitale Kopie der früheren vordigitalen Arbeitsprozesse und Arbeitsrollen, ohne dass sich die Art und Weise, wie Arbeit ausgeführt wird, oder die Art der Leistungen der Gesundheitsdienstleister wesentlich geändert hat. Darunter fallen etwa Standardtelekonsultationsansätze, da es in diesen zwar eine digitale Interaktion zwischen Patienten und Arzt, z. B. per Video, gibt, dies jedoch eine Eins-zu-eins-Replikation der bisherigen Arbeit ohne echte Workflowänderung oder Änderung der Art der Arbeit darstellt.

(Fortsetzung)

- Die **digitale Transformation** beschreibt einen kulturellen Organisationswandel, der digitale Technologien umfassend integriert und die Art und Weise der Leistungserbringung neu organisiert, um den Bedürfnissen der Kunden, im Falle von Gesundheitsdienstleistungen der Patienten, gerecht zu werden. Die Art und Weise, wie das Unternehmen seine Dienstleistungen erbringt, wird grundlegend neu konstruiert, um die einzigartigen Eigenschaften vernetzter digitaler Technologien zu nutzen. Dies kann das Kunden- und Mitarbeitererlebnis stark verändern. Ein Beispiel stellt hier das „Hospital-at-Home (HaH)-Konzept" dar, das bestehende Versorgungskonzepte von Grund auf neu definiert. In diesem Konzept werden Patienten, die eine engmaschige Betreuung benötigen, frühzeitig aus dem Krankenhaus entlassen und durch ein umfassendes digitales System zur Überwachung, Unterstützung und Intervention, teilweise durch Telekonsultationen, betreut. Dieses Konzept ist in den USA und im Vereinigten Königreich weiter verbreitet (British Geriatrics Society 2022; Pandit et al. 2024), wird in Deutschland jedoch selten übernommen (Fischer 2023).

10.5 Der Zusammenhang zwischen dem Stand des Digitalisierungsprozesses und der Entwicklung der digitalen Patientenkommunikation

Die Unterteilung des digitalen Wandels in die oben beschriebenen drei Phasen ist von grundlegender Bedeutung für das Verständnis der aktuellen und künftigen Entwicklungen im Bereich der digitalen Patientenkommunikation. Gleichzeitig kann die digitale Patientenkommunikation auch in ihren jeweiligen Entwicklungsstadien durch eine oberflächlich digitalisierte, tief digitalisierte und digital transformierte Linse betrachtet werden.

10.5.1 Digitale Patientenkommunikation im oberflächlich digitalisierten Gesundheitssystem

Die oberflächliche Digitalisierung des Gesundheitssystems begann mit der Einführung von Praxisverwaltungssystemen und elektronischen Patientenakten, E-Mails und Textnachrichten zwischen 1990 und 2010 und nahm im Zeitraum 2010–2020 nochmals an Fahrt auf (Evans 2016). Obwohl die elektronischen Systeme der oberflächlichen Digitalisierung zweifellos Vorteile für den Zugriff und Abruf von Patienteninformationen mit sich brachten, sorgten sie aufseiten der Gesundheitsdienstleister auch für Stress und Herausforderungen. Mitarbeiter des Gesundheitssystems waren durch die Aufzeichnung und Aktualisierung von Patientendaten einem zusätzlichen und zunehmenden Zeitaufwand ausgesetzt, was im Englischen als „documentation burden" („Dokumentationsbelastung") bezeichnet wird (Gaffney et al. 2022). Die Einführung dieser digitalen Dokumentationssysteme führten auch dazu, dass Ärzte zunehmend mit den digitalen Systemen anstelle des Patienten interagierten (Reddy 2015), was die Qualität der Kommunikation zwischen Patient und Arzt und den Aufbau von Beziehungen beeinträchtigte (Manojlovich et al. 2015; Forde-Johnston et al. 2023).

Gleichzeitig führte die Einführung neuer Kommunikationswege wie E-Mails und Textnachrichten auch zu einem vereinfachten Zugang zu Ärzten, wovon viele Patienten nach wie vor Gebrauch machen. Die Beantwortung digitaler Patientennachrichten steigert dabei den Arbeitsaufwand in einem Bereich, für den Ärzte nicht primär ausgebildet werden (Barayev et al. 2021). Die damit einhergehende Veränderung des Kommunikationsstils im Sinne einer stärkeren Partizipation des Patienten (Kaba und Sooriakumaran 2007) führt einerseits zu längeren Patientengesprächen, da mehr Fragen gestellt werden (Barayev et al. 2021; Veiga et al. 2022), anderseits wird insgesamt auch mehr Kommunikation erwartet (Barayev et al. 2021). Obwohl inzwischen einige Gesundheitssysteme dazu übergegangen sind, Patientenkommunikation stärker zu vergüten, löst dies nicht das grundlegende Problem – digitale Patientenkommunikation ist immens zeitaufwendig und es steht nur eine begrenzte Anzahl von Gesundheitsdienstleistern zur Verfügung, die diese Aufgabe übernehmen können.

In einem nur oberflächlich digitalisierten Gesundheitswesen variiert die Qualität der digitalen Patientenkommunikation erheblich. So existieren neben den oben beschriebenen weniger zufriedenstellenden Modellen auch Beispiele für gut funktionierende und zufriedenstellende Kommunikationsansätze. Insgesamt ist der Grad der Digitalisierung in den oberflächlich digitalisierten Gesundheitswelten aber gering ausgeprägt. Um eine effektive digitale Patientenkommunikation zu ermöglichen, die für alle Beteiligten von Nutzen ist, bedarf es eines neuen digitalen Ansatzes, der mit einer Anpassung der traditionellen klinischen Arbeitsabläufe einhergeht.

10.5.2 Digitale Patientenkommunikation in tief digitalisierten Gesundheitssystemen

Aktuell werden große Schritte unternommen, um die Digitalisierung des deutschen Gesundheitssystems voranzutreiben. Eine wichtige Rolle spielt hierbei die Telematikinfrastruktur (TI), die von der nationalen Agentur für digitale Medizin – Gematik – auf- und ausgebaut wird (Mano und Morgan 2022). Diese Plattform dient als Grundlage für verschiedene digitale Anwendungen in Gesundheitswesen wie der elektronischen Patientenakte (ePA) und des elektronischen Rezepts (E-Rezept). Die Anwendung, die den größten direkten Einfluss auf die Patientenkommunikation haben dürfte, ist der TI-Messenger. Dieser wird auf Basis der TI als neuer Standard für ein sicheres und interoperables Instant Messaging im deutschen Gesundheitssystem entwickelt. Er ermöglicht eine anbieter- und branchenübergreifende sichere Chatkommunikation zwischen Leistungserbringern und Gesundheitseinrichtungen, unterstützt in seiner Standardversion

Textnachrichten sowie Bild und Ton und richtet sich an niedergelassene Ärzte, Psychotherapeuten, Zahnärzte, Krankenhäuser, Apotheken und Pflegeeinrichtungen. Künftig wird das System auch Video-Telekonsultation unterstützen (Sayegh-Jodehl et al. 2022). Das Ersetzen von aktuellen, teils unsicheren oder datenschutzrechtlich fragwürdigen Kommunikationswegen wie einfacher Messengerdienste, E-Mail und Fax durch spezifisch für diesen Einsatzzweck entwickelte und sicherere Lösungen stellt einen eindeutigen Schritt in Richtung einer tieferen Digitalisierung dar.

Allerdings gibt es in einem tief digitalisierten, aber nicht vollständig digital transformierten Gesundheitssystem tiefgreifende Einschränkungen, die über das bloße Fehlen ausgefeilter digitaler Systeme hinausgehen. Zwei miteinander verbundene Kernprobleme sind dabei besonders hervorzuheben: zum einen die allgemeine mangelnde Vergütung für digitale Patientenkommunikation (Tang et al. 2006; Desruisseaux et al. 2020) und zum anderen die steigende Arbeitsbelastung des medizinischen Personals, die sowohl durch Zeitmangel als auch durch Personalengpässe verschärft wird. Diese Hindernisse beeinträchtigen wie schon in oberflächlich digitalisierten Gesundheitssystemen die Bewältigung der zusätzlichen Arbeitslast, die durch digitale Zugangsmöglichkeiten zur Gesundheitsversorgung entsteht (Barayev et al. 2021). Die Konzeptionierung und Implementierung einer hoch entwickelten digitalen Kommunikationsinfrastruktur allein können ohne die Adressierung dieser Herausforderungen keine echte digitale Transformation bewirken.

Dies bedeutet jedoch nicht, dass eine effiziente, zeitnahe und bidirektionale Kommunikation zwischen Patienten und Gesundheitsdienstleistern durch moderne Messagingsysteme nicht realisierbar ist. Es soll lediglich darauf hingewiesen werden, dass die Patientenkommunikation in den meisten Gesundheitssystemen nicht angemessen unterstützt und wertgeschätzt wird, was sie sowohl für Ärzte als auch für Patienten unbefriedigend macht.

Das grundlegende Problem der digitalen Patientenkommunikation in einem nicht digital transformierten Gesundheitssystem besteht also im hohen Zeitaufwand, den die digitale Kommunikation für Gesundheitsdienstleister bedeutet. Selbst in einem tief digitalisierten System ohne Automatisierung lässt sich jede Minute Interaktionszeit nur durch eine Minute Arztzeit erreichen. Da diese Zeit jedoch eine begrenzte und knappe Ressource für viele Gesundheitsdienstleister darstellt, macht dieses Modell die digitale Patientenkommunikation nur in einem finanzstarken Gesundheitssystem wirklich möglich, in dem Gesundheitsdienstleister bereit sind, einen großen Teil ihrer Zeit mit der Kommunikation über digitale Nachrichtensysteme zu verbringen.

10.5.3 LLM-basierte Konversationsagenten als Vermittler digital transformierter Patientenkommunikation

Wie im vorhergehenden Abschnitt beschrieben, stößt die digitale Patientenkommunikation in aktuellen Gesundheitssystemen auf ein fundamentales Hindernis: Die Zeit, die Ärzte für die Kommunikation aufbringen können, reicht in den aktuellen Modellen, in denen die

Kommunikation ausschließlich digital und von medizinischem Fachpersonal initiiert wird, nicht aus. Um Patienten eine personalisierte und individuelle digitale Kommunikation über ihre Erkrankungen und Behandlungsmöglichkeiten zu ermöglichen, ist es unserer Ansicht nach erforderlich, bestimmte Aspekte der digitalen Kommunikation zu automatisieren. Dadurch könnte das oben beschriebene zeitliche Eins-zu-eins-Verhältnis in der Kommunikation aufgelöst und die Effizienz der Kommunikationsprozesse erhöht werden.

Eine Möglichkeit, dieses Hindernis zu überwinden, stellt die Entwicklung medizinischer Chatbots zur digitalen Unterstützung des Krankheitsmanagements dar (Xu et al. 2021). Diese Anwendungen bieten zwar den Vorteil, nur vorab geprüfte medizinische Information bereitzustellen, gleichzeitig fehlt es ihnen aber an Flexibilität, verbunden mit einer mangelnden Personalisierung der bereitgestellten Informationen. Dies schränkt ihre Anwendbarkeit als universelle Schnittstellen für die Patientenkommunikation ein.

Vor dem Hintergrund der schnellen Fortschritte im Bereich der Computerlinguistik (Natural Language Processing, NLP) und der Entwicklung großer Sprachmodelle (im Englischen „large language models", LLMs), insbesondere seit 2022, sehen viele eine vielversprechende Lösung für diverse Aufgaben in der medizinischen Kommunikation in Chatbots, die auf dieser Technologie basieren (Thirunavukarasu et al. 2023) (Tab. 10.1). Dazu gehören die Zusammenfassung komplexer medizinischer Informationen in eine für Laien verständliche Sprache, die Vorbereitung von Patienten auf medizinische Konsultationen oder Behandlungen sowie die Unterstützung durch „virtuelle Krankenschwestern", die ein breites Spektrum an Kommunikationsaufgaben übernehmen könnten.

Tab. 10.1 Die wichtigsten auf dem Markt (USA) oder in der Endphase der kommerziellen Entwicklung befindlichen LLM-basierten Kommunikationsagenten Weitere Informationen zu diesen Anwendungsfällen finden Sie in Abschn. 7.5, und eine Beschreibung der spezifischen Risiken von Systemen finden Sie in Abschn. 7.6

#	Beschreibung des Anwendungsfalls	Auf dem Markt verfügbar (USA)
1	LLM-basierte „ambient-strukturierte" klinische Notizerstellung von Sprechstunden (Ross und Trang 2023; Lee et al. 2023)	Auf dem Markt verfügbar
2	LLM-basierte elektronische Patientenaktensysteme (Bruce 2023)	Auf dem Markt verfügbar
3	LLM-basierte Dokumentationszusammenfassungsagenten und Tools zum Verfassen klinischer Briefe (TORTUS AI LTD 2023)	In der späten Entwicklung oder auf dem Markt verfügbar
4	LLM-basierte patientenorientierte Chatbots (Foundation 29 2022; Gilbert et al. 2023)	Auf dem Markt verfügbar (Rechtsstatus fraglich)
5	LLM-basierte arztorientierte Chatbots (Glass Health 2023)	Auf dem Markt verfügbar (Rechtsstatus fraglich)
6	LLM-basierte Gesundheitsagenten und virtuelle Krankenschwestern (World Health Organization 2024; McClure 2024; Westhead 2024)	In der Endphase der kommerziellen Entwicklung

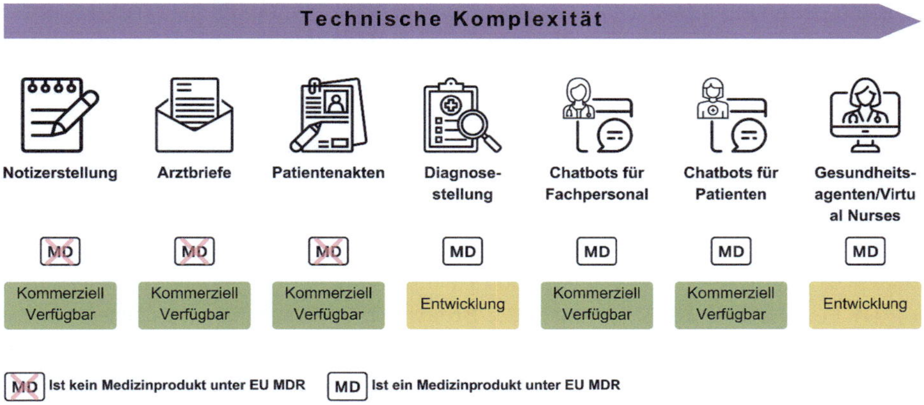

Abb. 10.1 LLM-basierte Anwendungen in der Patientenkommunikation und ihr Status als Medizinprodukte unter der Europäischen Verordnung für Medizinprodukte

Obwohl diese Einschätzung spekulativ erscheinen mag und als Hype um eine bestimmte Technologiegruppe wahrgenommen werden könnte, wurden seit der Einführung von ChatGPT im November 2022 diverse medizinische Kommunikationstools und fachkräfteorientierte medizinische Softwarelösungen, die auf dieser Technologie sowie verwandten LLMs basieren, erfolgreich in internationalen Gesundheitsmärkten etabliert (Gilbert et al. 2024; Freyer et al. 2024a). Wie in den nachfolgenden Abschnitten dargelegt wird, ist der regulatorische Status und die Validierung einiger dieser Tools noch weitgehend ungeklärt (Gilbert et al. 2023) (Abb. 10.1). Trotz dieser Unsicherheit muss anerkannt werden, dass sich ein neues Paradigma der digitalen Patientenkommunikation herausbildet.

10.6 Potenzielle Anwendungsbereiche von LLMs in der digitalen Patientenkommunikation

Im Moment existiert eine Vielzahl an möglichen Anwendungsszenarien für LLM-basierte Systeme. Einige dieser Szenarien sind bereits in einem Status der Implementierung, während andere noch experimenteller Natur sind.

10.6.1 LLM-basierte klinische Notizerstellung in Echtzeit

Schon vor der Einführung von LLMs konnten klinische Notizen mithilfe von NLP-Technologien in Echtzeit und ohne direkte Interaktion von medizinischem Personal digital aufgezeichnet werden (Haberle et al. 2024). Eines der ersten Unternehmen, das diese Ambient-Notizerstellung ermöglichte, war die Firma Nuance, die im Jahr 2021 von Microsoft übernommen wurde (Haberle et al. 2024). Während der COVID-19-Pandemie zeigte sich der besondere Nutzen solcher Ambient-Notizen (Imaging Technology News 2020).

Microsoft erweiterte kurz nach der Einführung von GPT-4 die Funktionen seiner Software Dragon Ambient eXperience (DAX) Express um die GPT-4-Technologie (Ross und Trang 2023), um unter Verwendung der SNOMED CT-Ontologie eine verbesserte Strukturierung und automatische Echtzeitumwandlung klinischer Gespräche in strukturierte Notizen zu ermöglichen (Nuance 2019). Die Software prüft zunächst die Qualität der Notizen, bevor sie vom medizinischen Fachpersonal verifiziert und in die elektronische Patientenakte aufgenommen werden. Neben Nuance Dragon, in einigen Regionen als Nuance Copilot bekannt, bieten Unternehmen wie 3M, Amazon Web Services (AWS), Abridge, Suki, Ambience, Deepscribe, TORTUS, Carbon Health, Nabla und andere ähnliche Lösungen an (TORTUS AI LTD 2023; Nelson 2023; Brodwin 2024). Auch wenn es sich bei diesen Anwendungen nicht per se um digitale Patientenkommunikationsschnittstellen handelt, besteht einer ihrer wichtigsten Marktansprüche darin, den Arzt von der Last des Notizenmachens zu befreien, um dadurch mehr Zeit für die Patienten-Arzt-Kommunikation zu gewinnen und einen besseren Beziehungsaufbau zu ermöglichen (Nelson 2023).

10.6.2 LLM-basierte elektronische Patientenaktensysteme

Angesichts der angekündigten Partnerschaft zwischen dem führenden Entwickler elektronischer Patientenaktensysteme in den USA und OpenAI ist zu erwarten, dass dieser Bereich weiterwachsen wird (Brodwin 2024). Aktuell verfügbare Systeme verbinden die oben beschriebene LLM-gestützte Ambient-Notizerstellung in Sprechstunden mit ausführlichen Daten des jeweiligen Patienten, die inklusive Patientengeschichte und Diagnosecodes direkt aus der elektronischen Patientenakte (EHR) abgerufen werden (Brodwin 2024).

10.6.3 LLM-basierte Dokumentationszusammenfassungsagenten und Tools zum Verfassen ärztlicher Briefe

Eng verwandt mit der Erstellung von Ambient-Notizen ist die Erstellung von Befunden und das unterstützte Verfassen ärztlicher Briefe. Dies wird durch eine Reihe der oben aufgeführten Ambient-Tools unterstützt, darunter die Software TORTUS O.S.L.E.R. (TORTUS AI LTD 2023). Nach Erstellen des Befundes oder Briefes erfolgt auch hier die ärztliche Überprüfung und formelle Freigabe des finalen Dokuments.

10.6.4 LLM-basierte patientenorientierte Chatbots

Kontroverser als die oben genannten LLM-basierten Kommunikationstools werden patientenorientierte LLM-basierte Chatbots diskutiert. Diese können Laiennutzern umfangreiche medizinische Fragen durch Freitext und natürlich klingende Sprache beantworten und sind momentan sowohl über das Internet (Foundation 29 2022; Gilbert et al. 2023), Googles App-Store („Playstore") (Freyer et al. 2024b) als auch über den neuen OpenAI GPT Store verfügbar (OpenAI 2024).

10.6.5 LLM-basierte arztorientierte Chatbots

Ähnliches gilt auch für LLM-basierte Chatbots, die an Ärzte gerichtet sind. Auch diese können frei formulierte medizinische Fragen, in diesem Fall von Ärzten, durch Freitext in natürlich klingender Sprache beantworten. Sie erzeugen dabei in ihrer Bedeutung reproduzierbare Antworten und stellen Differenzialdiagnosen und Vorschläge für die klinische Abklärung und Behandlung bereit. Einige dieser Anwendungen wurden bereits, gekennzeichnet als Hilfsmittel zur klinischen Entscheidungsunterstützung für Ärzte in den USA auf den Markt gebracht, obwohl sie nach Ansicht der Autoren nicht die Kriterien der US-FDA-Leitlinie für Systeme zur Unterstützung klinischer Entscheidungen erfüllen (Gilbert et al. 2023). Sie haben daher einen fragwürdigen rechtlichen Status auf dem Markt.

10.6.6 LLM-basierte Gesundheitsagenten und virtuelle Krankenschwestern

Umstritten ist auch der aktuell noch nicht marktreife Plan des Chipherstellers Nvidia, einem der weltweit größten Unternehmen, in Kooperation mit dem LLM-Unternehmen Hippocratic AI sog. „KI-Gesundheitsagenten" zu entwickeln (McClure 2024), die in der medialen Berichterstattung als virtuelle Krankenschwestern (Westhead 2024) bezeichnet werden. Laut beider Unternehmen soll diese Technologie dazu beitragen, den verbreiteten Personalmangel im Gesundheitswesen zu lindern und den Zugang zu hochwertiger Pflege zu verbessern (McClure 2024).

Diese KI-Gesundheitsagenten interagieren per Tabletcomputer als künstlich erzeugte Avatare mit Patienten. Sie wirken dabei sehr menschenähnlich und verfügen über simulierte menschlichen Stimmen. Laut Hippocratic AI wird das zugrunde liegende LLM auf einer riesigen Sammlung proprietärer Daten geschult, darunter klinische Versorgungspläne, Regelwerke und Leitlinien zur Gesundheitsversorgung, medizinische Handbücher, Arzneimitteldatenbanken und andere relevante medizinische Dokumente (Westhead 2024). Zu den Aufgaben, die KI-Gesundheitsagenten später übernehmen sollen und die aktuell getestet werden, gehören die Einschätzung der Auswirkungen von Medikamenten auf Laborwerte und die Fähigkeit, rezeptfreie Medikamente zu identifizieren, die für eine bestimmte medizinische Erkrankung nicht erlaubt oder empfohlen werden.

10.7 Validierungs- und Regulierungsstatus von LLM-basierten Gesprächsagenten

Aktuell ist der regulatorische Status von LLM-basierten medizinischen Anwendungen weltweit unklar und hängt von deren Einsatzbereich und von der genauen Ausgestaltung der Anwendungsfälle ab (Gilbert et al. 2023; Freyer et al. 2024a).

Auf der einen Seite des Spektrums befinden sich einfache LLM-basierte Anwendungen zur Zusammenfassung klinischer Aufzeichnungen und zum Diktieren klinischer Briefe. Solche Anwendungen werden nicht direkt für medizinische Zwecke wie Diagnostik oder Therapie verwendet, sondern dienen ausschließlich dazu, die Erfassung und Aufbereitung medizinischer Informationen zu beschleunigen (Gilbert et al. 2023). Wichtig dabei ist, dass die Informationen korrekt erfasst werden und überprüfbar sind. Da eine Klassifizierung dieser Anwendungen als Medizinprodukte in der EU unwahrscheinlich, wenn auch nicht unmöglich ist, dürften sie einer relativ einfachen Regulierung unterliegen. Sie fallen zwar unter die allgemeinen Bestimmungen des EU-KI-Gesetzes (siehe auch Kap. 16), gelten jedoch möglicherweise nicht als KI-Produkte mit hohem Risiko.

Auf der anderen Seite des Spektrums befinden sich die „virtuellen Ärzte", die bisher nicht kommerziell entwickelt werden. Sie stellen eine Weiterentwicklung der oben beschriebenen, von Hippocratic AI entwickelten KI-Gesundheitsagenten dar und hätten einen eindeutig medizinischen Zweck im Bereich der Diagnose oder Therapie. Damit gelten sie in der EU höchstwahrscheinlich als Medizinprodukte und würden als solche reguliert werden. Gleichzeitig würden sie im Rahmen des EU-KI-Gesetzes auch als Hochrisiko-KI-Produkte gelten, die auf Hochrisiko-Allzweck-KI-Systemen (GPAI) basieren (European Parliament, European Council 2021). Damit wären strenge Anforderungen an die Gewährleistung der Patientensicherheit, die Leistungsfähigkeit der Systeme und an den Schutz der Menschenrechte verbunden (Gilbert et al. 2023).

Die Herausforderung besteht darin, dass viele LLM-basierte medizinische Kommunikationstools für medizinische Zwecke konzipiert sind, die zwischen diesen beiden Extremen liegen, und deren Zweck sich im Laufe der Zeit weiterentwickeln oder verändern kann (Gilbert et al. 2023). Die Regulierung dieser Anwendungen in der EU erscheint aktuell noch ungewiss. Während in den USA viele dieser Produkte als nicht medizinische Geräte klassifiziert und somit weniger streng reguliert werden könnten (U.S. Food and Drug Administration (FDA) 2022; Gilbert et al. 2023), ist in der EU eine strengere Einstufung als Medizinprodukte wahrscheinlich (Gilbert et al. 2023).

10.7.1 Allgemeine Risiken LLM-basierter medizinischer Software

LLMs zeigen ihre Stärke vorrangig bei der Extraktion von Informationen, einschließlich medizinischer Informationen, Formulartexten, der Zusammenfassung von Informationen und der Generierung neuer Dokumente auf der Grundlage von Quelldokumenten (Meskó und Topol 2023; Thirunavukarasu et al. 2023; Gilbert et al. 2023; Clusmann et al. 2023), weisen aber auch bekannte und viel beschriebene Einschränkungen auf (Gilbert et al. 2023, 2024). Zu den Problemen gehören die Erzeugung von fiktiven („halluzinierten") Informationen, Ungenauigkeiten, die Ausgabe potenziell schädlicher Empfehlungen, Voreingenommenheit, mangelnde Transparenz und eine erschwerte Nachvollziehbarkeit ihrer Prozesse (Gilbert et al. 2023). Ihre Antworten sind in der Regel indeterministisch, was bedeutet, dass LLMs unterschiedlichen Nutzern oder sogar demselben Nutzer zu verschiedenen Zeitpunkten – abhängig von minimalen Variationen in der Eingabeaufforderung – unterschiedliche Informationen liefern können (Gilbert et al. 2024). Auch werden LLMs häufig über Anwendungsprogrammierschnittstellen (APIs) in Softwareprodukte eingebunden, womit sie aber außerhalb der Kontrolle des Entwicklers dieser Softwareprodukte liegen. Bei einer Veränderung des LLMs durch den jeweiligen Anbieter können dadurch ohne ein Zutun des Entwicklers der Endanwendung Änderungen der Leistung auftreten (Gilbert et al. 2023).

10.7.2 Besondere Risiken von LLM-basierten Entscheidungsunterstützungssystemen

Obwohl LLM-basierte Entscheidungsunterstützungssysteme in ersten, unsystematischen Analysen vielversprechende Ergebnisse gezeigt haben und aufgrund ihrer benutzerfreundlichen und verständlichen Kommunikationsweise akzeptable Antworten liefern (Thirunavukarasu et al. 2023; Gilbert et al. 2023, 2024), haben sie ein gravierendes Problem: Da ihnen kein Wahrheitsmodell zugrunde liegt (Gilbert et al. 2023, 2024), neigen sie zu Fehlern und liefern bisweilen falsche medizinische Informationen. Gleichzeitig klingen ihre Antworten aber vernünftig oder werden von ihnen nachvollziehbar verargumentiert. Werden solche Systeme als klinische Entscheidungsunterstützungssysteme für Ärzte eingesetzt, kann es dadurch zu einer Automatisierungsverzerrung kommen (Thirunavukarasu et al. 2023; Gilbert und Kather 2024). Dies bezeichnet die Tendenz, Systemen blind zu vertrauen und die eigene kritische Überprüfung zu vernachlässigen, was im Laufe der Zeit zu einer Untergrabung der eigenständigen Entscheidungskompetenz führen kann. Die spezifischen Risiken, die mit der Nutzung dieser Technologien einhergehen, könnten in Kombination mit den allgemeinen in Abschn. 7.6.1 diskutierten Risiken zu fehlerhaften Diagnosen oder Behandlungen führen. In einigen Fällen können diese Fehler schwerwiegende Konsequenzen für die Patientensicherheit nach sich ziehen (Gilbert et al. 2023).

10.7.3 Besondere Risiken der LLM-gestützten Verwaltung klinischer Akten

Die Risiken, die mit einer LLM-basierten Verwaltung klinischer Akten einhergehen, ähneln denen der oben beschriebenen LLM-basierten klinischen Entscheidungsunterstützungssysteme. Sie sind hier aber stärker mit Vorhersagen basierend auf der Verarbeitung und Interpretation historischer Patientendaten verbunden. Ein konkretes Beispiel verdeutlicht das Problem: Moderne LLM-basierte Systeme zur Aktenverwaltung ergänzen Notizen aus Patientengesprächen automatisch um relevante Erkenntnisse, die automatisch aus der elektronischen Patientenakte extrahiert wurden.

Um ein praktisches Beispiel hierfür zu liefern: Die aktuelle LLM-basierte Software zur Verwaltung klinischer Aufzeichnungen ergänzt die Umgebungsnotizen der Sprechstunde durch das Hinzufügen relevanter Erkenntnisse über die Krankengeschichte des Patienten, die aus der elektronischen Patientenakte extrahiert wurde. Sowohl die Notizen der aktuellen Konsultation als auch die Gesprächsführung und die darauf basierende Diagnose und der Behandlungsplan des Arztes werden somit von historischen Daten beeinflusst, die das System aus der Akte extrahiert hat. Obwohl der behandelnde Arzt letztlich die Krankenakte validiert und die Verantwortung für die medizinische Beratung trägt, wird den von LLM-Systemen aggregierten historischen Informationen oft unkritisch vertraut, auch wenn sie sachliche Fehler oder subtile Fehlinterpretationen der historischen klinischen Daten des Patienten enthalten können (Eliot 2024).

10.7.4 Besondere Risiken der LLM-basierten Patientenkommunikation

Die Risiken, die mit LLM-basierten Gesundheitsagenten und Patientenkommunikationssystemen einhergehen, sind bisher nur unzureichend erfasst und werden daher vorläufig eher aufgeführt als umfassend analysiert. Grundlegend sollten aber neben den potenziellen Vorteilen dieses neuen Ansatzes der digitalen Patientenkommunikation auch die damit verbundenen Risiken berücksichtigt werden.

Ein spezifisches Risiko ist die Entstehung einer durch LLM-Chatbots bedingten Cyberchondrie, also einer unbegründeten Verstärkung von Sorgen um alltägliche Symptome durch die Interaktion mit einem stets verfügbaren Gesundheitsagenten (Mathes et al. 2018).

Auch existiert die Gefahr, dass Patienten durch unzutreffende oder irreführende medizinische Informationen fehlgeleitet werden, was je nach Situation zu leichten, mittelschweren, hin zu schweren Schäden führen könnte (Gilbert et al. 2023). Beispielsweise könnte ein Patient ein Symptom mit einem LLM-basierten Gesundheitsagenten besprechen, dessen Algorithmus die Relevanz des Symptoms übersieht und somit eigentlich notwendige medizinische Schritte nicht einleitet. Die Bewertung dieses Risikos sollte im Kontext von Szenarien ohne Zugang zu LLM-basierten Gesundheitsagenten erfolgen:

(i) Wäre der Patient ohne den Zugang zu einem LLM-basierten Gesundheitsagenten eigenständig auf die Suche nach Informationen gegangen und hätte dies zu einer Konsultation eines Arztes geführt?

(ii) Hätte der Patient das Symptom ansonsten mit einem Arzt oder einem anderen Gesundheitsdienstleister besprochen und hätte dieser Arzt/andere Gesundheitsdienstleister angemessen auf die Informationen reagiert?

10.8 Könnten LLM-basierte Gesprächsagenten eine wirklich digital transformierte Form der Patientenkommunikation liefern?

Wie zuvor dargestellt, bieten weder oberflächliche noch tiefgehende Digitalisierungsstrategien ohne signifikante Automatisierung oder einen erheblichen Ausbau des medizinischen Personals ein zufriedenstellendes digitales Kommunikationserlebnis für und mit Patienten. Angesichts des finanziellen Drucks und des Personalmangels in vielen Gesundheitssystemen weltweit erscheint Letzteres unwahrscheinlich (Kirch et al. 2012). Sollte jedoch auch nur ein Teil des Potenzials der beschriebenen Einsatzmöglichkeiten realisiert werden können – insbesondere, wenn die Risiken dieser Systeme effektiv kontrolliert und angemessene regulatorische Rahmenbedingungen von den Aufsichtsbehörden vorgeschlagen und von den Entwicklern eingehalten werden –, sind die Autoren der Meinung, dass LLM-basierte Methoden die Patientenkommunikation auf ein neues, digital transformiertes Niveau heben könnten. Dies würde eine Form der Gesundheitsversorgung ermöglichen, die bisher nicht realisierbar war.

10.9 Das Potenzial von LLM-Gesprächsagenten über eine Änderung des Kommunikationsparadigmas hinaus

Die oben beschriebene Einführung von sog. virtuellen Krankenschwestern als LLM-basierte Gesundheitsagenten und deren potenzielle Erweiterung zu einem virtuellen Arzt könnte weitreichende Auswirkungen haben, die über die digitale Patientenkommunikation hinausgehen. Diese Entwicklungen würden nicht nur die Kommunikation verändern, sondern könnten auch zentrale Aspekte der medizinischen Versorgung beeinflussen. Die vorgeschlagenen Funktionen einer virtuellen Krankenschwester, die schon in ihrer Konzeption über reine Kommunikationsaufgaben hinausgehen, könnten sich direkt auf die Kernbereiche der Pflege auswirken und neue Möglichkeiten der Patientenbetreuung eröffnen. Für eine weiterführende Betrachtung des Einsatzes von LLMs in der Pflege sei auf Kap. 11 verwiesen.

Obwohl LLM-basierte Gesundheitsagenten derzeit nicht für physische medizinische Interventionen vorgesehen sind, decken sie ein breites Spektrum an kommunikationsintensiven Tätigkeiten im Gesundheitswesen ab. Insbesondere die potenzielle Fähigkeit dieser Agenten, Ärzte in Beratungsaufgaben zu unterstützen, könnte die Verfahren der medizinischen Diagnostik und die Beratung der Patienten über Behandlungsoptionen revolutionieren. Dies könnte die medizinische Praxis grundlegend und disruptiv verändern.

Während in naher Zukunft menschliche Fachkräfte weiterhin unverzichtbar und stets „in the loop" sein werden, markiert die Integration solcher Technologien einen Wendepunkt in der Automatisierung des Gesundheitswesens. Eine fortschreitende Entwicklung in Richtung interaktiver Automatisierung und digitaler Bereitstellung von Dienstleistungen steht bevor, die viele traditionelle Prozesse in der medizinischen Versorgung und Kommunikation transformieren könnte (Thirunavukarasu et al. 2023).

10.10 Zusammenfassung

Abgesehen von den fortschrittlichsten Gesundheitssystemen beschränkt sich die digitale Patientenkommunikation meist noch auf einfache, nur rudimentär digitalisierte Methoden, bei denen traditionelle, nicht digitale Kommunikationswege zwischen Gesundheitsdienstleistern und Patienten nachgebildet werden. Und selbst falls modernere digitale Kommunikationswege existieren, fehlt es häufig an der notwendigen finanziellen Unterstützung oder den Ressourcen, um einen signifikanten Wandel in der digitalen Gesundheitsversorgung und dem Informationsaustausch zu bewirken.

In jüngster Zeit hat das Interesse an automatisierten Kommunikationstools, besonders an solchen, die auf LLM-Technologien basieren, zugenommen. Diese bieten eine außergewöhnliche Flexibilität und Anpassungsfähigkeit für eine Vielzahl von kommunikativen Aufgaben im Patientenkontakt. Neben der großen Begeisterung für das Potenzial dieser Werkzeuge besteht eine erhebliche regulatorische Unsicherheit bezogen auf ihren tatsächlichen klinischen Einsatz.

Trotz der vorhandenen Herausforderungen und Unsicherheiten sind wir der Überzeugung, dass LLM-basierte Kommunikationstools in absehbarer Zeit zur Automatisierung bestimmter Aspekte der digitalen Patientenkommunikation beitragen werden und der generelle Einfluss automatisierter Systeme auf die Patientenkommunikation im Laufe des nächsten Jahrzehnts stetig zunehmen wird.

Literaturverzeichnis

Barayev E, Shental O, Yaari D et al (2021) WhatsApp Tele-Medicine – usage patterns and physicians views on the platform. Isr J Health Policy Res 10:34. https://doi.org/10.1186/s13584-021-00468-8

British Geriatrics Society (2022) Bringing hospital care home: Virtual Wards and Hospital at Home for older people (Position Statement).

Brodwin E (2024) Comparing AI medical scribes by price and features. Axios

Bruce G (2023) Carbon Health rolls out GPT-4 charting for EHR. Beckers Health IT

Clusmann J, Kolbinger FR, Muti HS et al (2023) The future landscape of large language models in medicine. Commun Med 3:1–8. https://doi.org/10.1038/s43856-023-00370-1

Desruisseaux M, Stamenova V, Bhatia RS, Bhattacharyya O (2020) Channel management in virtual care. NPJ Digit Med 3:44. https://doi.org/10.1038/s41746-020-0252-4

Eliot L (2024) Doctors relying on generative AI to summarize medical notes might unknowingly be taking big risks. Forbes

European Parliament, European Council (2021) Proposal for a Regulation of the European Parliament and of the council laying down harmonised rules on artificial intelligence (artificial intelligence act) and amending certain union legislative acts

Evans RS (2016) Electronic Health Records: Then, Now, and in the Future. Yearb Med Inform:S48–S61. https://doi.org/10.15265/IYS-2016-s006

Fischer T (2023) Home care in Germany during the COVID-19 pandemic: a neglected population? J Nurs Scholarsh 55:215–225. https://doi.org/10.1111/jnu.12851

Forde-Johnston C, Butcher D, Aveyard H (2023) An integrative review exploring the impact of Electronic Health Records (EHR) on the quality of nurse – patient interactions and communication. J Adv Nurs 79:48–67. https://doi.org/10.1111/jan.15484

Foundation 29 (2022) DxGPT: Diagnostic decision support software based on GPT-4. In: DxGPT Diagn. Decis. Support Softw. Based GPT-4. https://dxgpt.app. Zugegriffen am 28.04.2024

Freyer O, Wiest IC, Kather JN et al (2024a) A future role for health applications of large language models depends on regulators enforcing safety standards. Lancet Digit Health 6:e662–e672. https://doi.org/10.1016/S2589-7500(24)00124-9

Freyer O, Wrona KJ, de Snoeck Q et al (2024b) The regulatory status of health apps that employ gamification. Sci Rep 14:21016. https://doi.org/10.1038/s41598-024-71808-2

Gaffney A, Woolhandler S, Cai C et al (2022) Medical documentation burden among US office-based physicians in 2019: a national study. JAMA Intern Med 182:564–566. https://doi.org/10.1001/jamainternmed.2022.0372

Gilbert S, Kather JN (2024) Guardrails for the use of generalist AI in cancer care. Nat Rev Cancer 1–2. https://doi.org/10.1038/s41568-024-00685-8

Gilbert S, Harvey H, Melvin T et al (2023) Large language model AI chatbots require approval as medical devices. Nat Med 29:2396–2398. https://doi.org/10.1038/s41591-023-02412-6

Gilbert S, Kather JN, Hogan A (2024) Augmented non-hallucinating large language models as medical information curators. Npj Digit Med 7:1–5. https://doi.org/10.1038/s41746-024-01081-0

Glass Health (2023) Glass | AI-powered clinical decision support. https://glass.health/. Zugegriffen am 13.02.2024

Haberle T, Cleveland C, Snow GL et al (2024) The impact of Nuance DAX ambient listening AI documentation: a cohort study. J Am Med Inform Assoc 31:975–979. https://doi.org/10.1093/jamia/ocae022

Imaging Technology News (2020) Nuance launches dragon ambient eXperience for telehealth. Imaging Technol News. http://www.itnonline.com/content/nuance-launches-dragon-ambient-experience-telehealth. Zugegriffen am 28.04.2024

Iyamu I, Xu AXT, Gómez-Ramírez O et al (2021) Defining digital public health and the role of digitization, digitalization, and digital transformation: scoping review. JMIR Public Health Surveill 7:e30399. https://doi.org/10.2196/30399

Kaba R, Sooriakumaran P (2007) The evolution of the doctor-patient relationship. Int J Surg 5:57–65. https://doi.org/10.1016/j.ijsu.2006.01.005

Kirch DG, Henderson MK, Dill MJ (2012) Physician workforce projections in an era of health care reform. Annu Rev Med 63:435–445. https://doi.org/10.1146/annurev-med-050310-134634

Lee P, Bubeck S, Petro J (2023) Benefits, limits, and risks of GPT-4 as an AI chatbot for medicine. N Engl J Med 388:1233–1239. https://doi.org/10.1056/NEJMsr2214184

Mano MS, Morgan G (2022) Telehealth, social media, patient empowerment, and physician burnout: seeking middle ground. Am Soc Clin Oncol Educ Book 28–37. https://doi.org/10.1200/EDBK_100030

Manojlovich M, Adler-Milstein J, Harrod M et al (2015) The effect of health information technology on health care provider communication: a mixed-method protocol. JMIR Res Protoc 4:e72. https://doi.org/10.2196/resprot.4463

Mathes BM, Norr AM, Allan NP et al (2018) Cyberchondria: overlap with health anxiety and unique relations with impairment, quality of life, and service utilization. Psychiatry Res 261:204–211. https://doi.org/10.1016/j.psychres.2018.01.002

McClure P (2024) NVIDIA to create AI 'agents' that outperform human nurses. New Atlas. https://newatlas.com/technology/nvidia-hippocratic-ai-nurses/. Zugegriffen am 28.04.2024

Meskó B, Topol EJ (2023) The imperative for regulatory oversight of large language models (or generative AI) in healthcare. Npj Digit Med 6:1–6. https://doi.org/10.1038/s41746-023-00873-0

Nelson H (2023) AWS releases generative AI service for clinical documentation | TechTarget. Health IT EHR

Nuance (2019) Real time advice– SNOMED CT coding with dragon medical advisor – datasheet. https://www.nuance.com/asset/en_uk/collateral/healthcare/data-sheet/ds-2019-nuance-dma-uk-screen.pdf . Zugegriffen am 28.04.2024

OpenAI (2024) Introducing the GPT store. https://openai.com/blog/introducing-the-gpt-store. Zugegriffen am 16.01.2024

Pandit JA, Pawelek JB, Leff B, Topol EJ (2024) The hospital at home in the USA: current status and future prospects. Npj Digit Med 7:1–7. https://doi.org/10.1038/s41746-024-01040-9

Reddy S (2015) Is your doctor getting too much screen time? Wall Str J

Ross B, Trang C (2023) "We're getting much more aggressive": Microsoft's Nuance adds GPT-4 AI to its medical note-taking tool. In: STAT. https://www.statnews.com/2023/03/20/microsoft-nuance-gpt4-dax-chatgpt/. Zugegriffen am 28.04.2024

Sayegh-Jodehl S, Mukowski-Kickhöfel R, Linke D et al (2022) Use of instant messaging software in a German Hospital – an exploratory investigation among physicians. Int J Environ Res Public Health 19:12618. https://doi.org/10.3390/ijerph191912618

Tang PC, Black W, Young CY (2006) Proposed criteria for reimbursing eVisits: content analysis of secure patient messages in a personal health record system. AMIA Annu Symp Proc AMIA Symp 2006:764–768

Thirunavukarasu AJ, Ting DSJ, Elangovan K et al (2023) Large language models in medicine. Nat Med 29:1930–1940. https://doi.org/10.1038/s41591-023-02448-8

TORTUS AI LTD (2023) AI for every doctor – TORTUS. https://tortus.ai/. Zugegriffen am 28.04.2024

U.S. Food and Drug Administration (FDA) (2022) Clinical decision support software – Guidance for Industry and Food and Drug Administration Staff. FDA

Veiga MG, Felizi RT, Trevisan GD et al (2022) Message applications in the doctor-patient relationship as a stressor. Rev Assoc Médica Bras 68:1228–1233. https://doi.org/10.1590/1806-9282.20220253

Westhead M (2024) AI nurses? Inside Nvidia, Hippocratic AI's new partnership. Advis. Board

World Health Organization (2024) WHO unveils a digital health promoter harnessing generative AI for public health. https://www.who.int/news/item/02-04-2024-who-unveils-a-digital-health-promoter-harnessing-generative-ai-for-public-health. Zugegriffen am 09.04.2024

Xu L, Sanders L, Li K, Chow JCL (2021) Chatbot for health care and oncology applications using artificial intelligence and machine learning: systematic review. JMIR Cancer 7:e27850. https://doi.org/10.2196/27850

Digitale Patientenkommunikation aus Sicht der Pflege

11

Peter Nydahl

Inhaltsverzeichnis

11.1	Einführung	168
11.2	Digitale Kommunikationsmöglichkeiten	169
11.3	Infrage kommende Patientengruppen	170
11.4	Künstliche Intelligenz in der Pflege	170
11.5	Ein Blick in die Zukunft	171
11.6	Digitale Tools zur direkten Kommunikation	173
11.7	Troubleshooting in der digitalen Patientenkommunikation	174
11.8	Qualifikation der Pflegefachpersonen in digitaler Kommunikation	176
11.9	Die Grenzen digitaler Kommunikation	176
Literaturverzeichnis		177

Zusammenfassung

Die technische Weiterentwicklung ermöglicht mittlerweile eine umfassende digitale Kommunikation mit Patientinnen und Patienten im Krankenhaus. Dies beinhaltet die elektronische Vitalzeichenkontrolle, Teleberatung, automatische Melde- und Überwachungssysteme und Kontroll- und Kommunikationsmöglichkeiten. Die meisten Patientinnen und Patienten begrüßen diese Möglichkeiten. Die Implementierung von künstlicher Intelligenz kann eine hohe Individualisierung unter Berücksichtigung der Präferenzen von Patientinnen und Patienten darstellen, bedarf aber auch einer sorg-

P. Nydahl (✉)
Universitätsklinikum Schleswig-Holstein, Kiel, Germany
E-Mail: Peter.Nydahl@uksh.de

© Der/die Autor(en), exklusiv lizenziert an Springer-Verlag GmbH, DE,
ein Teil von Springer Nature 2025
T. G. Weimann et al. (Hrsg.), *Digitale Patientenkommunikation*,
https://doi.org/10.1007/978-3-662-71034-0_11

fältigen, vor allem ethischen Abwägung von Vor- und Nachteilen. Pflegefachpersonen müssen entsprechende digitale Kompetenzen aufbauen.

11.1 Einführung

Die digitale Patientenkommunikation bietet für die Pflege zahlreiche Möglichkeiten, die Betreuung und den Austausch mit Patientinnen und Patienten zu verbessern. Sie erleichtert die zeitnahe und direkte Kommunikation, insbesondere bei der Betreuung chronisch kranker Menschen oder sogar als Telenursing in ländlichen und eher unzugänglichen Regionen wie den Halligen (Haserück und Kurz 2023). Pflegefachpersonen können über digitale Plattformen Gesundheitsdaten erfassen, Fragen der Patientinnen und Patienten beantworten und Beratungsgespräche führen, z. B. zur Wundversorgung, pflegerischen Versorgung, Behandlungspfaden und vieles mehr (Krüger et al. 2023).

Zu den wesentlichen Aspekten und Möglichkeiten der digitalen Patientenkommunikation gehören:

- telepflegerische Konsultationen zur Verlängerung der Betreuungskontinuität,
- Gesundheits-Apps zur Überwachung und Kontrolle von Vitalwerten,
- digitale Erinnerungen für die Medikamenteneinnahme,
- Videokonferenzen für Beratung und Anleitung,
- elektronische Pflegeberichte für eine verbesserte interdisziplinäre Zusammenarbeit.

Durch diese Technologien können Pflegefachpersonen eine flexible, patientenorientierte Betreuung sicherstellen.

In der stationären Pflege im Krankenhaus bietet die digitale Patientenkommunikation ebenfalls zahlreiche Vorteile und Möglichkeiten, die Versorgungsqualität zu verbessern und die Arbeitsabläufe effizienter zu gestalten. Pflegefachpersonen können über digitale Systeme den Austausch mit Patientinnen und Patienten sowie mit dem gesamten Behandlungsteam optimieren. Insbesondere die elektronische Patientenakte (ePA) ermöglicht eine schnelle und genaue Dokumentation von Gesundheitsdaten, die jederzeit abgerufen und aktualisiert werden kann (Baumgart et al. 2024).

> Mobile, tragbare Überwachungsgeräte erfassen Vitalparameter wie Blutdruck, Herzfrequenz, Atmung, Sauerstoffsättigung, Temperatur und auch Schlaf bzw. Bewegung und Sturz. Diese Daten könnten automatisch in die elektronische Patientenakte kommuniziert werden. Wenn Vitalwerte definierte Grenzwerte über- bzw. unterschreiten, könnten „red flags" und Nachrichten an die zuständige Pflegefachperson kommuniziert werden, die entsprechende Maßnahmen und Eskalationsstufen einleitet.

(Fortsetzung)

Beispiele:

- Schlafdauer < 3 h: Hinweis auf Harnverhalt, Schmerzen, Agitation, Delir, Evaluation erforderlich;
- Blutdruck < 90 mmHg: Early Warning Score wird aktiviert, manuelle Überwachung wird initiiert;
- Bewegungsfrequenz < 2 h: Dekubitusrisiko steigt, Evaluation erforderlich;
- Temperatur 38 °C: Verdacht auf Infektion, Evaluation erforderlich, Meldung an ärztlichen Dienst.

11.2 Digitale Kommunikationsmöglichkeiten

Digitale Kommunikationsmöglichkeiten zwischen Pflegefachpersonen und Patientinnen bzw. Patienten im Krankenhaus bieten eine effiziente und flexible Art des Austauschs. Diese Tools erleichtern die kontinuierliche Betreuung und können den Pflegealltag erheblich verbessern. Nachfolgend einige zentrale digitale Kommunikationsmöglichkeiten und Beispiele für technische Lösungen (Holzinger et al. 2023):

- **Patientenportale:** Plattformen, auf denen Patientinnen und Patienten ihre Behandlungspläne, Medikationspläne und Laborergebnisse einsehen können. Diese Portale ermöglichen (je nach Ausgestaltung) auch die direkte Kommunikation mit Pflegefachpersonen und Ärztinnen bzw. Ärzten (siehe Kap. 4 und 5).
- **Telemonitoring:** Ermöglicht die Fernüberwachung von Vitaldaten wie Herzfrequenz, Blutdruck oder Blutzucker. Pflegefachpersonen können diese Daten in Echtzeit einsehen und bei Bedarf sofort eingreifen.
- **Messaging-Apps für die Pflege:** Diese speziellen Apps ermöglichen eine sichere und schnelle Kommunikation zwischen Pflegepersonal und Patientinnen bzw. Patienten. Sie unterstützen den Austausch über Medikation z. B. bei Schmerzen, Unterstützung bei Aktivitäten des täglichen Lebens wie z. B. Begleitung ins Badezimmer, Fragen zur Behandlung oder das Wohlbefinden.
- **Videotelefonie und Telemedizin:** Videokonferenzen ermöglichen direkte Beratungen zwischen Pflegekräften und Patientinnen und Patienten, ohne dass diese physisch anwesend sein müssen. Dies ist besonders bei immungeschwächten oder isolierten Personen nützlich, z. B. während der COVID-19-Pandemie.
- **Elektronische Pflegedokumentation:** Digitale Tools, über die Patientinnen und Patienten Informationen zu geplanten Pflegeleistungen erhalten und Rückfragen direkt klären können.

Diese technischen Lösungen tragen dazu bei, den Informationsaustausch zu verbessern, Wartezeiten zu verkürzen und die Qualität der Patientenbetreuung zu erhöhen (Hellzén et al. 2022).

11.3 Infrage kommende Patientengruppen

In der stationären Pflege im Krankenhaus gibt es verschiedene Patientengruppen, für die die digitale Kommunikation mit Pflegefachpersonen besonders vorteilhaft sein kann (Krüger et al. 2023). Dazu gehören vor allem Patientinnen und Patienten, die

- überwachungspflichtig sind, z. B. auf Intensiv- und IMC-Stationen, oder vor Kurzem von diesen auf Normalstation verlegt worden sind,
- frisch operiert sind, mit dem Risiko einer Verschlechterung zur Überwachung der Vitalwerte,
- von chronischen Erkrankungen wie Diabetes, Herzinsuffizienz oder COPD betroffen sind und von der kontinuierlichen Erfassung von Vitaldaten profitieren,
- in der Geriatrie ein hohes Risiko für Stürze aufweisen.

11.4 Künstliche Intelligenz in der Pflege

Künstliche Intelligenz (KI) in der Pflege findet zurzeit eine zunehmende Anwendung, u. a. in der Dienstplangestaltung in großen Pflegeteams inklusive Ausfallmanagement, der Entwicklung von Pflegeplänen bei Patientinnen und Patienten mit komplexen Bedarfen, der Erstellung von Schulungsmaterialien oder auch bei der Automatisierung von Dokumentationsprozessen (Krüger et al. 2023). Ein Beispiel ist hierfür das Intensivtagebuch (Peschel et al. 2024). Viele Patientinnen und Patienten, die auf Intensivstationen betreut werden, erfahren durch die kritische Erkrankung und die Behandlung Bewusstseinsstörungen mit konsekutiven Erinnerungslücken und -störungen: Sie können sich später nur ungenau oder gar nicht an die existenzielle Krise erinnern und verwechseln überdies Traum und Wirklichkeit. Zu diesem Zweck werden von Pflegefachpersonen und den Familien Intensivtagebücher geschrieben, in denen täglich Ereignisse und Entwicklungen in einer einfachen, verständlichen Sprache beschrieben werden. Patientinnen und Patienten können später das Tagebuch lesen und so ihre Entwicklung verstehen. Intensivtagebücher senken das Risiko für posttraumatische Belastungsstörungen und werden in Leitlinien empfohlen, aber sie haben ein Problem: Das Schreiben kostet Zeit (Renner et al. 2023). Hier kann KI helfen, aus einem üblichen Bericht in der Pflegedokumentation einen hypothetischen empathischen Eintrag in ein Intensivtagebuch zu generieren (siehe Tab. 11.1) (Peschel et al. 2024).

Künstliche Intelligenz in der professionellen Pflege wirft aber auch zahlreich ethische Fragen auf. Der Einsatz von KI darf nicht zu Behandlungsschäden führen, nicht vorsätzlich

Tab. 11.1 Fiktiver Eintrag in ein Intensivtagebuch mit ChatGPT

Prompt
Erstelle aus der folgenden Pflegedokumentation einen empathischen, anteilnehmenden und motivierenden Eintrag für das Intensivtagebuch von Herrn Meyer, der den 6. Tag auf einer Intensivstation liegt:
Pat. c/p stabil, alles im grünen Bereich. Beatmung reduziert. War im CT, Ausschluss SAB, alles okay. Sedierung aus, wird wacher. Mit Physio auf Bettkante mobilisiert, öffnet Augen. Ehefrau war mit Tochter da, gemalte Bilder aufgehängt.
Abkürzungen: c/p: kardiopulmonal, CT: Computertomografie, SAB: Subarachnoidalblutung.
Tagebucheintrag[a], generiert durch ChatGPT, vor Evaluation durch eine Pflegefachperson
Lieber Herr Meyer,
heute ist bereits der 6. Tag, den Sie auf unserer Intensivstation verbringen, und es gibt gute Nachrichten: Ihre kardiopulmonalen Werte sind stabil, und alles verläuft nach Plan. Die Beatmung konnte reduziert werden, was bedeutet, dass Ihre Lungen wieder mehr Arbeit selbst übernehmen – ein großer Schritt in die richtige Richtung! Heute hatten wir eine wichtige Untersuchung, um eine Subarachnoidalblutung auszuschließen, und das Ergebnis war erfreulich: Alles ist in Ordnung. Die Sedierung wurde ebenfalls beendet, und Sie beginnen, immer wacher zu werden. Mit der Physiotherapeutin konnten wir Sie sogar schon an die Bettkante mobilisieren, und Sie haben dabei Ihre Augen geöffnet. Das war ein besonders schöner Moment für uns, denn er zeigt, dass Sie Fortschritte machen.
Ihre Frau und Ihre Tochter haben Sie heute besucht und dabei bunte, liebevoll gemalte Bilder mitgebracht. Sie haben diese an die Wände Ihres Zimmers gehängt, und nun wirkt es hier viel lebendiger und wärmer – fast so, als wären Ihre Liebsten die ganze Zeit bei Ihnen.
Wir alle sind sehr stolz auf Ihre Fortschritte. Bleiben Sie stark, Herr Meyer. Jeder Tag bringt Sie ein Stück näher an die Genesung, und wir sind hier, um Sie auf diesem Weg zu unterstützen.
Mit herzlichen Grüßen,
Ihr Pflegeteam

[a]Verfasst mit Unterstützung von ChatGPT, einem KI-basierten Sprachmodell von OpenAI.

bestimmte Patientengruppen benachteiligen und auch nicht die menschliche Autonomie und Entscheidungsfreiheit ersetzen. Das Ziel einer KI in der Pflege sollte eine symbiotische KI sein, die die menschliche Autonomie unterstützt und die die individuellen und empathischen Aspekte der Pflege komplementiert, aber nie ersetzt. Hierzu wird eine ethische Kompetenz benötigt, mit KI umzugehen und sie wohltätig, nicht schädigend, gerecht und transparent einsetzen zu können (Omiye et al. 2023; Nydahl et al. 2025).

11.5 Ein Blick in die Zukunft

Technisch wurden viele einzelne Kommunikationstools bereits entwickelt, die aber als Gesamtkonzept bislang noch nicht realisiert wurden. Denkbar sind Intensivstationen, auf denen Mitarbeitende mit Care-Glasses arbeiten, die auf den Gläsern je nach Bedarf eine Augmented Reality für Vitalparameter, Untersuchungsergebnisse, Behandlungsstandards,

Notfallhinweise oder Text- und Sprachnachrichten von Patientinnen und Patienten und anderen Mitarbeitenden darstellen können (Von Gerich et al. 2022) (siehe auch Kap. 12). Die KI berechnet die individuell optimale Überwachungsintensität, Behandlungs- und Rehabilitationsmaßnahmen unter Berücksichtigung der Präferenzen und Ziele der Patientinnen und Patienten. Alle Mitarbeitenden sind miteinander vernetzt und wissen, womit die jeweiligen Personen beschäftigt sind und wer wann verfügbar sein könnte. Tätigkeiten wie Mundpflege, Mobilisierung oder Sonografien werden per Videoanalyse identifiziert und automatisch in die Patientenakte übertragen. Weitere Daten können stichwortartig diktiert und mit KI ausformuliert in der Patientenakte abrechnungsrelevant eingefügt werden. Patientinnen und Patienten tragen Wearables zur kabellosen Erfassung und Übertragung von Vitalzeichen und können ihre Umgebung per Sprach-, Augen- oder EEG-gesteuerten Befehlen kontrollieren, das Licht verändern, Umgebungslärm durch Phasenverschiebung akustisch unterdrücken, eigene Musik hören oder die Familie per Sprach- oder Videokommunikation kontaktieren (Abb. 11.1).

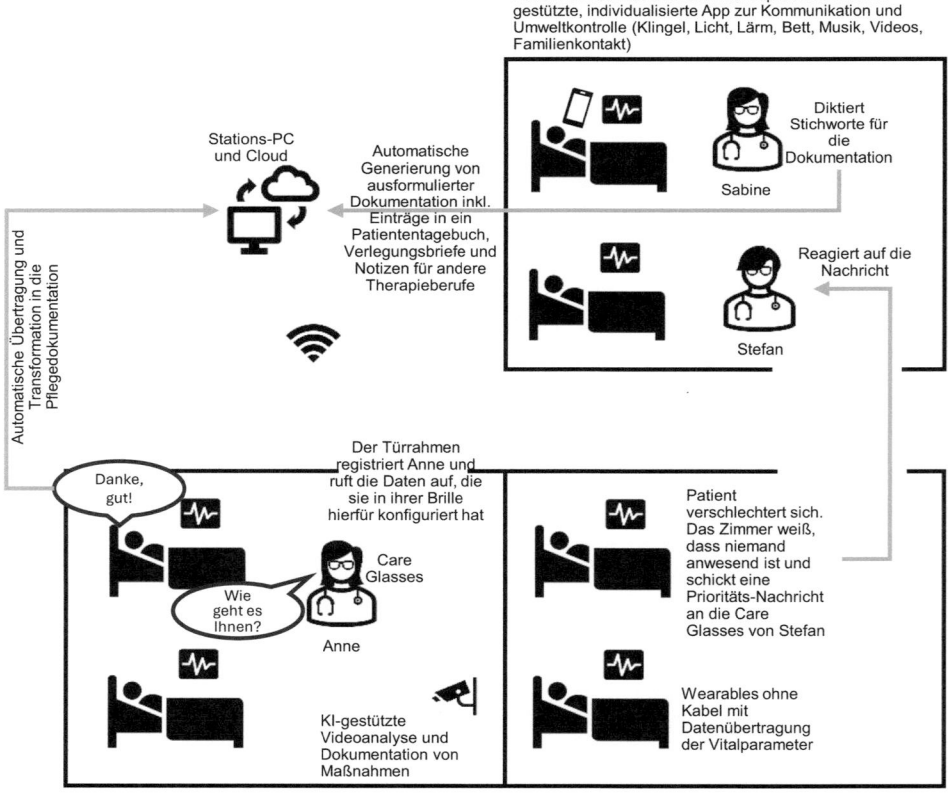

Abb. 11.1 Ein Blick in die Zukunft

11.6 Digitale Tools zur direkten Kommunikation

Patientinnen und Patienten haben zunehmend hohe Erwartungen an die digitale Kommunikation im Gesundheitswesen, da diese Technologien Komfort, Sicherheit und Zugänglichkeit verbessern (Riffle 2021). Hierzu gehören Transparenz und Verfügbarkeit von Informationen, schneller und direkter Kontakt, Einfachheit und Benutzerfreundlichkeit, Datensicherheit und Privatsphäre, Flexibilität und Autonomie und auch Zeitersparnis. Diese Bedürfnisse zeigen, dass digitale Kommunikationslösungen nicht nur technisch ausgereift sein müssen, sondern auch den individuellen Erwartungen gerecht werden sollten, um die Patientenerfahrung nachhaltig zu verbessern (Artera 2024). Dies zeigt, dass es keine allgemeingültigen Tools zur digitalen Kommunikation geben kann. Sie müssen vor allem anpassungsfähig und in der Lage sein, Patientinnen und Patienten in ihrer Autonomie zu unterstützen, in dem sie helfen, ein Gespräch zu lenken, die Umwelt zu kontrollieren (Licht an/aus machen), mit Bezugspersonen zu kommunizieren (Videotelefonat starten) und sich Informationen zu beschaffen (Einsicht in eine verständliche Patientenakte) (Cheng et al. 2024).

▶ Aus Sicht von Patientinnen und Patienten sind nicht nur Inhalte der Kommunikation wichtig, wie z. B. „Ich muss zur Toilette." oder „Ich habe Schmerzen.", sondern vielmehr auch Möglichkeiten, ein Gespräch zu lenken wie z. B. „Ich meine etwas anderes!" oder „Ich möchte mit jemandem anderen sprechen!" (Karlsen et al. 2023).
Digitale Kommunikation in der Pflege hat immer die Patientenautonomie zum Ziel!

Außerdem kommen natürlich Patientinnen und Patienten mit Kommunikationsschwierigkeiten, etwa bei invasiver Beatmung, Sprachbarrieren oder kognitiven Einschränkungen, hierfür infrage (Karlsen et al. 2023). Mithilfe von digitalen Plattformen, Übersetzungs-Apps oder vereinfachten Benutzeroberflächen können der Austausch erleichtert und Missverständnisse minimiert werden (Alodan et al. 2024). Der Markt an digitalen Tools zur „unterstützten Kommunikation" wächst, auch unter dem Einfluss von KI. Eine Liste von Apps, die auch in deutscher Sprache verfügbar sind, findet sich in Tab. 11.2.
Wichtig in der praktischen Umsetzung der Apps sind u. a.:

- vorzugsweise Verwendung von patienteneigenen Geräten,
- Seh- und Hörhilfen bzw. ausreichend große, spiegelfreie Displays
- flexible Halterungen für das Display, die an einer Stuhllehne oder Bettgitter festgemacht werden können,
- individuelle Einstellung für Textgröße, Helligkeit, Lautstärke,
- freier Zugang zum WLAN,
- individuelle Speichermöglichkeiten für Patientinnen und Patienten,
- Gewährleistung von Datenschutz,
- Gewährleistung von Privatsphäre von Mitpatientinnen und -patienten.

Tab. 11.2 Digitale Tools zur Kommunikation

Titel	Kurzbeschreibung	Link[a]
Vocable	Kostenlose App (Android & iOS), bei der per Kopfsteuerung verschiedene Displays und Begriffe geklickt und vorgelesen werden können. Eigene Konfigurationen sind möglich	https://www.vocable.app/
Patient Communicator	Kostenlose App (Android & iOS) der Society of Critical Care Medicine. Erfassung von Schmerz und Wohlbefinden und Übersetzungen in zwei Sprachen plus Tagebuch	https://sccm.org/clinical-resources/patient-and-family
Speech Assistant AAC for iOS	App von ASoft (freie Basisversion plus kostenpflichtige Vollversion), läuft auf Apple-Produkten inklusive Apple Watch. Spricht gewählte Textfelder und eigene Sätze vor	https://www.asoft.nl/
My Voice Text To Speech	Wie Speech Assistant, aber für Android. Freie Texte werden vorgelesen	https://myvoiceapporg.wordpress.com/
Unterstützte Kommunikation I	Blog mit vielen Tipps zu Apps, Symboltafeln, Kommunikation	https://www.uk-im-blick.de/blog/post/klinik
Unterstützte Kommunikation II	Blog mit vielen Tipps zu Apps, Symboltafeln, Kommunikation	https://uk-app-blog.de/apps-und-sonstige-listen/

[a]Letzter Zugriff am 13.09.2025

Diese digitalen Tools sind effektiv. So waren Patientinnen und Patienten und ihre Familien während der COVID-19-Krise und Besuchsrestriktionen deutlich zufriedener, wenn sie zumindest mit Videokonferenzen Kontakt halten konnten (Pun et al. 2021); das Hören von reorientierenden Botschaften durch die Familien bewirkt eine Reduktion von Delir und Delirtagen (Munro et al. 2021).

Bei allen Vorteilen gibt es aber auch Nebenwirkungen.

11.7 Troubleshooting in der digitalen Patientenkommunikation

Häufige Probleme in der digitalen Kommunikation zwischen Patientinnen, Patienten und Pflegefachpersonen resultieren aus Missverständnissen, die durch verschiedene Faktoren verstärkt werden können (Isidori et al. 2022; Köhler et al. 2024). Zu diesen Problemen zählen u. a.:

- **Unklare oder zu technische Sprache:** Oft verwenden Pflegefachpersonen Fachbegriffe oder medizinische Abkürzungen, die für Patientinnen und Patienten schwer verständlich sind. Dies führt zu Missverständnissen und Unsicherheiten.
    - Lösung: Die Kommunikation sollte in einfacher, laienverständlicher Sprache erfolgen. Auch der Einsatz von erklärenden Grafiken oder Videos kann das Verständnis verbessern.
- **Fehlende Empathie in der schriftlichen Kommunikation:** Digitale Nachrichten können unpersönlich wirken und emotionale Unterstützung vermissen lassen. Patientinnen und Patienten fühlen sich möglicherweise nicht ausreichend verstanden oder betreut.
    - Lösung: Pflegefachpersonen sollten versuchen, in ihren Nachrichten empathisch zu sein und auf die emotionalen Bedürfnisse der Patientinnen und Patienten einzugehen. Persönliche Anrede, freundliche Formulierungen und die Bereitschaft zur Klärung offener Fragen können helfen.
- **Zeitverzögerungen in der Antwort:** Verzögerte Antworten führen oft zu Frustration bei Patientinnen und Patienten, besonders in dringenden Fällen, was die Unzufriedenheit verstärken kann.
    - Lösung: Automatisierte Antworten, die die Anfrage bestätigen und den voraussichtlichen Antwortzeitraum angeben, können Patientinnen und Patienten Sicherheit geben. Zudem sollte das Pflegepersonal gut organisierte Arbeitsabläufe haben, um auf Anfragen zeitnah zu reagieren.
- **Fehlender Zugang zu digitalen Plattformen:** Ältere oder technisch weniger versierte Patientinnen und Patienten haben oft Schwierigkeiten, digitale Kommunikationsplattformen zu nutzen.
    - Lösung: Es sollten einfach zu bedienende und barrierefreie Plattformen verwendet werden, die auch für weniger technikaffine Personen leicht zugänglich sind. Schulungen oder Anleitungen können ebenfalls hilfreich sein.
- **Zu viele Kommunikationskanäle:** Wenn Patientinnen und Patienten über verschiedene Kanäle (E-Mail, Text, Apps) Nachrichten erhalten, kann dies zu Verwirrung führen, insbesondere wenn sich Informationen überschneiden oder widersprüchlich sind.
    - Lösung: Eine zentrale Kommunikationsplattform, die alle relevanten Informationen und Nachrichten bündelt, kann helfen, die Übersichtlichkeit zu verbessern und Missverständnisse zu minimieren.

Diese Lösungsansätze können dazu beitragen, Missverständnisse zu vermeiden und die digitale Kommunikation zwischen Pflegefachpersonen und Patientinnen bzw. Patienten effektiver und zufriedenstellender zu gestalten (Hellzén et al. 2022).

11.8 Qualifikation der Pflegefachpersonen in digitaler Kommunikation

Um Pflegefachpersonen in der digitalen Kommunikation mit Patientinnen und Patienten zu qualifizieren, sind gezielte Schulungen und Weiterbildungen notwendig, die technisches Wissen und kommunikative Fähigkeiten vereinen (Isidori et al. 2022). Hierzu gehören u. a. die Schulung in digitalen Tools, Training in verständlicher und empathischer Kommunikation, Datenschutz und Sicherheit, Feedback und Coaching und Simulationstraining (Carlsson et al. 2022). Eine interdisziplinäre Zusammenarbeit mit anderen Berufsgruppen wie Ärztinnen und Ärzten, IT-Fachkräften oder Datenschutzbeauftragten ist ebenfalls wichtig, um ein Verständnis für die digitale Infrastruktur zu entwickeln und die Kommunikation zu optimieren (Hellzén et al. 2022).

Durch diese Qualifizierungsmaßnahmen können Pflegefachpersonen sicherstellen, dass die digitale Kommunikation sowohl technisch versiert als auch patientenzentriert und empathisch erfolgt. Der Deutsche Pflegerat e.V. und die eHealth.Business GmbH haben eine Kooperation zur Stärkung der Digitalisierungskompetenz in der Pflege begonnen. Seit 2023 steht den Pflegefachpersonen aus den Mitgliedsverbänden des DPR e.V. mit der „DIGITALISIERUNGSBOTSCHAFT"[1] über die Lernreise „Digitalisierungskompetenz in der Pflege" in kurzen Lerneinheiten umfassendes Fach- und Methodenwissen zur Digitalisierung im Gesundheitswesen kostenfrei zur Verfügung.

11.9 Die Grenzen digitaler Kommunikation

Die digitale Kommunikation zwischen Patientinnen und Patienten und Pflegefachpersonen bietet viele Vorteile, hat jedoch auch ihre Grenzen. Eine der größten Grenzen ist der Verlust der direkten, persönlichen Kommunikation. Pflegefachpersonen betonen, dass digitale Kanäle die nonverbale Kommunikation (Mimik, Gestik, Tonfall) nicht vollständig ersetzen können. Gerade bei emotional schwierigen Themen oder komplexen Gesundheitsfragen ist der direkte Kontakt oft unverzichtbar, um Empathie zu zeigen und eine vertrauensvolle Beziehung aufzubauen.

Weiter sind Pflegefachpersonen oft auf visuelle oder taktile Hinweise angewiesen, um den Zustand der Patientinnen und Patienten genau zu beurteilen. Digitale Kommunikation wie Textnachrichten oder Anrufe bieten nicht immer die Möglichkeit, subtile klinische Anzeichen wahrzunehmen, die für eine korrekte Einschätzung des Gesundheitszustands wichtig sind.

Nicht alle Patientinnen und Patienten haben Zugang zu digitalen Geräten oder verfügen über die nötigen technischen Kenntnisse, um digitale Kommunikationskanäle effektiv zu nutzen. Pflegefachpersonen müssen oft die technischen Barrieren berücksichtigen,

---

[1] https://www.digitalisierungsbotschaft.de/home (Zugegriffen: 13.09.2025).

insbesondere bei älteren oder sozial benachteiligten Patientinnen und Patienten. Schließlich sind außerdem Datenschutz, Sicherheitsbedenken, Arbeitsbelastung und Effizienz zu berücksichtigen. Diese Grenzen zeigen, dass digitale Kommunikation in der Pflege sinnvoll ergänzt, aber nicht vollständig ersetzt werden kann. Pflegefachpersonen müssen eine Balance zwischen persönlichem Kontakt und digitaler Kommunikation finden, um eine qualitativ hochwertige Patientenbetreuung sicherzustellen.

Literaturverzeichnis

Alodan HA, Sutt AL, Hill R, Alsadhan J, Cross JL (2024) Effectiveness, experience, and usability of low-technology augmentative and alternative communication in intensive care: a mixed-methods systematic review. Austr Crit Care 38:101061. https://doi.org/10.1016/j.aucc.2024.04.006. https://linkinghub.elsevier.com/retrieve/pii/S1036731424000857

Artera (2024) Healthcare Communication Trends. https://artera.io/healthcare-communication-trends/. Zugegriffen am 12.09.2024

Baumgart A, Beck G, Ghezel-Ahmadi D (2024) Künstliche Intelligenz in der Intensivmedizin. Med Klin Intensivmed Notfallmed 119(3):189–198. https://doi.org/10.1007/s00063-024-01117-z. https://link.springer.com/10.1007/s00063-024-01117-z

Carlsson M, Alm AK, Rising MH (2022) An evaluation of registered nurses' experiences of person-centered care and competence after participating in a course in digital competence in care. BMC Nurs 21(1):368. https://doi.org/10.1186/s12912-022-01151-2. https://bmcnurs.biomedcentral.com/articles/10.1186/s12912-022-01151-2

Cheng C, Schommer L, Tarver M, LaValley M, Lemieux N, Mery M, Koul R (2024) Exploring communication needs and challenges in the intensive care unit: a survey study from providers' and patients' perspectives. Am J Speech-Language Pathol 33(5):2311–2326. https://doi.org/10.1044/2024_AJSLP-23-00385. https://pubs.asha.org/doi/10.1044/2024_AJSLP-23-00385

Haserück A, Kurz C (2023) Digitaler Lebensretter. Dtsch Ärztebl 120(49):2073–2080

Hellzén O, Kjällman Alm A, Holmström Rising M (2022) Primary healthcare nurses' views on digital healthcare communication and continuity of care: a deductive and inductive content analysis. Nurs Rep 12(4):945–957. https://doi.org/10.3390/nursrep12040091. https://www.mdpi.com/2039-4403/12/4/91

Holzinger A, Keiblinger K, Holub P, Zatloukal K, Müller H (2023) AI for life: Trends in artificial intelligence for biotechnology. New Biotechnol 74:16–24. https://doi.org/10.1016/j.nbt.2023.02.001. https://linkinghub.elsevier.com/retrieve/pii/S1871678423000031

Isidori V, Diamanti F, Gios L, Malfatti G, Perini F, Nicolini A, Longhini J, Forti S, Fraschini F, Bizzarri G, Brancorsini S, Gaudino A (2022) Digital technologies and the role of health care professionals: scoping review exploring nurses' skills in the digital era and in the light of the COVID-19 pandemic. JMIR Nurs 5(1):e37631. https://doi.org/10.2196/37631. https://nursing.jmir.org/2022/1/e37631

Karlsen MW, Holm A, Kvande ME, Dreyer P, Tate JA, Heyn LG, Happ MB (2023) Communication with mechanically ventilated patients in intensive care units: a concept analysis. J Adv Nurs 79(2):563–580. https://doi.org/0.1111/jan.15501. https://onlinelibrary.wiley.com/doi/10.1111/jan.15501

Köhler S, Perry J, Biernetzky OA, Kirste T, Teipel SJ (2024) Ethics, design, and implementation criteria of digital assistive technologies for people with dementia from a multiple stakeholder perspective: a qualitative study. BMC Med Ethics 25(1):84. https://doi.org/10.1186/s12910-024-01080-6. https://bmcmedethics.biomedcentral.com/articles/10.1186/s12910-024-01080-6

Krüger L, Krotsetis S, OpenAI's Generative Pretrained Transformer 3 (GPT-3) Model, Nydahl P (2023) ChatGPT: Fluch oder Segen in der Pflege? Med Klin Intensivmed Notfallmed 118(7):534–539. https://doi.org/10.1007/s00063-023-01038-3. https://link.springer.com/10.1007/s00063-023-01038-3

Munro CL, Liang Z, Ji M, Elías MN, Chen X, Calero K, Ely EW (2021) Family automated voice reorientation (FAVoR) intervention for mechanically ventilated patients in the intensive care unit: study protocol for a randomized controlled trial. Contemp Clin Trials 102:106277. https://doi.org/10.1016/j.cct.2021.106277. https://linkinghub.elsevier.com/retrieve/pii/S1551714421000136

Nydahl P, Peschel E, Krotsetis S, Seidlein AH (2025) Künstliche Intelligenz in der Pflegepraxis. In: Riedel A, Linde AC (Hrsg) Ethische Reflexion in der Pflege, Bd 2. Springer, Berlin

Omiye JA, Lester JC, Spichak S, Rotemberg V, Daneshjou R (2023) Large language models propagate race-based medicine. npj Digital Med 6(1):195. https://doi.org/10.1038/s41746-023-00939-z. https://www.nature.com/articles/s41746-023-00939-z

Peschel E, Krotsetis S, Seidlein AH, Nydahl P (2024) Opening Pandora's box by generating ICU diaries through artificial intelligence: a hypothetical study protocol. Intensive Crit Care Nurs 82:103661. https://doi.org/10.1016/j.iccn.2024.103661. https://linkinghub.elsevier.com/retrieve/pii/S0964339724000417

Pun BT, Badenes R, Heras La Calle G, Orun OM, Chen W, Raman R, Simpson BK, Wilson-Linville S, Hinojal Olmedillo B, Vallejo de la Cueva A, van der Jagt M, Navarro Casado R, Leal Sanz P, Orhun G, Ferrer Gómez C, Núñez Vázquez K, Piñeiro Otero P, Taccone FS, Gallego Curto E, Caricato A, Woien H, Lacave G, O'Neal J H R, Peterson SJ, Brummel NE, Girard TD, Ely EW, Pandharipande PP (2021) Prevalence and risk factors for delirium in critically ill patients with covid-19 (covid-d): a multicentre cohort study. Lancet Respir Med 9(3):239–250. https://doi.org/10.1016/s2213-2600(20)30552-x

Renner C, Jeitziner MM, Albert M, Brinkmann S, Diserens K, Dzialowski I, Heidler MD, Lück M, Nusser-Müller-Busch R, Sandor PS, Schäfer A, Scheffler B, Wallesch C, Zimmermann G, Nydahl P (2023) Guideline on multimodal rehabilitation for patients with post-intensive care syndrome. Crit Care 27(1):301. https://doi.org/10.1186/s13054-023-04569-5. https://ccforum.biomedcentral.com/articles/10.1186/s13054-023-04569-5

Riffle H (2021) 80% of Patients Prefer to Use Digital Communication to Interact with Healthcare Providers and Brands. https://www.businesswire.com/news/home/20211207005040/en/80-of-Patients-Prefer-to-Use-Digital-Communication-to-Interact-with-Healthcare-Providers-and-Brands. Zugegriffen am 12.09.2024

Von Gerich H, Moen H, Block LJ, Chu CH, DeForest H, Hobensack M, Michalowski M, Mitchell J, Nibber R, Olalia MA, Pruinelli L, Ronquillo CE, Topaz M, Peltonen LM (2022) Artificial Intelligence-based technologies in nursing: a scoping literature review of the evidence. Int J Nurs Stud 127:104153. https://doi.org/10.1016/j.ijnurstu.2021.104153. https://linkinghub.elsevier.com/retrieve/pii/S0020748921002984

Kommunikation mit Patientinnen und Patienten in der virtuellen und augmentierten Realität

12

Raphael R. Bruno

Inhaltsverzeichnis

12.1	Einführung und Definition: VR, AR und Metaverse	180
12.2	Anwendungsszenarien auf Seite der Patientinnen und Patienten	182
	12.2.1 Virtual Reality nach einer medizinischen Behandlung auf der Intensivstation	182
	12.2.2 Steigerung des situativen Verständnisses der Angehörigen von Patientinnen und Patienten: virtuelle Intensivstationsrunden	183
	12.2.3 Anwendungsszenarien zur nicht medikamentösen Linderung von Stress und Angst auf Seite der Patientinnen und Patienten	184
	12.2.4 Virtual Reality zur Schmerzbewältigung und zur Verbesserung der Schlafqualität auf der Intensivstation	185
	12.2.5 Beruhigung von kritisch kranken Kindern durch Virtual Reality	185
	12.2.6 Anwendungsszenarien zur Rehabilitation	186
12.3	Anwendungsszenarien auf Seite der Therapeutinnen und Therapeuten	187
	12.3.1 Virtual Reality zur Stressreduktion des medizinischen Personals	187
	12.3.2 Virtual Reality und Augmented Reality zur medizinischen Ausbildung	187
12.4	Der „Vergenz-Akkommodations-Konflikt", Cybersickness und mögliche Lösungen	189
	12.4.1 Virtual Reality/Augmented Reality aus ethischer Perspektive und Entwicklungsperspektiven	190
Literaturverzeichnis		191

R. R. Bruno (✉)
KardioPro, Düsseldorf, Deutschland

© Der/die Autor(en), exklusiv lizenziert an Springer-Verlag GmbH, DE, ein Teil von Springer Nature 2025
T. G. Weimann et al. (Hrsg.), *Digitale Patientenkommunikation*,
https://doi.org/10.1007/978-3-662-71034-0_12

> **Zusammenfassung**
>
> In der Medizin gibt es verschiedene Anwendungsmöglichkeiten von Virtual Reality (VR) und Augmented Reality (AR) zur medizinischen Kommunikation und Therapie. Virtual Reality taucht Nutzer vollständig in eine virtuelle Welt ein, während AR virtuelle Elemente in die reale Umgebung integriert. Diese Technologien werden zunehmend zur Unterstützung in der Intensivpflege und Rehabilitation eingesetzt, etwa zur Linderung von Stress und Angst sowie zur Verbesserung der Schmerzbewältigung und Schlafqualität. Studien zeigen, dass VR und AR therapeutische Vorteile bieten, z. B. bei der Vorbereitung und Beruhigung von Patientinnen und Patienten oder zur Reduktion posttraumatischer Belastungsstörungen nach Krankenhausaufenthalten. Auch für Angehörige ermöglichen VR-basierte Krankenhausbesuche eine bessere Kommunikation. Trotz wachsender Akzeptanz und vielversprechender Resultate bestehen ethische Bedenken, da die zwischenmenschliche Interaktion durch Technik ersetzt werden könnte. Cybersickness ist eine weitere Herausforderung, die insbesondere bei AR stärker auftreten kann. Die wissenschaftliche Evidenz für den Einsatz von VR/AR ist weiterhin schwach.

12.1 Einführung und Definition: VR, AR und Metaverse

Sowohl die „Virtual Reality" (VR) als auch die „Augmented Reality" (AR) sind Technologien, die weltweit derzeit primär zur Unterhaltung und zur Erleichterung der Kommunikation verwendet werden. Bei der VR taucht der Benutzer vollständig in eine dreidimensionale und virtuelle Welt ein. Die AR hingegen hält die Verbindung zur „realen Welt" aufrecht, d. h., sie integriert oder superponiert virtuelle Elemente (Bruno et al. 2022a, b). Der Begriff „Metaversum" (auch Metaverse) bezieht sich auf einen gemeinsamen virtuellen Raum, der durch die Verschmelzung von physischer und virtueller Realität entsteht. Das Metaversum kombiniert Aspekte der AR, VR und anderer immersiver Technologien. Im Metaversum können Benutzer in Echtzeit mit computergenerierten Umgebungen und anderen Benutzern interagieren. Es geht über eine in der Regel einzige virtuelle Welt hinaus und umfasst ein Netzwerk von miteinander verbundenen digitalen Räumen, das nahtlose Kommunikation und Interaktion über verschiedene Plattformen und Geräte ermöglicht. Das Konzept des Metaversums wird oft mit einem persistenten, immersiven und interaktiven Onlineraum in Verbindung gebracht, der die Grenze zwischen der physischen und virtuellen Welt verschwimmen lässt (Mesko 2022) (Abb. 12.1).

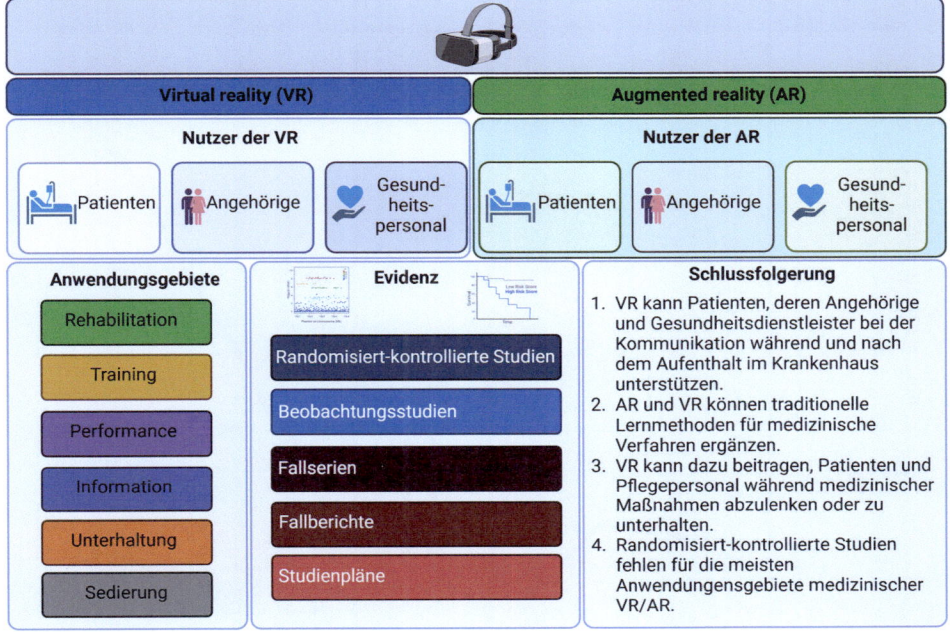

Abb. 12.1 Übersicht über die medizinischen Einsatzmöglichkeiten von virtueller (VR) und augmentierter Realität (Augmented Reality, AR). Modifiziert nach Bruno et al. Critical Care (2022). Erstellt mit Biorender® (Bruno et al. 2022b)

VR/AR-Anwendungen und das Metaversum haben auch in der Medizin insgesamt an Bedeutung gewonnen. Aus der Perspektive von Patientinnen und Patienten hat VR das Potenzial, Stress, Schmerzen und Angstzustände während der Intensivpflege zu lindern und auch die Koordination, Mobilisierung sowie körperliche und geistige Rehabilitation zu fördern. Aus Sicht der Behandlungsteams kann VR die Kommunikation zwischen allen Beteiligten, einschließlich Angehöriger, verbessern und damit eine koordinierte Versorgung ermöglichen. Die Zahl der klinischen Studien steigt seit Jahren kontinuierlich an. Allerdings haben aktuelle VR/AR-Anwendungen einige Nachteile und trotz dieser Wissenszunahme weiterhin nur eine begrenzte Evidenz für einen wirklich messbaren Nutzen (siehe Abb. 12.2). Dieses Kapitel gibt Ihnen einen zusammenfassenden Einblick in die aktuellen Entwicklungen.

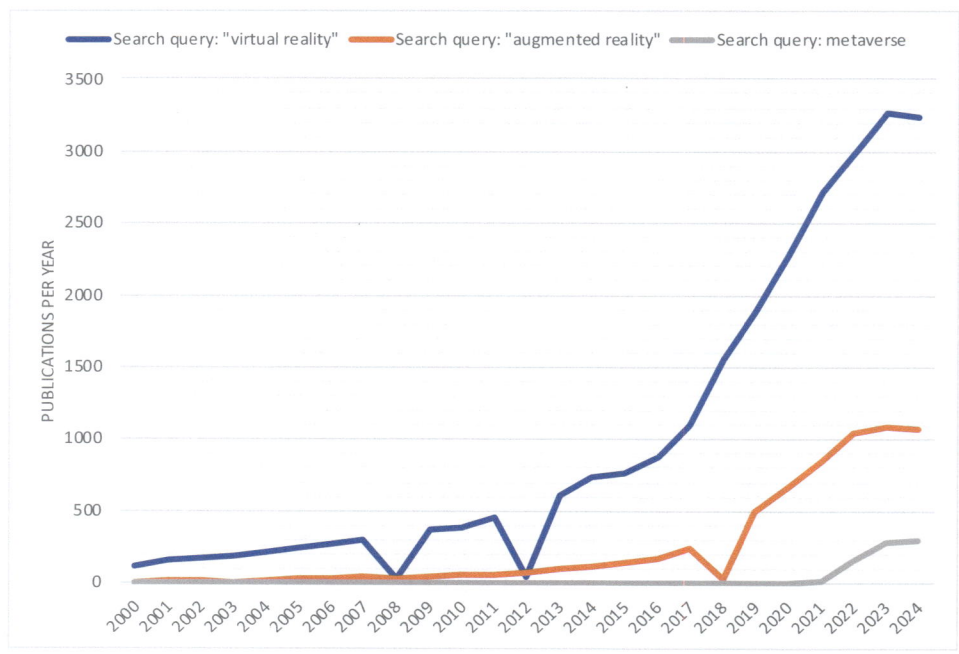

Abb. 12.2 PubMed-Einträge pro Jahr für Augmented Reality, Virtual Reality und Metaverse (Abfrage am 07.11.2024)

12.2 Anwendungsszenarien auf Seite der Patientinnen und Patienten

VR kann die übliche medizinische Aufklärung von Patientinnen und Patienten vorbereiten, ergänzen und nachbereiten. Dazu wurden bereits Studien in verschiedenen Anwendungsszenarien durchgeführt.

12.2.1 Virtual Reality nach einer medizinischen Behandlung auf der Intensivstation

Ein häufig erprobtes Anwendungsszenario ist die Aufklärung nach einer medizinischen Behandlung auf einer Intensivstation. Nach einer solchen Behandlung entwickeln viele Patientinnen und Patienten ein sog. „Post-Intensive-Care-Syndrom" (PICS), das aus mentalen Gesundheitsproblemen, kognitiven Dysfunktionen und Mobilitätsproblemen besteht (Voiriot et al. 2022). Daher wurde die Hypothese aufgestellt, dass mehr Informationen über die Intensivpflege und anschließende medizinische Verfahren von Vorteil sein könnten. Tatsächlich möchten viele Intensivpatienten ihr Wissen über die

Intensivpflege erweitern. Konventionelle Methoden wie schriftliche Broschüren werden entweder nicht gut akzeptiert oder nicht genutzt. Eine randomisierte kontrollierte Studie von Vlake et al. hatte zum Ziel zu untersuchen, ob die wiederholte Anwendung von VR-Modulen, die die Intensivpflege erklären, das subjektive Wohlbefinden und die Lebensqualität 3 und 6 Monate nach der Intensivpflege verbessern. Diese Module dauerten etwa 14 min und erklärten verschiedene Aspekte der Intensivpflege, die als am beängstigendsten empfunden wurden. Insgesamt wurden 57 Intensivpatienten in die VR-Gruppe randomisiert, und 47 Patientinnen und Patienten dienten als Kontrollgruppe. Virtual Reality führte zu einer Verringerung der posttraumatischen Belastungsstörung und niedrigeren Depressionswerten. Die mentale Gesundheit war von 2 Tagen bis einen Monat nach der ersten VR-Exposition besser. Interessanterweise war dieser Effekt 6 Monate nach der Exposition immer noch für posttraumatische Belastungsstörung und Depression, jedoch nicht für die mentale Lebensqualität vorhanden. In Bezug auf die Sicherheit waren die Werte für Übelkeit und Kopfschmerzen niedrig („Cybersickness"). Es wurden keine Veränderungen der Vitalparameter beobachtet (Vlake et al.). Kürzlich führte dieselbe Arbeitsgruppe eine multizentrische randomisierte kontrollierte Studie mit 89 COVID-19-Intensivüberlebenden durch. Die VR-Strategie bestand aus einem 14-minütigen Informationsvideo mit verschiedenen Szenen, die die Intensivumgebung und -behandlung erklärten. Die VR-Intervention wurde während des Nachsorgeklinikstermins für COVID-19 nach der Entlassung aus dem Krankenhaus, 3 Monate nach der Entlassung, durchgeführt. Virtual Reality reduzierte nicht die psychische Belastung oder die Lebensqualität im Vergleich zur Kontrollgruppe. Allerdings verbesserte VR signifikant die subjektiven Zufriedenheitswerte und die Gesamtbewertung der Intensivnachsorge. Die meisten VR- Patientinnen und -Patienten gaben an, dass sie die VR-Intensivpflege anderen Überlebenden der Intensivstation empfehlen würden (Vlake et al.).

▶ Zusammenfassend verbessert der Einsatz von VR nach der Intensivpflege keine klinisch relevanten Endpunkte, hat aber eine hohe Akzeptanzrate bei den Patientinnen und Patienten.

12.2.2 Steigerung des situativen Verständnisses der Angehörigen von Patientinnen und Patienten: virtuelle Intensivstationsrunden

Die Aufnahme auf eine pädiatrische Intensivstation bedeutet erheblichen Stress und Unsicherheit für Angehörige, insbesondere für die Eltern. Während der COVID-19-Pandemie hatten Eltern nur begrenzte Möglichkeiten an klinischen Visiten teilzunehmen. Als Gegenmaßnahme entwickelten Tallent et al. einen VR-basierten virtuellen Besuch auf der Intensivstation. Der VR-Besuch verlängerte nicht die Dauer des Aufenthalts. In dieser Studie halfen die VR-ICU-Runden möglicherweise, die enge Kommunikation zwischen Patientinnen und Patienten, ihren Angehörigen und dem Gesundheitspersonal aufrechtzuerhalten (Tallent et al. 2022). Bis heute existiert jedoch keine Studie, die patienten- oder patientenangehörigenbezogene Ergebnisse in diesem Kontext untersucht.

12.2.3 Anwendungsszenarien zur nicht medikamentösen Linderung von Stress und Angst auf Seite der Patientinnen und Patienten

Patientinnen und Patienten empfinden Krankenhäuser im Allgemeinen und Intensivstationen im Speziellen (ICU) oft als „feindliche" Umgebung (Puel et al. 2021). Ursächlich sind dafür übermäßiger Lärm, der Verlust der Selbstbestimmung und mangelnde Informationen. Dies wird durch Stress und Angst verstärkt, die beide als bedeutende Risikofaktoren für die Entwicklung eines Deliriums gelten. Ein Delirium tritt häufig auf und ist mit einer verlängerten Verweildauer und erhöhten Sterblichkeit verbunden. Da pharmakologische Interventionen oft unerwünschte und schwerwiegende Nebenwirkungen haben, sind nicht pharmakologische Optionen von größter Bedeutung, um ein Delirium zu behandeln und möglicherweise zu verhindern. Der Stress im Krankenhaus kann durch eine ruhige Umgebung und Entspannungstechniken signifikant reduziert werden. Dies ist ein Bereich, in dem VR getestet wurde. Rousseaux et al. randomisierten 100 Patientinnen und Patienten nach Herzoperationen in 4 Gruppen (Kontrolle, Hypnose, VR und VR in Kombination mit Hypnose) (Rousseaux et al. 2020). Jede Patientin/jeder Patient unterzog sich einer der Techniken 20 min lang am Tag vor und am Tag nach der Operation. Es gab jedoch keine signifikanten Unterschiede in den vordefinierten Endpunkten (Angst, Schmerz, Erschöpfung, Entspannung, physiologische Parameter und Opioidverwendung). Weitere Studien sind erforderlich, um potenziell positive Effekte und die Kosteneffektivität zu untersuchen. Ein relativer Vorteil von VR gegenüber Hypnose besteht darin, dass für VR keine zusätzlichen menschlichen Ressourcen erforderlich sind und die Arbeitsbelastung des im Einsatz befindlichen Intensivpflegepersonals nicht erhöht wird. Im Gegensatz dazu zeigte die Studie E-CHOISIR (Electronic-CHOIce of a System for Intensive care Relaxation positive Auswirkungen von VR (Merliot-Gailhoustet et al. 2022). Sechzig nicht delirante ICU- Patientinnen und -Patienten wurden in 4 Entspannungssitzungen randomisiert (Standardentspannung mit Fernsehen/Radio, Musiktherapie und 2 Virtual-Reality-Systeme mit realen oder synthetischen Filmaufnahmen). Es gab einen signifikanten Rückgang von Gesamtunbehagen und Stressreaktionen in der Gruppe mit synthetischen Filmaufnahmen. Beide VR-Systeme führten zu einer Verringerung der Angst, aber nur die Gruppe mit synthetischen Filmaufnahmen berichtete über niedrigere subjektive Schmerzniveaus. Während der VR-Sitzungen traten 3 Zwischenfälle (Klaustrophobie/Atemnot/Unruhe) auf, aber „Reisekrankheit" war selten. Gerber et al. erzielten ähnliche Ergebnisse (Gerber et al. 2019a): Die Forscher verwendeten VR mit immersiven Naturszenen bei 33 kritisch kranken Patientinnen und Patienten nach Herzoperationen. Die Akzeptanz von VR war hoch, und die meisten Patientinnen und Patienten berichteten von positiven Auswirkungen auf den Stress. Diese Ergebnisse wurden durch eine Abnahme der Atemfrequenz während der VR-Sitzungen unterstützt.

12.2.4 Virtual Reality zur Schmerzbewältigung und zur Verbesserung der Schlafqualität auf der Intensivstation

Zusammen mit Angst und Stress gehört Schmerz zu den häufigsten und belastendsten Symptomen bei kranken Patientinnen und Patienten. Die Idee, VR zur Ablenkung von Patientinnen und Patienten während schmerzhafter Verfahren zu nutzen, entstand bereits Ende der 1990er-Jahre: Es gibt daher vergleichsweise gute Evidenz für den Nutzen von VR bei der Bewältigung von chronischen und postoperativen Schmerzen (Jones et al. 2016). Mosso-Vázquez et al. schlossen 67 Patientinnen und Patienten nach Herzoperationen ein. Ihre VR-Intervention bestand aus verschiedenen immersiven Umgebungen. Nach VR-Sitzungen berichteten 59 Patientinnen und Patienten (88 %) auf einer Likert-Skala von einem verringerten Schmerzniveau (Mosso-Vázquez et al. 2014). Darüber hinaus fand eine systematische Übersicht und Metaanalyse von Ding et al., die 8 randomisierte kontrollierte Studien einschloss, heraus, dass Patientinnen und Patienten, die eine VR-Intervention durchliefen, niedrigere postoperative Schmerzwerte hatten als diejenigen, die die Standardversorgung erhielten. Es gab jedoch keine signifikante postoperative Schmerzlinderung, wenn VR während des präoperativen Zeitraums angewendet wurde (Ding et al. 2020). Laghlam et al. untersuchten, ob die Verwendung von VR bei Patientinnen und Patienten mit Herzoperationen nicht unterlegen war im Vergleich zu einer Kombination aus Lachgas und Sauerstoff. Diese randomisierte, prospektive, offene Nichtunterlegenheitsstudie mit 200 Patientinnen und Patienten bewertete speziell den Grad des mit der Entfernung der Brustdrainage verbundenen Schmerzes. VR war im Vergleich zu einem zusätzlich verwendeten inhalativen Analgetikum in Bezug auf das berichtete Schmerzniveau unterlegen (Laghlam et al. 2021). Virtual Reality hat auch einen positiven Einfluss auf die Schlafqualität gezeigt: In einer randomisierten kontrollierten Studie mit 48 ICU-Patientinnen und -Patienten führte die Verwendung von VR zu einer signifikant besseren Schlafqualität, obwohl sich die Gesamtschlafzeit und die Zeit des leichten Schlafs zwischen den Gruppen nicht unterschieden. In der Untergruppe der pädiatrisch kritisch kranken Patientinnen und Patienten wurde gezeigt, dass VR-Anwendungen positive Auswirkungen auf Stress, Angst und Delirium haben (Lee und Kang 2020).

12.2.5 Beruhigung von kritisch kranken Kindern durch Virtual Reality

Badke et al. führten eine Querschnitts-Single-Arm-Pilotstudie mit 32 pädiatrischen ICU-Patientinnen und -Patienten durch, denen einfache VR-Headsets und Smartphonevideos aus einer weit verbreiteten Multimediaquelle zur Ablenkung zur Verfügung gestellt wurden (Badke et al. 2019). In diesem explorativen Setting beobachteten 82 % der Eltern, dass VR eine beruhigende Wirkung auf ihr Kind hatte. Die gleiche Gruppe rekrutierte anschließend 115 pädiatrisch kritisch kranke Patientinnen und Patienten in eine vergleichbare Studie. Während der VR-Interaktion (mittlere Dauer: 10 min) beobachteten sie bei der Mehrheit der Patientinnen und Patienten und ihrer Angehörigen eine beruhigende

Wirkung. Die Kinder kehrten jedoch nach Beendigung der VR-Anwendung in ihren vorherigen Zustand zurück.

▶ Virtual Reality kann positive Auswirkungen auf Stress, Angst und Delirium bei kritisch kranken Patientinnen und Patienten haben. Bislang haben die größten, prospektiven, randomisierten kontrollierten Studien in diesem Bereich neutrale oder positive Ergebnisse gezeigt.

12.2.6 Anwendungsszenarien zur Rehabilitation

Die als „intensive care unit acquired weakness" bezeichnete Schwäche während eines längeren Aufenthalts auf der Intensivstation ist ein häufig auftretendes Phänomen und hat negative Auswirkungen auf kurz- und langfristige Ergebnisse. VR-Anwendungen können Rehabilitationsprogramme auf der Intensivstation unterstützen. Gomes et al. integrierten eine kommerziell verfügbare Gamingplattform (Nintendo Wii™) in Physiotherapiesitzungen mit 60 erwachsenen Intensivpatientinnen und -patienten, die keine Mobilitätseinschränkungen hatten, um ihre körperliche Aktivität zu fördern. Die Aktivitätsniveaus wurden auf einer modifizierten Borg-Skala als leicht bis moderat eingestuft. Nach 100 Sitzungen gaben 86 % der Patientinnen und Patienten an, dass sie das Videospiel gerne in zukünftigen Physiotherapiesitzungen spielen würden (Gomes et al. 2020). Die gleiche Gamingplattform (Nintendo Wii™) wurde von Abdulsatar et al. in einer Pilotstudie mit 12 kritisch kranken Kindern bewertet. Die Aktivität der oberen Extremität während der Wii™-Sitzungen nahm signifikant zu, obwohl sich die Griffstärke im Vergleich zu den Baselinebefunden nicht veränderte. Es traten keine nachteiligen Ereignisse aufgrund der VR-Intervention auf (Abdulsatar et al. 2013). Obwohl die meisten VR-Plattformen hauptsächlich in der Unterhaltungsbranche verwendet werden, wurden spezifische VR-Lösungen für den Einsatz im Gesundheitswesen entwickelt. Eine von Parke et al. durchgeführte Studie hatte zum Ziel, die frühzeitige Mobilisierung auf der Intensivstation mit VR-Unterstützung zu verbessern: 20 erwachsene Intensivpatientinnen und -patienten nahmen an Therapiesitzungen mit dem Jintronix Virtual Therapy System teil, das auf die Stärkung von Armen, Beinen und Rumpf sowie auf Beweglichkeit und/oder Ausdauerübungen abzielte. Die Hauptziele, die erreicht wurden, waren Sicherheit und Machbarkeit. Fast alle Teilnehmer berichteten, dass die VR-Aktivität angenehm war, sich die Körperkraft und Beweglichkeit verbesserte und sie dazu motivieren würde, mit dem Training fortzufahren (Parke et al. 2020). ImmersiveRehab® ist eine kommerziell verfügbare VR-Umgebung, die verschiedene Aufgaben zur Verbesserung der Rehabilitation nach kritischen Erkrankungen wie Schlaganfall nutzt. Zusätzlich entwickelten Wang et al. eine VR-Anwendung für die frühzeitige Mobilisierung von kritisch kranken Patientinnen und Patienten, die jedoch noch nicht bei Patientinnen und Patienten oder Freiwilligen evaluiert wurde (Wang et al. 2019).

▶ Kommerziell verfügbare VR-Unterhaltungsanwendungen sind sicher, machbar und gut akzeptiert bei kritisch kranken Patientinnen und Patienten und könnten im physischen Rehabilitationsprozess auf der Intensivstation von Vorteil sein, obwohl derzeit randomisierte kontrollierte Studien fehlen.

12.3 Anwendungsszenarien auf Seite der Therapeutinnen und Therapeuten

Virtual Reality kann auch von Therapeutinnen und Therapeuten zur Information, Ausbildung und Beruhigung verwendet werden. Auch dazu wurden bereits Studien in verschiedenen Anwendungsszenarien durchgeführt.

12.3.1 Virtual Reality zur Stressreduktion des medizinischen Personals

Stress beeinträchtigt das medizinische Personal auf der Intensivstation und kann potenziell zu Burn-out und verminderter Produktivität führen. Nijland et al. bewerteten die Auswirkungen von VR auf das selbst wahrgenommene Stressniveau von 66 Intensivpflegekräften während ihrer Pausen. 62 % gaben an, dass VR hilfreich bei der Stressreduktion war (Nijland et al. 2021). Gerber et al. untersuchten die stressreduzierende Wirkung von VR bei 45 gesunden Probanden: Dynamische, virtuelle, natürliche und urbane Umgebungen wurden über die VR-Brille dargestellt, zusätzlich zu einem neutralen Video auf einem Fernsehbildschirm in der Intensivstation. Die natürliche Umgebung hatte den höchsten positiven und regenerativen Einfluss auf den physiologischen und psychologischen Zustand der Probanden. Außerdem genossen Intensivpflegekräfte angenehme künstliche VR-Umgebungen während ihrer Pausen (Gerber et al. 2019b).

12.3.2 Virtual Reality und Augmented Reality zur medizinischen Ausbildung

Virtual Reality für die „handwerkliche" Ausbildung und Training
Virtual Reality kann als Werkzeug verwendet werden, um das Personal darin zu schulen, verschiedene klinische Szenarien zu bewältigen und klinische Fähigkeiten zu erlernen. Virtual Reality hat einige theoretische Vorteile im Vergleich zum „realen Training": Komplexe Aktivitäten können so oft wiederholt werden, wie gewünscht, es sind keine Patientinnen und Patienten oder Freiwillige erforderlich, kein Firmenvertreter ist für die Anleitung nötig, das Training kann zu jeder beliebigen Zeit durchgeführt werden und es sind keine Verbrauchsmaterialien notwendig, die mit erheblichen Kosten verbunden sein können. Gesundheitsberufsausbilder nutzen Simulationen, um Studierende auf die Praxis vorzubereiten, aber es gibt wenig Evidenz für deren Effektivität. Eine austroasiatische Studie zielte darauf ab, Lernziele für Simulationen und standardisierte Patientinnen und

Patienten zu entwickeln und die Lernerfahrungen der Studierenden im 1. Trainingsjahr eines Masterstudiengangs zu evaluieren (Jacobs und McEwen 2024). Acht erfahrene genetische Berater entwickelten in Onlinediskussionen Lernziele und authentische standardisierte Patientinnen und Patienten. Die 6 ermittelten Lernziele umfassten effektive genetische Beratung, Bedarfsanalyse, Übermittlung schwieriger Nachrichten und emotionale Bewältigung. Von 2019 bis 2022 nahmen 106 Studierende an Simulationen teil, entweder persönlich oder virtuell, und füllten eine Zufriedenheitsumfrage aus. Die durchschnittliche Zufriedenheit lag bei 95,9 %. Die Ergebnisse zeigten, dass simulationsbasiertes Lernen und die Arbeit mit standardisierten Patientinnen und Patienten wertvolle Lernerfahrungen boten, die die Kommunikationsfähigkeiten stärkten und ein realistisches Umfeld schufen. Ein weiteres Anwendungsbeispiel ist die virtuelle Übung des Primings von extrakorporaler Membranoxygenierung oder anderen Herzunterstützungsvorrichtungen, bei der im konventionellen Training erhebliche Materialkosten pro Trainingssitzung entstehen (Wolff et al. 2020).

Es wurden mehrere Studien durchgeführt, um die Fähigkeit von VR zu testen, das Lernen und die Schulung von medizinischem Personal zu unterstützen. In einer Intensivstationsumgebung evaluierten Chiang et al. den Erfolg des VR-basierten Lernens zur Tracheostomapflege in einer prospektiven, kontrollierten, 2:1-randomisierten Vorher-Nachher-Studie (Chiang et al. 2022). Die Interventionsgruppe erhielt eine VR-Simulation für 15 Minuten, und die Kontrollgruppe erhielt ein herkömmliches textbasiertes Training. Virtual Reality erhöhte die Selbstwirksamkeit, einschließlich Vertrautheit und Zuversicht, und reduzierte die Angst vor tracheotomiebezogenem Wissen und Fähigkeiten im Vergleich zur Kontrollgruppe. Dieser Effekt hielt 3–4 Wochen nach der Intervention an. Yu et al. bewerteten die Auswirkungen eines VR-Simulationsprogramms auf das Wissen, die Leistungsselbstwirksamkeit und die Lernzufriedenheit koreanischer Pflegestudenten in der neonatalen Intensivpflege. Die VR-Gruppe zeigte größere Verbesserungen in der Leistung bei der Kontrolle von Hochrisikoneugeboreneninfektionen, der Selbstwirksamkeit und der Lernzufriedenheit im Vergleich zur Kontrollgruppe (Yu et al. 2021). Ralston et al. evaluierten eine VR-Umgebung, um den Einsatz von VR bei der Simulation pädiatrischer kritischer klinischer Szenarien zu testen. Ein Szenario simulierte eine ektopische junktionale Tachykardie und ein Low-cardiac-output-Syndrom; das andere simulierte ein akutes Atemversagen bei einem Patienten mit Verdacht auf eine COVID-19-Infektion. Obwohl es keine Kontrollgruppe gab, navigierten alle 6 pädiatrischen kardiologischen Intensivmediziner erfolgreich durch die VR-Umgebung (Ralston et al. 2021).

Agasthya et al. bewerteten den Nutzen eines 19-minütigen immersiven Tutorials zur Intubation einer Säuglingspuppe in einer kontrollierten Studie (Agasthya et al. 2020). Der primäre Endpunkt (die Leistungsgenauigkeit gemessen anhand einer Checkliste) unterschied sich nicht zwischen den Gruppen. Vor über 20 Jahren entwickelten Colt et al. eine VR-Bronchoskopie-Simulation für die Intensivmedizin. Nach dem VR-Training hatten 5 ärztliche Berufsanfänger vergleichbare Fähigkeiten hinsichtlich Geschicklichkeit, Geschwindigkeit und Genauigkeit wie 4 erfahrene Ärzte. Farra et al. verglichen den Erfolg des VR-Notfallübungstrainings mit webbasierten klinischen Aktualisierungen in einer neonatalen Intensivpflegeeinheit. Beide Ansätze unterschieden sich statistisch nicht in ihrer wahrgenommenen Selbstwirksamkeit, obwohl die VR-Gruppe in der Liveübung statistisch besser abschnitt (Farra et al. 2019).

▶ Virtual Reality oder AR können eine ergänzende, aber keine Ersatzmethode für das Training von medizinischem Personal in der Basis- und erweiterten Lebenserhaltung sein. In diesem Zusammenhang zeigen derzeit verfügbare Daten heterogene Ergebnisse.

Augmented Reality für Schulungen
Augmented Reality kann medizinischem Personal bei kritischen Maßnahmen wie der Intubation oder dem Setzen von zentralen Venenkathetern helfen. Alismail et al. führten eine kontrollierte Studie mit 32 Intensivpflegetrainees durch (Alismail et al. 2019). Die AR-Gruppe (15 Teilnehmer) trug AR-Brillen während der endotrachealen Intubation an einer Trainingspuppe. Die AR-Anzeige wiederholte die wesentlichen praktischen Schritte. Die Interventionsgruppe benötigte mehr Zeit für die Intubation und Beatmung, zeigte jedoch eine höhere Einhaltung evidenzbasierter Intubationstechniken.

Das Atemwegsmanagement ist von zentraler Bedeutung auf neonatalen Intensivstationen. Dias et al. verglichen 3 Lernstrategien für die endotracheale Intubation bei Intensivpflegekräften: direkte Laryngoskopie, indirekte Videolaryngoskopie und AR-unterstützte Videolaryngoskopie mit einem vergrößerten Video des Atemwegs neben normaler Sicht (Dias et al. 2021). Die AR-unterstützte Videolaryngoskopie war nicht unterlegen gegenüber der normalen indirekten Videolaryngoskopie und sicherer als die direkte Laryngoskopie. Huang et al. nutzten einen ähnlichen AR-Ansatz für das Training des Legens von zentralen Venenkathetern. Obwohl es keinen Unterschied in der Verfahrensdauer gab, gab es in der AR-Gruppe eine höhere Einhaltung der Verfahrenschecklist (Huang et al. 2018). Heo et al. führten eine prospektive, kontrollierte Pilotstudie durch, bei der Pflegekräfte ohne vorherige Erfahrung in der maschinellen Beatmung konventionelles Training oder AR-unterstütztes Training erhielten. In der AR-Gruppe wurden die Pflegekräfte durch AR-basierte Anweisungen geleitet und konnten über die VR-Brille Unterstützung anfordern. Augmented Reality führte zu einem geringeren Bedarf an Unterstützung im Vergleich zur manuellen Gruppe und einem höheren Maß an Selbstvertrauen nach dem Training (Heo et al. 2022).

12.4 Der „Vergenz-Akkommodations-Konflikt", Cybersickness und mögliche Lösungen

Neben den zahlreichen positiven Effekten kann VR auch Nebenwirkungen wie Kopfschmerzen, Übelkeit und Erbrechen – die sogenannte „Cybersickness" - verursachen, die mit der „Reisekrankheit" zusammenhängen kann. Cybersickness ist hierbei noch keine definierte Gesundheitsstörung. Eine Reisekrankheit tritt aufgrund eines Unterschieds zwischen tatsächlicher und erwarteter Bewegung auf. Dieser pathophysiologische Mechanismus lässt sich jedoch möglicherweise nicht vollständig auf Cybersickness übertragen.

Der „Vergenz-Akkommodations-Konflikt" während VR-Sitzungen spielt ebenfalls eine Rolle. Dieses Phänomen entsteht, weil das Tragen der VR-Brille zu einer Diskrepanz zwischen der physischen Oberfläche des Bildschirms („Akkommodation") und dem Fokuspunkt der virtuellen simulierten Welt führt, den der Benutzer betrachtet („Vergenz"). Diese Diskrepanz kann zu Übelkeit, Kopfschmerzen und Unwohlsein führen. Derzeit werden mehrere mögliche Lösungen für den „Vergenz-Akkommodations-Konflikt" evaluiert, was die breite Anwendung von VR im medizinischen Training potenziell herausfordern könnte. Allerdings könnte die Cybersickness in AR stärker sein als in VR: In einer Studie berichteten 15,3 % der Teilnehmer nach der Verwendung von AR-basiertem Training für die Präparation der Anatomie (HoloAnatomy®) von Kopfschmerzen und 17 anderen Symptomen, einschließlich Übelkeit (Wish-Baratz et al. 2019). Im Gegensatz dazu fanden Bruno et al. in ihrer Pilotstudie, die VR zur Ablenkung von Patientinnen und Patienten während der Transkatheter-Aortenklappenimplantation verwendete, keine verstärkten Anzeichen von Cybersickness (Bruno et al. 2020). AR/VR-bezogene Nebenwirkungen scheinen zwischen verschiedenen Alters- und Geschlechtergruppen zu variieren, ein Effekt, der noch nicht vollständig verstanden ist und weitere Untersuchungen erfordert. Daher könnte die sorgfältige Auswahl der Patientinnen und Patienten und eine umgehende Hilfe bei auftretenden Nebenwirkungen der Eckpfeiler von VR-Anwendungen sein.

12.4.1 Virtual Reality/Augmented Reality aus ethischer Perspektive und Entwicklungsperspektiven

In vulnerablen Patientengruppen wie schwer kranken Patientinnen und Patienten gibt es einige ethische Bedenken bezüglich der Verwendung von VR/AR.[1] Zu diesem Zweck haben Kellmeyer et al. 3 Kernprinzipien aufgestellt (Kellmeyer et al. 2019):

1. Wenn eine Wahl besteht, sollte eine zwischenmenschliche Interaktion („therapeutischer Alternativismus") gegenüber einer Mensch-Maschine-Interaktion (kein „technologischer Lösungsdeterminismus") bevorzugt werden.
2. Die VR-Technologie sollte sich auf „kritische menschliche Werte" konzentrieren, einschließlich Würde und Autonomie („humanzentrierte Werteausrichtung").
3. VR-Systeme sollten spezifisch auf Patientinnen und Patienten ausgerichtet sein und sich nicht auf die Bedürfnisse eines Kunden konzentrieren („patientenzentriertes Design").

Aus Sicht des Autors sind diese Prinzipien von zentraler Bedeutung. Virtual Reality/Augmented Reality sollte immer die zwischenmenschliche Beziehung zwischen medizinischem Personal und Patientin/Patient in der realen Welt verbessern und nicht als Werkzeug dienen, um sie zu ersetzen. Einige Forscher schlagen die Schaffung einer neuen medizinischen Fachrichtung vor, des „Virtualisten", der umfassende technische und

---

[1] Für eine weiterführende Betrachtung ethischer Aspekte sei auch auf die Kap. 17 und 18 verwiesen.

medizinische Schulungen durchläuft, aber auch ein tiefes Verständnis für die ethischen Implikationen von VR/AR-Technologien hat (Nochomovitz und Sharma 2018). Intensivmediziner und Patientenvertreter sollten aktiv an der Entwicklung und kontinuierlichen Verbesserung aller virtuellen und digitalen Technologien teilnehmen, um sicherzustellen, dass sie benutzerfreundlich und patientenzentriert sind.

Literaturverzeichnis

Abdulsatar F, Walker RG, Timmons BW, Choong K (2013) "Wii-Hab" in critically ill children: a pilot trial. J Pediatr Rehabil Med 6:193–202

Agasthya N, Penfil S, Slamon N (2020) Virtual reality simulation for pediatric airway intubation readiness education. Cureus 12:e12059

Alismail A et al (2019) Augmented reality glasses improve adherence to evidence-based intubation practice. Adv Med Educ Pract 10:279–286

Badke CM, Essner BS, O'Connell M, Malakooti MR (2019) An innovative virtual reality experience in the PICU: a pilot study. Pediatr Crit Care Med 20:e283–e286

Bruno RR et al (2020) Virtual reality-assisted conscious sedation during transcatheter aortic valve implantation: a randomised pilot study. EuroIntervention 16:e1014–e1020

Bruno RR, Bruining N, Jung C, Bernhard V-ISgKMWGW (2022a) Virtual reality in intensive care. Intensive Care Med 48:1227–1229

Bruno RR et al (2022b) Virtual and augmented reality in critical care medicine: the patient's, clinician's, and researcher's perspective. Crit Care 26:326. https://doi.org/10.1186/s13054-022-04202-x

Chiang DH et al (2022) Immersive virtual reality (VR) training increases the self-efficacy of in-hospital healthcare providers and patient families regarding tracheostomy-related knowledge and care skills: A prospective pre-post study. Medicine (Baltimore) 101:e28570. https://doi.org/10.1097/MD.0000000000028570

Dias PL, Greenberg RG, Goldberg RN, Fisher K, Tanaka DT (2021) Augmented reality – assisted video laryngoscopy and simulated neonatal intubations: a pilot study. Pediatrics 147:e2020005009

Ding L, Hua H, Zhu H, Zhu S, Lu J, Zhao K, Xu Q (2020) Effects of virtual reality on relieving postoperative pain in surgical patients: A systematic review and meta-analysis. Int J Surg 82:87–94

Farra S et al (2019) Effects of virtual reality simulation on worker emergency evacuation of neonates. Disaster Med Public Health Prep 13:301–308

Gerber SM, Jeitziner M-M, Knobel SE, Mosimann UP, Müri RM, Jakob SM, Nef T (2019a) Perception and performance on a virtual reality cognitive stimulation for use in the intensive care unit: a non-randomized trial in critically ill patients. Front Med 6:287

Gerber SM et al (2019b) Comparing the relaxing effects of different virtual reality environments in the intensive care unit: observational study. JMIR Perioper Med 2:e15579

Gomes TT, Schujmann DS, Fu C (2020) Reabilitação com uso de realidade virtual: atividade física para pacientes admitidos na unidade de terapia intensiva. Revista Brasileira de Terapia Intensiva 31:456–463

Heo S, Moon S, Kim M, Park M, Cha WC, Son MH (2022) An augmented reality–based guide for mechanical ventilator setup: prospective randomized pilot trial. JMIR Serious Games 10:e38433

Huang CY et al (2018) The use of augmented reality glasses in central line simulation: "see one, simulate many, do one competently, and teach everyone. Adv Med Educ Pract 9:357–363

Jacobs C, McEwen A (2024) Embedding simulation in genetic counselor education from the first week of training: learning outcomes, standardized clients, and students' satisfaction. J Genet Couns 34:e1857

Jones T, Moore T, Choo J (2016) The impact of virtual reality on chronic pain. PloS One 11:e0167523

Kellmeyer P, Biller-Andorno N, Meynen G (2019) Ethical tensions of virtual reality treatment in vulnerable patients. Nat Med 25:1185–1188

Laghlam D et al (2021) Virtual reality vs. Kalinox® for management of pain in intensive care unit after cardiac surgery: a randomized study. Ann Intensive Care 11:74

Lee SY, Kang J (2020) Effect of virtual reality meditation on sleep quality of intensive care unit patients: a randomised controlled trial. Intensive Crit Care Nurs 59:102849

Merliot-Gailhoustet L et al (2022) Discomfort improvement for critically ill patients using electronic relaxation devices: results of the cross-over randomized controlled trial E-CHOISIR (Electronic-CHOIce of a System for Intensive care Relaxation). Crit Care 26:263

Mesko B (2022) The promise of the metaverse in cardiovascular health. Oxford University Press

Mosso-Vázquez JL, Gao K, Wiederhold BK, Wiederhold MD (2014) Virtual reality for pain management in cardiac surgery. Cyberpsychol Behav Soc Netw 17:371–378

Nijland J, Veling W, Lestestuiver BP, Van Driel CM (2021) Virtual reality relaxation for reducing perceived stress of intensive care nurses during the COVID-19 pandemic. Front Psychol 12:706527

Nochomovitz M, Sharma R (2018) Is it time for a new medical specialty?: The medical virtualist. JAMA 319:437–438. https://doi.org/10.1001/jama.2017.17094

Parke S, Hough CL, Bunnell AE (2020) The feasibility and acceptability of virtual therapy environments for early ICU mobilization. PM&R 12:1214–1221

Puel F, Minville V, Vardon-Bounes F (2021) What place for virtual reality in the intensive care unit during medical procedures? J Intensive Care 9:1–3

Ralston BH et al (2021) Use of virtual reality for pediatric cardiac critical care simulation. Cureus 13:e15856

Rousseaux F, Faymonville M-E, Nyssen A-S, Dardenne N, Ledoux D, Massion PB, Vanhaudenhuyse A (2020) Can hypnosis and virtual reality reduce anxiety, pain and fatigue among patients who undergo cardiac surgery: a randomised controlled trial. Trials 21:1–9

Tallent S, Turi JL, Thompson J, Allareddy V, Hueckel R (2022) Extending the radius of family-centered care in the pediatric cardiac intensive care unit through virtual rounding. J Am Assoc Nurse Pract 34:205–212

Vlake JH et al (2021) Virtual reality to improve sequelae of the postintensive care syndrome: a multicenter, randomized controlled feasibility study Critical. Care Explorations 3:e0538

Vlake JH et al (2022) Intensive care unit–specific virtual reality for critically ill patients with COVID-19: multicenter randomized controlled trial. J Med Internet Res 24:e32368

Voiriot G et al (2022) Chronic critical illness and post-intensive care syndrome: from pathophysiology to clinical challenges. Ann Intensive Care 12:58

Wang J, Zhang C, Jia Y, Shi C, Choi T, Xiao Q (2019) Development of a virtual reality system for early mobilization of critically ill patients. In: MEDINFO 2019: health and wellbeing e-networks for all. IOS Press, S 1805–1806

Wish-Baratz S, Gubatina AP, Enterline R, Griswold MA (2019) A new supplement to gross anatomy dissection: HoloAnatomy. Med Educ 53:522–523

Wolff G, Bruno RR, Reiter M, Kantzow B, Kelm M, Jung C (2020) Virtual reality device training for extracorporeal membrane oxygenation. Crit Care 24:390. https://doi.org/10.1186/s13054-020-03095-y

Yu M, Yang M, Ku B, Mann JS (2021) Effects of virtual reality simulation program regarding high-risk neonatal infection control on nursing students. Asian Nurs Res 15:189–196

Teil IV

Evaluatorische Aspekte und Strategien zur Förderung der Akzeptanz

Evaluationsaspekte der digitalen Patientenkommunikation am Beispiel der digitalen Gesundheitsanwendungen (DiGAs)

13

P. Timpel, M. Mäder, L. Harst, R. Heinrich, T. Schönfelder und M. Scheibe

Inhaltsverzeichnis

13.1	Einleitung	196
13.2	Kommunikationswissenschaftliche Grundlagen	198
13.3	Evaluationsaspekte der digitalen Patientenkommunikation	200
	13.3.1 Grundlagen	200
	13.3.2 Digitale Patientenkommunikation als Teil komplexer Interventionen............	202
	13.3.3 Studiendesign und -typen..	202

P. Timpel (✉)
fbeta GmbH, Berlin, Deutschland
E-Mail: patrick.timpel@fbeta.de

M. Mäder
WIG2 GmbH, Wissenschaftliches Institut für Gesundheitsökonomie und Gesundheitssystemforschung, Leipzig, Deutschland

Lehrstuhl Health Economics and Management, Wirtschaftswissenschaftliche Fakultät, Universität Leipzig, Leipzig, Deutschland
E-Mail: melanie.maeder@wig2.de

L. Harst · M. Scheibe
Zentrum für Evidenzbasierte Gesundheitsversorgung, Universitätsklinikum und Medizinische Fakultät Carl Gustav Carus, Technische Universität Dresden, Dresden, Deutschland
E-Mail: lorenz.harst@ukdd.de; madlen.scheibe@ukdd.de

R. Heinrich
WIG2 GmbH, Wissenschaftliches Institut für Gesundheitsökonomie und Gesundheitssystemforschung, Leipzig, Deutschland
E-Mail: ria.heinrich@wig2.de

© Der/die Autor(en), exklusiv lizenziert an Springer-Verlag GmbH, DE, ein Teil von Springer Nature 2025
T. G. Weimann et al. (Hrsg.), *Digitale Patientenkommunikation*, https://doi.org/10.1007/978-3-662-71034-0_13

	13.3.4	Matching von Interventionsart und Evaluationsansatz	203
	13.3.5	Outcome-Perspektive – Wahl relevanter Endpunkte	204
13.4	Grenzen und Potenziale der Übertragbarkeit von Studienevidenz		207
	13.4.1	Güte der Studienevidenz	207
	13.4.2	Methodische Herausforderungen der Studienplanung und -umsetzung	208
	13.4.3	Übertragbarkeit von Studienergebnissen und Implementierungshürden	209
13.5	Fazit		211
Literaturverzeichnis			212

Zusammenfassung

Im Fokus des Beitrags steht die Herausforderung, die Wirksamkeit und den Nutzen digitaler Gesundheitsanwendungen (DiGAs) für die Arzt-Patienten-Kommunikation zu evaluieren. Die Komplexität dieser Interventionen, einschließlich der schnellen Entwicklungszyklen und der Individualisierungsmöglichkeiten, erfordert innovative Ansätze in der Studienplanung und -durchführung. Es werden theoretische Kommunikationsmodelle vorgestellt, die die Bedeutung der präzisen Definition von Kommunikationsinhalten und Zielgruppen unterstreichen. Darüber hinaus werden methodische Herausforderungen wie die Wahl geeigneter Studiendesigns und Endpunkte sowie die Sicherstellung der Übertragbarkeit von Studienevidenz in die Versorgungsrealität detailliert diskutiert. Abschließend bietet der Beitrag Einblicke in neue Evaluationsmethoden wie Mixed-Methods-Studien und adaptive Studiendesigns, die das Verständnis für die Wirksamkeit und die Implementierung digitaler Patientenkommunikation in der Gesundheitsversorgung verbessern sollen.

13.1 Einleitung

„Digitalisierung ist kein Selbstzweck, sondern Mittel zum Zweck" (SVR 2021). Sie ebnet den Weg für die digitale Erbringung von etablierten Leistungen und für die Entwicklung neuartiger Wege der digitalen Patientenkommunikation. Gesetzgeberische Neuerungen wie das Digitale-Versorgung-Gesetz (DVG), das Digitale-Versorgung-und-Pflege-Modernisierungs-Gesetz (DVPMG), die Digitale-Gesundheitsanwendungen-Verordnung (DiGAV) und das Digital-Gesetz (DigiG) haben gezielte Impulse für die digitale

---

T. Schönfelder
WIG2 GmbH, Wissenschaftliches Institut für Gesundheitsökonomie und Gesundheitssystemforschung, Leipzig, Deutschland

Lehrstuhl Gesundheitswissenschaften/Public Health, Technische Universität Dresden, Dresden, Deutschland
E-Mail: tonio.schoenfelder@wig2.de

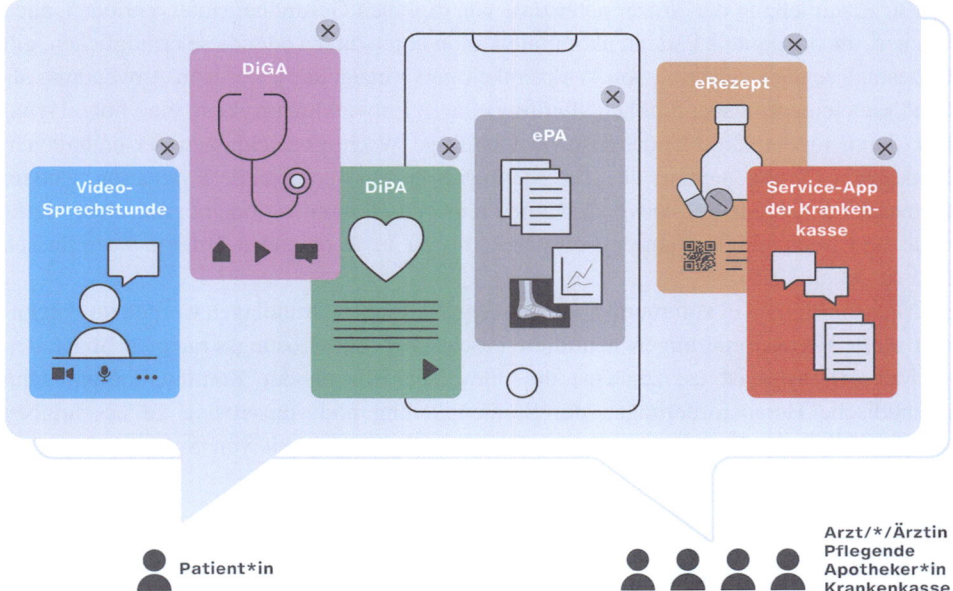

Abb. 13.1 Beispiele digitaler Patientenkommunikation

Transformation der Gesundheitsversorgung in Deutschland gesetzt. Innovationen in der Digitalisierung, die neben Videosprechstunden, Telemonitoring und Telekonsilen auch den Austausch über Praxis- und Krankenhausgrenzen hinweg via elektronischer Patientenakte (ePA) und E-Rezept umfassen, sind Zeugnis tiefgreifender Veränderungen. Diese haben Auswirkungen auf die Patient*innen und Leistungserbringenden bzw. deren Praxisalltag selbst, aber insbesondere auf die Arzt- und Patientenkommunikation (Abb. 13.1). Seit September 2020 können digitale Gesundheitsanwendungen (DiGAs) durch Ärzt*innen und Psychotherapeut*innen verordnet oder deren Nutzung durch die Versicherten selbst bei ihrer Krankenkasse beantragt werden. Aktuell (Juli 2025) können 57 DiGAs bei Vorliegen einer ärztlichen Diagnose im entsprechenden Indikationsbereich genutzt und von den gesetzlichen Krankenkassen erstattet werden. Bei diesen Medizinprodukten niedriger Risikoklassen handelt es sich um Apps, welche von Versicherten auf Smartphones oder Tablets oder als webbasierte Anwendungen genutzt werden können (siehe auch Kap. 6).

Digitale Patientenkommunikation wird im Rahmen dieses Beitrags als „digital vermittelte Kommunikation" unter Beteiligung von Patient*innen verstanden (WHO 2018). Sie umfasst damit sowohl die Digitalisierung der Arzt-Patienten-Kommunikation (z. B. via Videosprechstunde) als auch eine durch Informations- und Kommunikationstechnologien unterstützte Versorgung in Form von digitalen Gesundheits-/Pflegeanwendungen (DiGA/DiPA). Dieses generische Verständnis erlaubt es, unterschiedliche Formen der digital vermittelten Kommunikation zu beleuchten.

Zur Erschließung der Nutzenpotenziale von digitalen Gesundheitsinterventionen, auch solchen, die die digitale Patientenkommunikation unterstützen oder diese ermöglichen, gilt insbesondere die Evaluation von Wirksamkeit und Nutzen der jeweiligen Anwendung als Schlüsselelement. Dabei erhöhen allerdings kurze Entwicklungszyklen, eine hohe Dynamik durch regelmäßige Updates sowie vielfältige Wechselbeziehungen der enthaltenen Funktionen (Komponenten) die Anforderungen an eine gelingende Evaluation. Zudem können Unterschiede der Anwender*innen hinsichtlich ihrer soziodemografischen Merkmale und Technologieerfahrung/-offenheit die zu beobachtenden Effekte beeinflussen (Dörries et al. 2019).

Nach einführenden kommunikationswissenschaftlichen Grundlagen werden im Folgenden diese Herausforderungen detailliert beschrieben und Lösungsstrategien abgeleitet. Ziel des Beitrags ist es, zunächst die relevanten Ebenen der Kommunikation, dann methodische Herausforderungen der Studienplanung und -umsetzung zu beschreiben und anschließend Grenzen und Potenziale der Übertragbarkeit von Studienevidenz zu benennen (Abb. 13.2).

13.2 Kommunikationswissenschaftliche Grundlagen

Digitale Patientenkommunikation ist die medial vermittelte Kommunikation (Reis et al. 2013), wobei die digitale Anwendung, die zur Umsetzung des Kommunikationsprozesses verwendet wird, als Medium fungiert. Demnach gelten die grundlegenden Annahmen von Shannon und Weaver, die bereits 1948 einen linearen Kommunikationsprozess postulierten, im Rahmen dessen jede Botschaft in ein Signal übersetzt werden muss, welches wiederum zu dem Kanal passen muss, durch den es gesendet wird (McQuail 2008). Für die Evaluation digitaler Patientenkommunikation bedeutet dies, dass genau definiert werden muss, welche Botschaften über den digitalen Ausspielweg vermittelt werden sollen und in welcher Form sie durch die Anwendung als Ausspielweg aufbereitet werden (Trevino und Webster 1992). Somit unterscheiden sich nicht nur die Kommunikationsprozesse je nachdem, ob sie Teil einer Anwendung zur digitalen Konsultation, Patientenschulung oder zur Unterstützung des Selbstmanagements sind, sondern auch die entsprechenden Evaluationsvorhaben.

Diverse Forschende haben zudem im Laufe der Jahrzehnte die Grundannahme der Linearität von Shannon und Weaver in Abrede gestellt, da sich sowohl Inhalte als auch Ausdrucksformen von Kommunikation je nach Wahrnehmung durch die/den Empfänger*in ändern können (Bylund et al. 2012). Daraus ergibt sich ein zirkuläres Kommunikationsmodell, wie es etwa Wilbur Schramm 1954 vorgeschlagen hat (McQuail 2008). Zirkuläre Kommunikationsmodelle erlauben ein verbessertes Verständnis davon, dass Informationen/Nachrichten wechselseitig zwischen Sender*in und Empfänger*in

13 Evaluationsaspekte der digitalen Patientenkommunikation am …

	Theoretische Grundlage	Endpunkte	Studiendesign	Strategien Studienplanung	Strategien Implementierung
Evaluationsaspekte	**Kommunikationsprozess** festlegen (uni- oder bidirektionaler) **Rolle der Sprechenden** definieren (Sender*in und/oder Empfänger*in) **Zu vermittelnde Inhalte** ausarbeiten (Informationen, Handlungsanweisungen etc.) **Grad der Personalisierung** festlegen (Zuschnitt auf Individuen, Zielgruppen oder Patient*innenkollektiv)	**Relevante Outcomes** durch Nutzung etablierter Verfahren priorisieren (insbes. GRADE) Für **digitale Kommunikationsprozesse** Lasswell-Formel auf GRADE übertragen **Patient*innenperspektive** durch PROMs und/oder PREMs einbeziehen **Core Outcome Sets** wenn möglich einsetzen **Validierte Messinstrumente** wenn möglich verwenden	**Wechselwirkungen** der Interventionskomponenten als Ganzes betrachten **RCTs** reduzieren Risiko, den „wahren" Effekt zu über- oder unterschätzen **Sekundärdaten** für genaue Charakterisierung der Zielpopulation und deren Versorgungsmuster einbeziehen **Mixed-Methods** für Replizierbarkeit und Realitätsnähe verwenden	**Potentiale in Studienzentren** realistisch schätzen **Dezentrale klinische Studien** zur Rekrutierung großer Stichproben verwenden Geeignete **Imputationsverfahren** zum Ersetzen fehlender Werte, v. a. im Falle hoher Drop-out-Raten auswählen **Subgruppenanalysen** durchführen, um zu ergründen, ob erzielte Gesamteffekte auch für Teilpopulationen Bestand haben	**Begleitevaluation** in Anlehnung an Phase-IV-Studien durchführen (z. B. App-Daten-Nutzung, ggf. in Kombination mit standardisierter Nutzerbefragung) **Anwendungsbegleitende Erfolgsmessung** durchführen (z. B. über Dauer und Häufigkeit der Nutzung, Patient*innenzufriedenheit, patient*innenberichteter Gesundheitszustand) **Abrechnungsdaten** der gesetzlichen Krankenversicherungen nutzen
Potenzielle Fehlerquellen	**Reichweite** von Theorie/Modell ist inadäquat Theorie/Modell ist in **Studiendesign** nicht abbildbar Theorie/Modell ist im **digitalen Kontext** nicht ausreichend geprüft	Fehlende Messung **klinischer Parameter und PROMs/PREMs** Mangel an passfähigen validierten **Messinstrumenten** Messung von **Gesundheitskompetenz als Outcome oder als Confounder**	Individualisierte und adaptive (digitale) **Interventionen** erschweren Replikation von Ergebnissen Unausgewogene **Rekrutierung** und ungleich verteilte **Drop-out-Raten** (IG vs. KG) können zu falschen Rückschlüssen auf Zielpopulation führen	**Rekrutierungsdauer und -geschwindigkeit** unrealistisch eingeschätzt **Aufwand für dezentrale, klinische Studien** unzureichend berücksichtigt **Fallzahl** unzureichend für Durchführung aussagekräftiger Subgruppenanalysen	Effekte aus **durchgeführten Studien** stimmen nicht mit den Effekten in der Versorgungsrealität überein, weil z. B. die Studienpopulation anhand der Eignungskriterien zu stark eingegrenzt wurde **Übertragbarkeit der Studienergebnisse von RCTs** auf die endgültige Nutzer*innenpopulation ist zu stark eingeschränkt

Abb. 13.2 Evaluationsaspekte und potenzielle Fehlerquellen der digitalen Patientenkommunikation

ausgetauscht werden (McQuail und Windahl 2015). Ein solches zirkuläres Verständnis von digitaler Patientenkommunikation erlaubt es somit, den individuellen Zuschnitt (Tailoring) der Anwendungskomponenten und Fortschritt der Patient*innen fortwährend – auch im Sinne einer Koproduktion von Interventionsbestandteilen – zu berücksichtigen. Tailoring ist definiert als „multidimensionale Kommunikationsstrategie", die darauf abzielt, individuell angepasste Botschaften zu erstellen, die Verhaltensänderungen fördern können. Dabei gelten Personalisierung, Feedback und Adaptation als Bestandteile des Tailoring (Hawkins et al. 2008; Kreuter et al. 1999). Personalisierung bezieht sich auf eine systemgesteuerte Art und Weise der Bereitstellung von Informationen in einem vorgeplanten Format auf der Grundlage einer Bewertung individueller Merkmale oder Präferenzen (Nguyen et al. 2020). Dabei handelt es sich um eine Form des Tailoring, bei der individuelle Merkmale in eine generische Nachricht eingebunden werden, wie z. B. die Ansprache des Empfängers mit seinem Namen (Dijkstra 2008). Diese Form des „recipient design" oder „audience design", also des Zuschnitts von Kommunikationsinhalten auf Adressaten(-gruppen) (Newman-Norlund et al. 2009), fördert nachweislich die Wirksamkeit von Gesundheitskampagnen (Friedman et al. 2016), auch im digitalen Raum (Lungu et al. 2021).

In digitalen Anwendungen in der Gesundheitsversorgung gelingt diese Anpassung von Kommunikationsinhalten und -formen an die Zielgruppe idealerweise aufgrund des modularen Aufbaus der Anwendungen (Timpel et al. 2020).

▶ Für die Entwicklung und Evaluation digital vermittelter Patientenkommunikation bedeuten diese Erkenntnisse, die Zielgruppe und ihre kommunikativen Bedürfnisse genau kennen zu müssen (Klosinski und Farin 2015; Schöpf-Lazzarino et al. 2021).

Letztere Aspekte gelten ebenso für die zweite Partei innerhalb digitaler Patientenkommunikation, die Leistungserbringenden. Demnach sind deren Charakteristika für die Planung und Evaluation digitaler Anwendungen für die Patientenkommunikation ebenso von Bedeutung (Schöpf et al. 2019). In Kombination beeinflussen all diese Faktoren die Endpunkte, die durch digitale Patientenkommunikation adressiert werden können (siehe Abschn. 13.3.5).

13.3 Evaluationsaspekte der digitalen Patientenkommunikation

13.3.1 Grundlagen

Das Konzept der evidenzbasierten Medizin (David et al. 1996; Sackett 1997) leitet individuelle Versorgungsentscheidungen im Gesundheitswesen an. Dementsprechend sollen Leistungserbringende im Rahmen einer klinischen Entscheidung die jeweils zur Verfügung stehende bestmögliche Evidenz nutzen (Stallberg 2010). Evidenzbasierte Medizin leitet überdies mithilfe von „Verfahrensvorgaben" zur Evaluation von Behandlungszielen an

(Wissenschaftliche Dienste 2021). Dabei gilt zudem das übergeordnete Ziel aller Versorgungsangebote – ob digital oder analog – zu „einer Verbesserung der Versorgungsqualität und Versorgungseffizienz, zur Behebung von Versorgungsdefiziten sowie zur verbesserten Patientenorientierung in der Versorgung" beizutragen (§ 68a DVG).

▶ Die Kommunikationswissenschaft strukturiert die Erforschung von Kommunikationsprozessen und deren erwartbaren Ergebnissen anhand einer Formel, die nach ihrem Urheber als Lasswell-Formel bekannt ist: „Who says what to whom through which channel with what effect?" (Steinberg 2007).

Für die Evaluation digitaler Anwendungen zur Patientenkommunikation kann diese Formel handlungsleitend sein, um die relevanten Faktoren für den Evaluationsprozess zu definieren: So sind für die formative Evaluation, d. h. im Kontext der Implementierungsforschung, die Beforschung der Sprecher*innen („who" und „to whom") und des Kanals („through which channel") entscheidend, während die summative Evaluation vor allem die Frage nach dem Effekt („with what effect") adressiert. Die genaue Beschreibung der Kommunikationsinhalte („what") ist dabei eine Grundvoraussetzung.

„Evaluation is the systematic process to determine merit, worth, value, or significance", definiert die American Evaluation Association (Rea-Dickins und Germaine 1992). In Anlehnung an die bereits skizzierten Herausforderungen an eine gelingende Evaluation – u. a. Individualisierungsgrad infolge des Tailoring, Charakteristika komplexer Interventionen und Kontextabhängigkeit der Anwendung digitaler Patientenkommunikation – bestehen nicht nur Herausforderungen in der Studienplanung und -durchführung, sondern auch in deren Vergleichbarkeit. Vor diesem Hintergrund skizziert die Autorengruppe um Murray und Kolleg*innen (2016) literaturbasiert folgende Anforderungen an eine sinnvolle Synthese von Daten:

- Identifizierung, Spezifizierung und Klassifizierung wichtiger kontextbezogener Faktoren;
- Spezifizierung und Klassifizierung der Zielgruppen;
- Spezifizierung und Klassifizierung von digitalen Gesundheitsinterventionen zugunsten eines verbesserten Verständnisses für die aktiven Komponenten und den Wirkmechanismus;
- Spezifizierung und Bestimmung geeigneter Komparatoren (Vergleichsgruppen);
- verbesserte Berichterstattung über Studienmethodik und -ergebnisse.

Aufbauend auf den eingeführten Grundlagen der Kommunikationswissenschaft und Evaluation werden nachfolgend ausgewählte Aspekte der Evaluation vorgestellt. Studiendesigns und -typen, Matching von Interventionsart und Evaluationsansatz sowie die Outcome-Perspektive (Wahl relevanter Endpunkte) sollen dabei näher beleuchtet werden, bevor im abschließenden Abschnitt einzelne methodische Aspekte der Übertragbarkeit von Studienevidenz diskutiert werden.

13.3.2 Digitale Patientenkommunikation als Teil komplexer Interventionen

Im Falle digitaler Interventionen handelt es sich oftmals um komplexe Interventionen (WHO 2018). Diese komplexen Interventionen sind häufig gekennzeichnet durch unterschiedliche Interventionsbausteine (Komponenten), die miteinander in Beziehung stehen bzw. sich gegenseitig beeinflussen können. Da diese Wechselwirkungen Bestandteil der Interventionen sind, können die Anwendungen selbst nicht als Kombination ihrer Einzelteile, sondern nur als Ganzes betrachtet werden (Craig et al. 2008; Skivington et al. 2021).

▶ Das Zusammenspiel mehrerer Funktionen (z. B. Wissensvermittlung durch edukative Inhalte, Tagebuchfunktionen als Selbstmanagementunterstützung, spielbasierte Komponente zur Motivationsförderung) führen zu besonderen Anforderungen an die Evaluation (Kernebeck et al. 2022b; Murray et al. 2016).

Gleiches gilt für die Interaktion der oben beschriebenen, am Kommunikationsprozess beteiligten Parteien. Da digitale Patientenkommunikation zudem zeit- und ortsunabhängig erfolgen kann, entfalten entsprechende Intervention ihre Wirkung durch die Integration in komplexe soziale Systeme und Lebenswelten (Robert-Koch-Institut und Bayerisches Landesamt für Gesundheit und Lebensmittelsicherheit 2012). Somit unterliegen komplexe Interventionen bei der Definition, Entwicklung, Dokumentation und Reproduktion – im Vergleich zu Medikamenten (bzw. Medikamentenstudien) – größeren Schwankungen (Campbell et al. 2000). Zudem ist digitale Patientenkommunikation (z. B. in Form einer DiGA) dadurch charakterisiert, dass Inhalte individualisiert auf die Nutzenden zugeschnitten werden können (Tailoring). Diese Dynamik erschwert es jedoch, die Evidenz zu replizieren und zu synthetisieren und die „substanzielle Äquivalenz", d. h. den Nachweis gegebener Gleichwertigkeit zwischen zu testender Intervention und bestehender Gesundheitsversorgung, zu belegen (Murray et al. 2016).

13.3.3 Studiendesign und -typen

Die Wahl geeigneter Studiendesigns hängt von der jeweiligen Forschungsfrage ab. Das jeweils gewählte Studiendesign bildet den Ausgangspunkt für die Einschätzung der Qualität und Aussagekraft der Evidenz (Burns et al. 2011).

Beobachtungsstudien wie Fall-Kontroll- oder Kohortenstudien sind dazu geeignet, Risikofaktoren für bestimmte Erkrankungen zu identifizieren. Sofern z. B. es sich um retrospektive Beobachtungsstudien unter Verwendung von Sekundärdaten (z. B. Routinedaten der gesetzlichen Kranken-, Renten- und Unfallversicherung [Sozialdaten]) handelt, können diese u. a. dazu beitragen, die Zielpopulation zu charakterisieren (Prävalenz,

Inzidenz, Altersverteilung, Komorbiditäten) und die tatsächliche Inanspruchnahme der Versorgung wie Facharztkontakte, Krankenhausaufenthalte pro Jahr oder Verordnungen von DiGAs (GKV-Spitzenverband 2024; Meskendahl et al. 2024) abzubilden (Swart et al. 2016).

Klinische Studien zur Wirksamkeit einer Therapie oder einer präventiven Maßnahme untersuchen hingegen den Zusammenhang zwischen der Therapie (z. B. App zur Rauchentwöhnung) und einem oder mehreren Outcomes (z. B. Rauchabstinenz, gesundheitsbezogene Lebensqualität) an einer definierten Patientenpopulation (z. B. Patient*innen mit einer Tabakabhängigkeit: F17.2 gemäß ICD-10 GM). Da anhand einer Stichprobe (Studienpopulation) Aussagen über die Grundgesamtheit im Sinne eines „wahren" Effektes gemacht werden sollen, werden die in der Studie gemessenen Ergebnisse als Schätzwerte für die Grundpopulation genutzt.

▶ Randomisierte kontrollierte Studien (RCTs) haben daher aufgrund ihrer zufälligen Zuteilung der Teilnehmer*innen auf die Interventions- und Kontrollgruppen die höchste Wahrscheinlichkeit dafür, dass die Gruppen, mit Blick auf bekannte und unbekannte Faktoren (Alter, Geschlecht, zurückliegende Rauchstoppversuche, Begleittherapien), „baugleich" sind.

Durch ihre verhältnismäßig geringe Anfälligkeit für systematische Fehler (Bias) haben RCTs demnach ein reduziertes Risiko, den „wahren" Effekt zu über- oder unterschätzen.

▶ Um den Erfolg einer digitalen Patientenkommunikation und ihrer oben beschriebenen Besonderheiten bestmöglich bewerten zu können, ist es sinnvoll, eine Kombination aus quantitativen und qualitativen Evaluationsansätzen in Form einer „Mixed-Methods-Studie" zu verfolgen.

Somit können die Vorteile beider Ansätze genutzt werden – Replizierbarkeit durch quantitative und Realitätsnähe durch qualitative Forschung. Als klassische Anwendungsfelder von Mixed-Methods-Studien gelten die Entwicklung komplexer Interventionen, die Inanspruchnahme von Versorgungsangeboten sowie die Optimierung von Versorgungsprozessen (von Kutzleben et al. 2023).

13.3.4 Matching von Interventionsart und Evaluationsansatz

Das NICE evidence framework for digital health technologies bietet ein Klassifizierungssystem, um digitale Gesundheitsinterventionen, unter Berücksichtigung der jeweiligen Zielgruppe (Patient*innen, Versorger*innen oder System) und der Risikoklasse der Technologie, einem sog. „evidence tier" zuzuordnen. Dieser Klassifikation und weiteren

Ausdifferenzierungen anhand des Phänotyps werden Evidenzanforderungen zugeordnet, welche dazu anleiten, robuste Wirksamkeitsnachweise zu generieren (National Institute for Health and Care Excellence – NICE 2022).

▶ Die Evaluation komplexer Interventionen erfolgt phasenadaptiert und verwendet unterschiedliche Methoden (Mühlhauser et al. 2012).

Wie bei jeder komplexen Intervention beginnt die Betrachtung des zu erwartenden Nutzens einer digitalen Intervention mit einer detaillierten und oft theoriegestützten Beschreibung der Art des Problems und des Kontexts, in dem die Maßnahme eingesetzt werden soll (Murray et al. 2016). Verschiedene Forschungsarbeiten verweisen darauf, dass die Wechselbeziehungen zwischen heterogenen Patientenmerkmalen (etwa Alter, Gesundheitskompetenz, individuellen Präferenzen bei der Gesundheitsversorgung, früheren Erfahrungen mit Technologien und Überzeugungen zur Selbstwirksamkeit (Harst et al. 2019)), der Kommunikation zwischen und der Zusammenarbeit von verschiedenen Akteur*innen und den Anforderungen des jeweiligen Versorgungskontexts beachtet werden müssen (Harst et al. 2021). Während sich Interviews und Fokusgruppen für Anforderungsanalysen eignen, sind Think-aloud-Studien und „Cognitive Walkthroughs" mit der zukünftigen Nutzergruppe (Wolcott und Lobczowski 2020) für Anwendungen geeignet, welche bereits einen Status als vorläufigen Prototypen erreicht haben (Harst et al. 2021). Beispiel für eine Teilevaluation, welche an spezifischen Merkmalen und Voraussetzungen auf Seite der Patient*innen ansetzt, ist die Überprüfung der Barrierefreiheit mit Fokus auf „leichte Sprache". Hier kann geprüft werden, wie Apps gestaltet sein müssen, um barrierefrei für Menschen mit kognitiven Beeinträchtigungen zugänglich zu sein. Orientierung für eine barrierefreie Aufbereitung von Gesundheitsinformationen bieten u. a. Merkblätter des Gemeinsamen Bundesausschuss (G-BA) (2024).

13.3.5 Outcome-Perspektive – Wahl relevanter Endpunkte

Im Zuge der Leitlinienentwicklung hat sich das GRADE-System (Grading of Recommendations, Assessment, Development and Evaluation) als etabliertes Verfahren zur Priorisierung relevanter Outcomes für die Messung des Interventionseffekts durchgesetzt (Langer et al. 2012). GRADE bietet sich daher auch als Schema für die Planung von Evaluationskonzepten an, erfordert es doch u. a. die genaue Beschreibung

- der adressierten Population, um Indirektheit zu vermeiden (Schließen von einer Population auf eine andere, die nicht in allen Strukturmerkmalen, etwa Alter und Geschlecht, identisch ist);
- der verwendeten Intervention, d. h. aller relevanten Komponenten und beteiligten Akteur*innen, zur Vermeidung von Ungenauigkeiten (Vergleich von verschiedenen Interventionstypen oder -komponenten) (Harst et al. 2022).

▶ Für digitale Kommunikationsprozesse bietet es sich an, die Lasswell-Formel (Steinberg 2007) auf GRADE zu übertragen, um relevante Kriterien des GRADE-Assessments zu bestimmen.

Die genaue Beschreibung der an der Kommunikation beteiligten Akteur*innen („who says", „to whom") dient ebenso der exakten Definition der Intervention wie der Benennung der Kommunikationsinhalte („what"), die sich naturgemäß unterscheiden, je nachdem, ob die digital vermittelte Kommunikation einer Diagnosestellung, der Unterstützung des Selbstmanagements oder einer regelhaften Konsultation im Rahmen einer chronischen Erkrankung dient (Harst et al. 2022). Die beteiligten Akteur*innen bilden gleichzeitig die Population, die in entsprechenden Evaluationsstudien betrachtet werden müssen, z. B. alle Patient*innen einer Hausarztpraxis oder chronisch kranke Patient*innen. Die Intervention wird zudem durch die verwendeten technischen Komponenten („through which channel") weiter definiert. So ist es für die Evaluation ebenso wie für den Vergleich mehrerer Interventionen für die digitale Patientenkommunikation von Bedeutung, ob die Kommunikation audiovisuell oder textbasiert, in Realtime oder zeitlich versetzt abläuft. Entscheidend für die Evaluation ist vor allem die Frage, welche Effekte von der digitalen Patientenkommunikation zu erwarten sind („with what effect"). Denkbar wären etwa eine Verbesserung des Wohlbefindens aufgrund einer eindeutigen Diagnose, eine Reduktion der Schmerzen aufgrund einer aus den Kommunikationsinhalten abgeleiteten Therapieempfehlung oder eine gesteigerte Selbstwirksamkeit aufgrund der Ermächtigung der Patient*innen zum Selbstmanagement.

Die Patientenperspektive spielt bei der Beurteilung der Wirksamkeit von Versorgungsangeboten eine zentrale Rolle. Hierbei stehen die Erhebung und das Monitoring klinischer Parameter im Mittelpunkt. Diese spiegeln jedoch nur teilweise wider, wie der/die Erkrankte selbst die Behandlung beurteilt und den Gesundheitszustand einschätzt. Um dies zu erheben, stehen zwei Arten von Messinstrumenten zur Verfügung: Um die Erfahrungen mit Versorgungsangeboten zu messen und die Aspekte Zufriedenheit, Benutzerfreundlichkeit und Akzeptanz zu evaluieren, können Patient-reported Experience Measures (PREMs) eingesetzt werden (Kingsley und Patel 2017). Um hingegen Behandlungsergebnisse und insbesondere die Wirksamkeit von Versorgungsangeboten aus der Patientenperspektive zu bewerten bzw. zu monitoren, kommen Patient-reported Outcome Measures (PROMs) zum Einsatz. Diese umfassen Aspekte wie Lebensqualität oder körperliche/kognitive Funktionsfähigkeit (Johnston et al. 2022). Einen umfangreichen Überblick über PROMs und PREMs, welche bei der Evaluation digitaler Versorgungsangebote eingesetzt werden können, liefert das systematische Review von Knapp et al. (2021). Mit diesem Review wurde eine Ressource geschaffen, mit der Entwickler*innen von und Forschende zu digitalen Versorgungsangeboten passende PREMs und PROMs je nach Art und Entwicklungsstand des digitalen Versorgungsangebotes, Erkrankung usw. auswählen können.

Die Nutzung unterschiedlichster, zum Teil nicht validierter Messinstrumente führt dazu, dass sich Studienergebnisse nur schwer vergleichen lassen und damit kaum für die

Entwicklung medizinischer Leitlinien oder klinischer Empfehlungsbildung nutzen lassen (2021). Ein Lösungsansatz hierfür sind Core Outcome Sets (COS).

▶ Ein COS ist ein definiertes Set an Outcomes, das in allen Studien zu einem Krankheitsbild oder einer Intervention einheitlich erfasst wird (Williamson et al. 2017). Mit dem Einsatz von COS werden Studienergebnisse vergleichbar und für die Implementierung in die Regelversorgung besser nutzbar.

Die Relevanz der Patientenperspektive auf digitale Versorgungsangebote hat mit dem für DiGAs eingeführten Verfahren zum Nutzennachweis noch einmal deutlich zugenommen. So sind nun nicht mehr ausschließlich Effekte aus dem Bereich des medizinischen Nutzens (u. a. Gesundheitszustand, Lebensqualität) zulassungsrelevant, sondern ebenso Versorgungseffekte aus dem Bereich sog. patientenrelevanter Struktur- und Verfahrensverbesserungen (pSVV) (Bundesinstitut für Arzneimittel und Medizinprodukte – BfArM 2023). Insgesamt gibt es 9 pSVV-Bereiche, zu diesen zählen u. a.: Erleichterung des Zugangs zur Versorgung, Bewältigung krankheitsbedingter Schwierigkeiten im Alltag, Gesundheitskompetenz oder Patientensouveränität. Der Nachweis entsprechender Versorgungseffekte erfolgt vorrangig auf Basis von PROMs und PREMs. Bisher fehlt es jedoch an einer Übersicht, welche Outcomes und validierten Messinstrumente beim Nachweis der 9 pSVV-Kategorien genutzt werden können (Scheibe et al. 2023).

Zudem soll an dieser Stelle auf einen Endpunkt eingegangen werden, welcher zunehmend an Bedeutung gewinnt – die (digitale) Gesundheitskompetenz (Bittlingmayer et al. 2020; Schaeffer et al. 2021). Als Set aus Wissen bzw. Fertigkeiten zur Wissensaneignung zielt die Gesundheitskompetenz darauf ab, Individuen zum Erhalt der eigenen Gesundheit sowie im Krankheitsfall zu befähigen, die bedarfsgerechte Unterstützung durch das Gesundheitssystem einzufordern, eigenständige Entscheidungen zu treffen und kooperativ an der Pflege und Behandlung von Angehörigen und sich selbst mitwirken zu können (Liu et al. 2020; Sørensen et al. 2012). Insbesondere Letzteres ist eine entscheidende Voraussetzung für gelingende Arzt-Patienten-Kommunikation. Verfügbare Studien zeigen, dass Gesundheitskompetenz ungleich verteilt ist (Jordan und Töppich 2015; Schaeffer et al. 2017; Schaeffer et al. 2021). In diesem Kontext hat die bisherige Forschung zur Wirksamkeit digitaler Anwendungen gezeigt, dass Gesundheitskompetenz im Allgemeinen und digitale Gesundheitskompetenz im Besonderen zwar einerseits durch digitale Anwendungen gefördert werden können, andererseits aber auch Grundvoraussetzung für deren Wirksamkeit sind. Somit gehört zu einer genauen Kenntnis der Zielgruppe auch ein Verständnis ihrer Gesundheitskompetenz, die als Confounder für die Wirksamkeit und damit als Hindernis für das Gelingen der digitalen Patientenkommunikation wirken kann. Dasselbe gilt für ihre generelle Kommunikationskompetenz und die Akzeptanz digitaler Kommunikationsformate, die nachweislich zwischen verschiedenen Personengruppen unterschiedlich ausgeprägt sind. Alter und Gesundheitsstatus sind bekannte Parameter, ebenso wie positive Vorerfahrungen mit digitaler Patientenkommunikation (Hong et al. 2020).

13.4 Grenzen und Potenziale der Übertragbarkeit von Studienevidenz

13.4.1 Güte der Studienevidenz

Teil des GRADE-Assessments als Grundlage für die Formulierung von Leitlinienempfehlungen ist auch immer eine Abschätzung des Verzerrungspotenzials, das sich aus dem jeweiligen Studiendesign einzelner Studien ergibt. Insbesondere für RCTs ist das Cochrane-Risk-of-Bias-Tool ein Goldstandard, das u. a. die Dimensionen Randomisierung, Verblindung, Interventionstreue und objektive Outcome-Messung beurteilt (Sterne et al. 2019). Das oben beschriebene Problem der zu erwartenden Interaktionseffekte in komplexen Interventionen betrifft digitale Gesundheitsanwendungen im Allgemeinen, möglicherweise jedoch digitale Kommunikationsprozesse im Besonderen: Aktuell anerkannte Kommunikationsmodelle gehen allesamt nicht von einem linearen Kommunikationsprozess aus, zudem sind bei der digitalen Verarbeitung der Inhalte Störungen – schlechte Konnektivität der Internetverbindung, schlechte Bildqualität etc. – nicht auszuschließen. Die Auswirkungen dieser Störungen auf ein Outcome sind in linearen Studiendesigns nur bedingt messbar. Digitale Anwendungen sind zudem für eine Verblindung der an einer Studie beteiligten Akteur*innen kaum geeignet – es fällt den Teilnehmer*innen meist auf, wenn sie innerhalb einer Evaluationsstudie für eine digitale Anwendung zur Arzt-Patienten-Kommunikation keine digitale Intervention zum Testen erhalten (Kernebeck et al. 2022a).

Da Beobachtungsstudien nicht die Ansprüche des DiGA-Leitfadens erfüllen und zudem im Rahmen von GRADE als den RCTs unterlegen beurteilt werden (Meerpohl et al. 2012), stellen adaptive Studiendesigns im Rahmen von RCTs eine valide Option dar. Diese erlauben etwa die Anpassung der Stichprobengrößen oder der Zuweisung von Proband*innen zu den Studienarmen auf Basis von Interimsanalysen (Pallmann et al. 2018).

Verfügbare Studien zur Bewertung der Evidenz von Zulassungsstudien für dauerhaft gelistete DiGAs zeigen, dass für alle bisher dauerhaft zugelassenen DiGAs RCTs für den Nutzennachweis vorgelegt wurden, womit das Evidenzlevel der DiGA-Zulassungsstudien grundsätzlich als hoch einzustufen ist (Mäder et al. 2023). Analysen im Rahmen des Innovationsfondsprojektes ImplementDiGA (www.implementdiga.de; FKZ: 01VSF22027) adressieren den Implementierungsprozess von DiGAs und deren Wirkungen in der Regelversorgung. Neben dem Evidenzlevel spielt dabei auch die Qualität der Zulassungsstudien eine zentrale Rolle. Inwieweit diese in die Bewertung des DiGA-Nutzennachweises durch das BfArM einfließt, ist aktuell jedoch nicht transparent nachvollziehbar. Bisherige Qualitätsbewertungen für einen Teil der DiGA-Zulassungsstudien ergaben ein hohes Biasrisiko für die Mehrheit der Studien (Kolominsky-Rabas et al. 2022; Lantzsch et al. 2022). Die Gründe hierfür lagen u. a. in einer fehlenden Verblindung der Patient*innen. Diese kann sich auch auf die durch Studienteilnehmer*innen berichteten Behandlungsergebnisse (PROs) auswirken. Hieraus resultiert ein Dilemma: Einerseits wird der Wert von PROs als sehr hoch eingeschätzt, um den tatsächlichen Patientennutzen (digitaler)

Versorgungsangebote beurteilen zu können. Andererseits führt die fehlende oder oft eingeschränkte Verblindung, z. B. durch eine Sham-App/DiGA (Timpel et al. 2018), zu einem hohen Biasrisiko bei der Messung von PROs (Scheibe 2024) oder zu einer artifiziellen Manipulation der Versorgungsrealität in der Kontrollgruppe.

Zudem ergab sich ein hohes Biasrisiko durch unterschiedliche Verteilungen der Merkmale der Teilnehmer*innen in der Interventions- und Kontrollgruppe infolge geringer Fallzahlen, durch hohe Abbruchraten sowohl in der Interventions- als auch in der Kontrollgruppe ohne systematische Erfassung der Abbruchgründe sowie durch das Fehlen vorab veröffentlichter Studienprotokolle (Scheibe 2024). Zudem weisen die DiGA-Zulassungsstudien zum Teil eine mangelhafte Berichtsqualität auf, obwohl im DiGA-Leitfaden gefordert wird, international anerkannte Standards der Darstellung und Berichterstattung von Studien einzuhalten (BfArM 2023). Ein mangelhaftes Reporting erschwert es, zwischen Mängeln der Studie und denen des Berichts zu unterscheiden und verhindert gleichzeitig eine verlässliche Qualitätsbewertung der DiGA-Zulassungsstudien.

13.4.2 Methodische Herausforderungen der Studienplanung und -umsetzung

▶ Als größte Herausforderung stellt sich in klinischen Studien oft die Rekrutierung einer bestimmten Stichprobengröße heraus, die notwendig ist, um potenzielle Effekte der Intervention mit ausreichend hoher Konfidenz nachzuweisen.

Trotz vorheriger Potenzialschätzung in den Studienzentren finden sich nicht immer genügend Studienteilnehmer*innen. Bereits in den 1970er-Jahren beschrieb der Arzt Louis Lasagna, dass die Anzahl geeigneter Studienteilnehmer*innen um 90 % zurückgeht, sobald die Rekrutierung für die Studie startet (Bogin 2022) und sich wieder normalisiert, sobald die Studie abgeschlossen ist. Gründe wie strikte Ein- und Ausschlusskriterien, die patient*innenseitige Befürchtung, die Intervention nicht zu erhalten, sondern in die Kontrollgruppe zu gelangen, eine lange Studiendauer oder Aufwände, die Studienzentren zu erreichen, können dazu beitragen, die Rekrutierungsdauer wesentlich zu verlängern (Reinhardt et al. 2021).

Eine zu geringe Rekrutierungsgeschwindigkeit kann insbesondere für DiGA-Hersteller in der Zulassungsstudie problematisch sein, denn nach einem Zeitraum von 1 Jahr müssen Rekrutierung, Durchführung und Berichterstellung abgeschlossen sein und dem BfArM vorgelegt werden (Bundesinstitut für Arzneimittel und Medizinprodukte – BfArM 2023). In begründeten Fällen kann gegenüber dem BfArM eine Verlängerung erwirkt werden, welche die Erprobungsphase auf maximal 2 Jahre ausweitet. Bei einer Ablehnung des Antrags ist der DiGA-Hersteller gezwungen, den DiGA-fast-Track zu verlassen. Dieses Risiko wollen viele DiGA-Hersteller nicht eingehen und suchen nach anderen Lösungen, um den Zeitplan einzuhalten.

▸ Dezentrale klinische Studien („decentralised clinical trials") sind eine Form der Studiendurchführung, die digitale Technologien nutzen, um aufwendige Besuche der Studienteilnehmer*innen in Studienzentren zu vermeiden oder zu reduzieren (FDA 2023).

Sie werden zudem oft als Möglichkeit zur Rekrutierung großer Stichproben genannt, denn durch das Vermeiden der Anfahrtswege zu den Studienzentren wird die Chance gesehen, mehr Patient*innen in der gleichen Zeit zu rekrutieren (Ng et al. 2023). Allerdings gibt es aktuell auch bei DiGA-Studien noch wenig Erfahrungen mit den Methoden der dezentralisierten Rekrutierung und Studiendurchführung (Rogers et al. 2022). Die potenzielle Erleichterung birgt andere Herausforderungen (z. B. hinsichtlich des Ethikvotums (Petrini et al. 2022)), und der erhebliche technische Aufwand zur Umsetzung sollte in Zeit- und Kostenkalkulationen berücksichtigt werden. Zudem ist dieser Ansatz nicht bei allen Indikationen (bzw. benötigten Messmethoden) möglich. So sind digitale Kontakte z. B. bei Demenz oder ähnlichen kognitiven Einschränkungen schwer umsetzbar. Weiterhin ist unklar, ob sich durch den fehlenden persönlichen Kontakt zu Studienpersonal und ausbleibende Vor-Ort-Besuche die Drop-out-Rate erhöhen könnte (Crimin et al. 2021).

Generell besteht in Studien zu digitalen Interventionen die Herausforderung, mit den (teilweise hohen) Drop-out-Raten umzugehen und geeignete Imputationsverfahren (ggf. auch vergleichend) zum Ersetzen fehlender Werte auszuwählen. Es gibt verschiedene Standardimputationsverfahren, die einen Einfluss auf die Ergebnisse haben können. Hierbei wird zwischen einfachen und multiplen Methoden unterschieden. Zu den einfachen Imputationsverfahren im Kontext von klinischen Studien gehören z. B. das „last observation-carried forward" (LOCF), „baseline observation-carried forward" (BOCF) oder das Hot-Deck-Verfahren (European Medicines Agency 2009), auf die auch das BfArM zumeist verweist.

Zudem beeinflusst die Art der Rekrutierung die Drop-out-Rate sowie die Zusammensetzung der Studienpopulation. Subgruppenanalysen können ergründen, ob die erzielten Gesamteffekte auch für ausgewählte Teilpopulationen (z. B. Patient*innen höheren bzw. jüngeren Alters, mit und ohne Begleittherapien im Rahmen der Regelversorgung oder für Drop-outs im Vergleich zu Non-Drop-outs) Bestand haben. Die Herausforderung hierbei ist es, für jede Subgruppe ausreichend viele Patient*innen in der Studienpopulation zu haben, damit die Subgruppenanalysen auch aussagekräftig sind.

13.4.3 Übertragbarkeit von Studienergebnissen und Implementierungshürden

▸ Die Übertragbarkeit der Studienergebnisse von RCTs auf die endgültige Nutzerpopulation kann eingeschränkt sein, weil die Definition der Studienpopulation anhand der Ein- und Ausschlusskriterien stark auf Homogenität abstellt und so möglicherweise nicht den Patient*innen aus der täglichen Versorgungspraxis entspricht.

So könnten die Nutzenden beispielsweise ein niedrigeres Durchschnittsalter oder andere soziodemografische Merkmale (z. B. Bildungsniveau) aufweisen oder aufgrund einer anderen Muttersprache Verständnisschwierigkeiten mit den Inhalten der DiGAs haben. Alle genannten Unterschiede könnten einen Einfluss auf den Effekt der DiGA in der Versorgungsrealität nehmen, sodass der tatsächliche Versorgungseffekt möglicherweise größer oder kleiner ist als der in der Zulassungsstudie festgestellte (Deaton und Cartwright 2018).

▶ Um die Wirksamkeit und Sicherheit von Anwendungen zur digitalen Patientenkommunikation im Versorgungsalltag zu überprüfen, kann eine Begleitevaluation in Anlehnung an Phase-IV-Studien durchgeführt werden.

Damit könnte ebenfalls festgestellt werden, ob die Effekte der Anwendungen über einen längeren Zeitraum bestehen bleiben. Eine pragmatische Möglichkeit für die begleitende Erfolgsmessung für Anwendungen digitaler Patientenkommunikation ist die Nutzung von App-Daten, die ggf. mit einer standardisierten Nutzerbefragung kombiniert werden können. Die Nutzung dieser Daten ließe einen Vergleich im Zeitverlauf der Nutzung zu, jedoch keinen Vergleich mit einer Kontrollpopulation. Somit könnte überprüft werden, ob die Effekte aus den initialen Zulassungsstudien mit den Effekten in der Versorgungsrealität übereinstimmen. Zudem können wesentlich größere Datensätze als in den Zulassungsstudien generiert und ausgewertet werden, was die Analyse bestimmter Subgruppen (z. B. ältere Patient*innen, Kombination bestimmter Komorbiditäten) ermöglicht.

▶ Mit den gesammelten Daten ließe sich z. B. abschätzen, ob die gesamte definierte Nutzendenpopulation der jeweiligen Anwendung in der Versorgungsrealität profitiert (Guo et al. 2020) oder nur eine bestimmte Teilpopulation oder ob nur eine bestimmte Anwendungsdauer, z. B. bis zu 6 Monaten, sinnvoll ist, weil eine weitere Nutzung keinen zusätzlichen Erfolg verspricht.

Zudem kann dabei explorativ untersucht werden, inwieweit ein Zusammenhang zwischen Intensität/Häufigkeit (Dosis) und tatsächlich beobachtetem Effekt (Response) besteht.

Im kürzlich verabschiedeten Digital-Gesetz ist eine anwendungsbegleitende Erfolgsmessung (AbEM) im Rahmen der tatsächlichen Nutzung für DiGAs als obligatorisch vorgegeben, um Transparenz über den Einsatz und den Erfolg einer digitalen Anwendung in der Versorgung herzustellen. Im Gesetzesbeschluss wurden mit Dauer und Häufigkeit der Nutzung, Patient*innenzufriedenheit (PREM) und dem patient*innenberichteten Gesundheitszustand (PROM) bereits Kenngrößen zur Operationalisierung benannt. Zudem wird die AbEM einen erfolgsabhängigen Preisbestandteil beinhalten (Bundesministerium für Gesundheit – BMG 2024).

Aufgrund ihres Charakters werden Anwendungen für die digitale Patientenkommunikation meist nicht als alleinige Therapieoption im Versorgungsalltag eingesetzt werden, sondern ein Element der Therapie sein, sei es als Überbrückung bis eine Therapie begonnen oder fortgesetzt wird oder als zusätzliches Element innerhalb einer bestehenden Therapie. Eine anwendungsbegleitende Erfolgsmessung, die den gesamten Versorgungsprozess in den Blick nimmt, würde die Evaluation eines Versorgungsprozesses ermöglichen, in den die jeweilige Anwendung eingebettet ist, sie jedoch nicht als alleiniges Therapieelement fungiert. Somit könnten Wechselwirkungen zwischen einzelnen Therapieelementen evaluiert werden, beispielsweise für eine Kombination aus digitaler Patientenberatung, medikamentöser Therapie und Coaching. Dabei empfiehlt es sich, diese Maßnahmen als Teil einer theoriegestützten und evidenzgeleiteten Implementierungsstrategie zu verstehen (Davies et al. 2010; Flottorp et al. 2013).

Eine weitere Option, um die Versorgungseffekte digitaler Anwendungen für die Patientenkommunikation in der Versorgungsrealität zu analysieren, bildet die Nutzung von Abrechnungsdaten der gesetzlichen Krankenversicherungen. Die Vorteile sind hier, dass die Versorgungseffekte für Patient*innen analysiert werden können, die tatsächlich eine entsprechende Anwendung im Alltag genutzt haben. Zudem können Analysen mit sehr passfähigen und bei Bedarf verschiedenen Kontrollpopulationen durchgeführt werden, da bei der Ziehung passender Kontrollen auf die Gesamtheit aller Versicherten zurückgegriffen werden kann. Nachteil dieser Analyse ist, dass nur die Informationen für Analysen zur Verfügung stehen, die im Rahmen der Abrechnung mit Krankenkassen relevant sind. Patient*innenberichtete Outcomes, Laborbefunde und Ähnliches sind in den Daten nicht verfügbar, gleichzeitig aber, wie oben dargestellt, häufig gemessene Outcomes für Anwendungen der digitalen Patientenkommunikation. So braucht es andere Outcomes, um Versorgungseffekte mit Abrechnungsdaten messen und zwischen Interventions- und Kontrollpopulationen vergleichen zu können, wie z. B. die Häufigkeit von Arztbesuchen, die Häufigkeit und Dauer von Krankenhausaufenthalten, die Verordnungshäufigkeit einzelner Therapien und die hiermit assoziierten Kosten.

13.5 Fazit

Der vorliegende Beitrag hatte zum Ziel, die digitale Patientenkommunikation zu charakterisieren, methodische Herausforderungen der Studienplanung und -umsetzung zu beschreiben, und Grenzen und Potenziale der Übertragbarkeit von Studienevidenz abzuleiten. Ausgangspunkt der Betrachtungen war die Lasswell-Formel (Steinberg 2007) zur Erforschung von Kommunikation, welche zu einer Berücksichtigung von Besonderheiten der Population („who says", „to whom"), Intervention („through which channel") und Endpunkten („what effect") anleitet. Im Beitrag vorgestellte Evaluationsaspekte stellen zum einen auf Herausforderungen klassischer Methoden ab und beschreiben zusätzlich vergleichsweise neue Formen der Evidenzgenerierung, wie adaptive Studienplanungen oder Mixed-Methods-Studien. Im Spannungsfeld dieser Herausforderungen um die Evaluation digitaler Patientenkommunikation wurde herausgearbeitet, dass eine gelingende Evaluation nur dann möglich ist, wenn ein tiefgreifendes Verständnis der zu untersuchenden Intervention vorliegt (Abb. 13.2). Ein solches Verständnis der „digitalen Hauptfunktion" bzw. des „Wirkmechanismus", reift durch theorie- und evidenzgestützte Interventionsentwicklung sowie verschiedene Vorstudien. Die beschriebenen Evaluationsansätze können dazu beitragen, die Entwicklung, Evaluation sowie Implementierung digitaler Patientenkommunikation evidenzgenerierend zu begleiten.

Literaturverzeichnis

Bittlingmayer UH, Dadaczynski K, Sahrai D, van den Broucke S, Okan O (2020) Digitale Gesundheitskompetenz – Konzeptionelle Verortung, Erfassung und Förderung mit Fokus auf Kinder und Jugendliche. Bundesgesundheitsbl Gesundheitsforsch Gesundheitsschutz 63(2):176–184. https://doi.org/10.1007/s00103-019-03087-6

Bogin V (2022) Lasagna's law: a dish best served early. Contemp Clin Trials Commun 26:100900. http://europepmc.org/abstract/MED/35198795. Zugegriffen im April 2022

Bundesinstitut für Arzneimittel und Medizinprodukte – BfArM (2023) Das Fast-Track-Verfahren für digitale Gesundheitsanwendungen (DiGA) nach § 139e SGB V: Ein Leitfaden für Hersteller, Leistungserbringer und Anwender. https://www.bfarm.de/SharedDocs/Downloads/DE/Medizinprodukte/diga_leitfaden.html. Zugriffsdatum: 10.07.2025

Bundesministerium für Gesundheit – BMG. (2025). Zweite Verordnung zur Änderung der Digitalen Gesundheitsanwendungen-Verordnung (DiGAV-ÄndV): Referentenentwurf. https://www.bundesgesundheitsministerium.de/fileadmin/Dateien/3_Downloads/Gesetze_und_Verordnungen/GuV/D/2._DiGAV_AendV_RefE.pdf . (Zugriff 11.07.2025)

Burns PB, Rohrich RJ, Chung KC (2011) The levels of evidence and their role in evidence-based medicine. Plast Reconstr Surg 128(1):305–310. https://doi.org/10.1097/PRS.0b013e318219c171

Bylund CL, Peterson EB, Cameron KA (2012) A practitioner's guide to interpersonal communication theory: an overview and exploration of selected theories. Patient Educ Couns 87(3):261–267. https://doi.org/10.1016/j.pec.2011.10.006

Campbell M, Fitzpatrick R, Haines A, Kinmonth AL, Sandercock P, Spiegelhalter D, Tyrer P (2000) Framework for design and evaluation of complex interventions to improve health. Bmj 321(7262):694. https://doi.org/10.1136/bmj.321.7262.694

Craig P, Dieppe P, Macintyre S, Michie S, Nazareth I, Petticrew M (2008) Developing and evaluating complex interventions: the new Medical Research Council guidance. Bmj 337:a1655

Crimin K, Allen PJ, Abba I, Ahlberg C, Benz L, Lau H, Liu J, Melhem F, Fisseha N, Florian H (2021) Identifying predictive factors of patient dropout in Alzheimer's disease clinical trials. Alzheimer's Dement 17(S9):e052361. https://doi.org/10.1002/alz.052361

David LS, William MCR, Gray JAM, Haynes RB, Richardson WS (1996) Evidence based medicine: what it is and what it isn't. Bmj 312(7023):71. https://doi.org/10.1136/bmj.312.7023.71

Davies P, Walker AE, Grimshaw JM (2010) A systematic review of the use of theory in the design of guideline dissemination and implementation strategies and interpretation of the results of rigorous evaluations. Implement Sci 5:1–6

Deaton A, Cartwright N (2018) Understanding and misunderstanding randomized controlled trials. Soc Sci Med 210:2–21. https://doi.org/10.1016/j.socscimed.2017.12.005

Dijkstra A (2008) The psychology of tailoring-ingredients in computer-tailored persuasion. Soc Person Psychol Compass 2(2):765–784

Dörries M, Gensorowsky D, Köberlein-Neu J, Greiner W (2019) Herausforderungen bei der Evaluation von ePublic-Health-Anwendungen. ePublic Health. Einführung in ein neues Forschungs-und Anwendungsfeld, 107–117

European Medicines Agency (2009) Guideline on missing data in confirmatory clinical trials
Flottorp SA, Oxman AD, Krause J, Musila NR, Wensing M, Godycki-Cwirko M, Baker R, Eccles MP (2013) A checklist for identifying determinants of practice: a systematic review and synthesis of frameworks and taxonomies of factors that prevent or enable improvements in healthcare professional practice. Implement Sci 8(1):35. https://doi.org/10.1186/1748-5908-8-35
Friedman AL, Kachur RE, Noar SM, McFarlane M (2016) Health communication and social marketing campaigns for sexually transmitted disease prevention and control. What is the evidence of their effectiveness? Sex Transm Dis 43:83–101. https://www.jstor.org/stable/48512786
Gemeinsamer Bundesausschuss (2024) 4. Gesundheits-Informationen in Leichter Sprache. https://www.g-ba.de/leichte-sprache/uebersicht/merkblaetter/. Zugegriffen am 18.02.2024
Gesetz zur Beschleunigung der Digitalisierung des Gesundheitswesens (Digital-Gesetz – DigiG) (2024). https://dserver.bundestag.de/brd/2024/0004-24.pdf
GKV-Spitzenverband (2024) Bericht des GKV-Spitzenverbandes über die Inanspruchnahme und Entwicklung der Versorgung mit Digitalen Gesundheitsanwendungen (DiGA-Bericht) gemäß § 33a Absatz 6 SGB V. Berichtszeitraum: 01.09.2020–30.09.2023. https://www.gkv-spitzenverband.de/media/dokumente/krankenversicherung_1/telematik/digitales/2023_DiGA_Bericht_GKV-Spitzenverband.pdf
Guo C, Ashrafian H, Ghafur S, Fontana G, Gardner C, Prime M (2020) Challenges for the evaluation of digital health solutions – a call for innovative evidence generation approaches. npj Digit Med 3(1):110. https://doi.org/10.1038/s41746-020-00314-2
Harst L, Lantzsch H, Scheibe M (2019) Theories predicting end-user acceptance of telemedicine use: systematic review. J Med Internet Res 21(5):e13117
Harst L, Wollschlaeger B, Birnstein J, Fuchs T, Timpel P (2021) Evaluation is key: providing appropriate evaluation measures for participatory and user-centred design processes of healthcare IT. Int J Integr Care 21(2)
Harst L, Otto L, Timpel P, Richter P, Lantzsch H, Wollschlaeger B, Winkler K, Schlieter H (2022) An empirically sound telemedicine taxonomy – applying the CAFE methodology. J Public Health 30(11):2729–2740. https://doi.org/10.1007/s10389-021-01558-2
Hawkins RP, Kreuter M, Resnicow K, Fishbein M, Dijkstra A (2008) Understanding tailoring in communicating about health. Health Educ Res 23(3):454–466
Hong YA, Hossain MM, Chou W-YS (2020) Digital interventions to facilitate patient-provider communication in cancer care: a systematic review. Psycho-Oncology 29(4):591–603. https://doi.org/10.1002/pon.5310
Johnston BC, Patrick DL, Devji T, Maxwell LJ, Bingham CO III, Beaton DE, Boers M, Briel M, Busse JW, Carrasco-Labra A, Christensen R, da Costa BR, El Dib R, Lyddiatt A, Ostelo RW, Shea B, Singh J, Terwee CB, Williamson PR, Gagnier JJ, Tugwell P, Guyatt GH (2022) Chapter 18: Patient-reported outcomes. In: Higgins J, Thomas J, Chandler J, Cumpston M, Li T, Page MJ, Welch VA (Hrsg.) Cochrane handbook for systematic reviews of interventions version 6.4 (Bd. updated August 2023). Cochrane, 2023.
Jordan S, Töppich J (2015) Die Förderung von Gesundheitskompetenz (Health Literacy) – Eine gesamtgesellschaftliche Aufgabe. Bundesgesundheitsbl Gesundheitsforsch Gesundheitsschutz 58(9):921–922. https://doi.org/10.1007/s00103-015-2233-3
Kernebeck S, Scheibe M, Sinha M, Fischer F, Knapp A, Timpel P, Harst L, Reininghaus U, Vollmar HC (2022a) Digitale Gesundheitsinterventionen entwickeln, evaluieren und implementieren (Teil I) – Diskussionspapier der Arbeitsgruppe Digital Health des Deutschen Netzwerk Versorgungsforschung (DNVF) [Development, Evaluation and Implementation of Digital Health Interventions (Part 1) – Discussion Paper of the Digital Health Working Group of the German Network for Health Services Research (DNVF)]. Gesundheitswesen 85(01):58–64. https://doi.org/10.1055/a-1933-2779

Kernebeck S, Scheibe M, Sinha M, Fischer F, Knapp A, Timpel P, Harst L, Reininghaus U, Vollmar HC (2022b) Digitale Gesundheitsinterventionen entwickeln, evaluieren und implementieren Teil II – Diskussionspapier der Arbeitsgruppe Digital Health des Deutschen Netzwerk Versorgungsforschung (DNVF) [Developing, Evaluating and Implementing Digital Health Interventions Part II – Discussion Paper of the Digital Health Working Group of the German Network for Health Services Research (DNVF)]. Gesundheitswesen 85(01):65–70. https://doi.org/10.1055/a-1915-4371

Kingsley C, Patel S (2017) Patient-reported outcome measures and patient-reported experience measures. Bja Educ 17(4):137–144. https://doi.org/10.1093/bjaed/mkw060

Klosinski MG, Farin E (2015) Communication preferences of chronically ill adolescents: development of an assessment instrument. Psychol Assess 27(3):1053–1059. https://doi.org/10.1037/a0038699

Knapp A, Harst L, Hager S, Schmitt J, Scheibe M (2021) Use of patient-reported outcome measures and patient-reported experience measures within evaluation studies of telemedicine applications: systematic review. J Med Internet Res 23(11):e30042

Kolominsky-Rabas P, Tauscher M, Gerlach R, Perleth M, Dietzel N (2022) How robust are studies of currently permanently included digital health applications (DiGA)? Methodological quality of studies demonstrating positive health care effects of DiGA. Z Evid Fortbild Qual Gesundheitswes 175:1–16

Kreuter MW, Strecher VJ, Glassman B (1999) One size does not fit all: the case for tailoring print materials. Ann Behav Med 21(4):276–283

von Kutzleben M, Baumgart V, Fink A, Harst L, Wicking N, Tsarouha E, Pohontsch NJ, Schunk M (2023). Mixed Methods-Studien in der Versorgungsforschung: Anforderungen, Herausforderungen und die Frage der Integration – ein Diskussionspapier aus der Perspektive qualitativ Forschender. Das Gesundheitswesen

Langer G, Meerpohl JJ, Perleth M, Gartlehner G, Kaminski-Hartenthaler A, Schünemann H (2012) GRADE-Leitlinien: 1. Einführung – GRADE-Evidenzprofile und Summary-of-Findings-Tabellen. Z Evidenz Fortbild Qual Gesundheitswes 106(5):357–368. https://doi.org/10.1016/j.zefq.2012.05.017

Lantzsch H, Eckhardt H, Campione A, Busse R, Henschke C (2022) Digital health applications and the fast-track pathway to public health coverage in Germany: challenges and opportunities based on first results. BMC Health Serv Res 22:1182

Liu C, Wang D, Liu C, Jiang J, Wang X, Chen H, Ju X, Zhang X (2020) What is the meaning of health literacy? A systematic review and qualitative synthesis. Fam Med Commun Health 8(2):e000351

Lungu DA, Røislien J, Wiig S, Shortt MT, Ferrè F, Berg SH, Thune H, Brønnick KK (2021) The role of recipient characteristics in health video communication outcomes: scoping review. J Med Internet Res 23(12):e30962. https://doi.org/10.2196/30962

Mäder M, Timpel P, Schönfelder T, Militzer-Horstmann C, Scheibe S, Heinrich R, Häckl D (2023) Evidence requirements of permanently listed digital health applications (DiGA) and their implementation in the German DiGA directory: an analysis. BMC Health Serv Res 23(1):369. https://doi.org/10.1186/s12913-023-09287-w

McQuail D (2008) Models of communication. In: The International Encyclopedia of Communication. https://doi.org/10.1002/9781405186407.wbiecm089

McQuail D, Windahl S (2015) Communication models for the study of mass communications. Routledge

Meerpohl JJ, Langer G, Perleth M, Gartlehner G, Kaminski-Hartenthaler A, Schünemann H (2012) GRADE-Leitlinien: 4. Bewertung der Qualität der Evidenz – Studienlimitationen (Risiko für Bias). Z Evidenz Fortbild Qual Gesundheitswes 106(6):457–469. https://doi.org/10.1016/j.zefq.2012.06.014

Meskendahl D, Bachmann T, Schröder M (2024) Marktentwicklung digitaler Gesundheitsanwendungen (DiGA-Report). 01. Oktober 2020 - 30. September 2023. https://digitalversorgt.de/wp-content/uploads/2024/01/DiGA-Report-2023-SVDGV.pdf

Mühlhauser I, Lenz M, Meyer G (2012) Bewertung von komplexen Interventionen: Eine methodische Herausforderung. Deutsches Arzteblatt-Arztliche Mitteilungen-Ausgabe A 109(1):22

Murray E, Hekler EB, Andersson G, Collins LM, Doherty A, Hollis C, Rivera DE, West R, Wyatt JC (2016) Evaluating Digital Health Interventions: Key questions and approaches. Am J Prev Med 51(5):843–851. https://doi.org/10.1016/j.amepre.2016.06.008

National Institute for Health and Care Excellence – NICE. (2022). Evidence standards framework for digital health technologies. https://www.nice.org.uk/corporate/ecd7

Newman-Norlund SE, Noordzij ML, Newman-Norlund RD, Volman IAC, Ruiter JP d, Hagoort P, Toni I (2009) Recipient design in tacit communication. Cognition 111(1):46–54. https://doi.org/10.1016/j.cognition.2008.12.004

Ng CE, Bowman S, Ling J, Bagshaw R, Birt A, Yiannakou Y (2023) The future of clinical trials-is it virtual? Br Med Bull 148(1):42–57. https://doi.org/10.1093/bmb/ldad022

Nguyen MH, Bol N, King AJ (2020) Customisation versus personalisation of digital health information: effects of mode tailoring on information processing outcomes. Eur J Health Commun 1(1):30–54. https://doi.org/10.47368/ejhc.2020.003

Pallmann P, Bedding AW, Choodari-Oskooei B, Dimairo M, Flight L, Hampson LV, Holmes J, Mander AP, Odondi L o, Sydes MR, Villar SS, Wason JMS, Weir CJ, Wheeler GM, Yap C, Jaki T (2018) Adaptive designs in clinical trials: why use them, and how to run and report them. BMC Med 16(1):29. https://doi.org/10.1186/s12916-018-1017-7

Petrini C, Mannelli C, Riva L, Gainotti S, Gussoni G (2022) Decentralized clinical trials (DCTs): a few ethical considerations. Front Public Health 10:1081150. https://doi.org/10.3389/fpubh.2022.1081150

Rea-Dickins P, Germaine K (1992) Evaluation. Oxford University Press

Reinhardt G, Schwarz PEH, Harst L (2021) Non-use of telemedicine: a scoping review. Health Inform J 27(4):14604582211043147. https://doi.org/10.1177/14604582211043147

Reis S, Visser A, Frankel R (2013) Health information and communication technology in healthcare communication: the good, the bad, and the transformative. Patient Educ Couns 93(3):359–362. https://doi.org/10.1016/j.pec.2013.10.007

Robert-Koch-Institut und Bayerisches Landesamt für Gesundheit und Lebensmittelsicherheit (2012) Evaluation komplexer Interventionsprogram me in der Prävention: Lernende Systeme, lehrreiche Systeme. Beiträge zur Gesundheitsberichterstat tung des Bundes. Robert KochInstitut/LGL, Berlin/Erlangen.

Rogers A, De Paoli G, Subbarayan S, Copland R, Harwood K, Coyle J, Mitchell L, MacDonald TM, Mackenzie IS (2022) A systematic review of methods used to conduct decentralised clinical trials. Br J Clin Pharmacol 88(6):2843–2862. https://doi.org/10.1111/bcp.15205

SACHVERSTÄNDIGENRAT (SVR) zur Begutachtung der Entwicklung im Gesundheitswesen (2021) Digitalisierung für Gesundheit Ziele und Rahmenbedingungen eines dynamisch lernenden Gesundheitssystems – Gutachten 2021. https://www.svr-gesundheit.de/fileadmin/Gutachten/Gutachten_2021/SVR_Gutachten_2021.pdf. (Zugriff 16.09.2025)

Sackett DL (1997) Evidence-based medicine. Semin Perinatol 21:3–5

Schaeffer D, Berens E-M, Vogt D (2017) Gesundheitskompetenz der Bevölkerung in Deutschland. Dtsch Arztebl International 114(4):53–60. https://www.aerzteblatt.de/int/article.asp?id=185753

Schaeffer D, Berens E-M, Vogt D, Gille S, Griese L, Klinger J, Hurrelmann K (2021) Gesundheitskompetenz in Deutschland. Dtsch Arztebl International 118(43):723–729. https://www.aerzteblatt.de/int/article.asp?id=221708

Scheibe M (2024) Wie steht es um die Qualität des Nutzennachweises bei DiGA? Ein Blick auf aktuelle Rahmenbedingungen, Herausforderungen und Analysen. In: P. P. McKinsey & Company, Redlich M, Richter L, Silberzahn T (Hrsg.) E-Health Monitor 2023/24: Deutschlands Weg in die digitale Gesundheitsversorgung – Status quo und Perspektiven. MWV Medizinisch Wissenschaftliche Verlagsgesellschaft mbH & Co. KG, S. 103–110, Berlin

Scheibe M, Knapp A, Harst L, Schmitt J (2023) Outcome domains and measurement instruments of patient-relevant improvement of structure and processes as a new set of outcomes for evaluating and approving digital health applications: systematic review. Discov Health Systems 2:33. https://doi.org/10.1007/s44250-023-00046-6

Schöpf AC, Schlöffel M, Amos T, Thyrolf A, Lamprecht J, Mau W, Böhm P, Farin E (2019) Development and formative evaluation of a communication skills training program for persons with rheumatic and musculoskeletal diseases. Health Commun 34(6):680–688. https://doi.org/10.1080/10410236.2018.1431760

Schöpf-Lazzarino AC, Böhm P, Garske U, Schlöffel M, Stoye A, Lamprecht J, Mau W, Farin E (2021) Involving patients as research partners exemplified by the development and evaluation of a communication-skills training programme (KOKOS-Rheuma). Z Rheumatol 80(2):132–139. https://doi.org/10.1007/s00393-020-00839-7

Skivington K, Matthews L, Simpson SA, Craig P, Baird J, Blazeby JM, Boyd KA, Craig N, French DP, McIntosh E, Petticrew M, Rycroft-Malone J, White M, Moore L (2021) A new framework for developing and evaluating complex interventions: update of Medical Research Council guidance. Bmj 374:n2061. https://doi.org/10.1136/bmj.n2061

Sørensen K, Van den Broucke S, Fullam J, Doyle G, Pelikan J, Slonska Z, Brand H (2012) Health literacy and public health: a systematic review and integration of definitions and models. BMC Public Health 12:80. https://doi.org/10.1186/1471-2458-12-80

Stallberg C (2010) Evidenz-basierte Medizin als Rechtsbegriff – Funktion, Inhalt und Grenzen. Pharma Recht 32(1):5

Steinberg S (2007) An introduction to communication studies. Juta and Company Ltd.

Sterne JAC, Savović J, Matthew JP, Roy GE, Natalie SB, Isabelle B, Christopher JC, Hung-Yuan C, Mark SC, Sandra ME, Jonathan RE, Miguel AH, Sally H, Asbjørn H, Daniela RJ, Peter J, Jamie JK, Toby L, Tianjing L et al (2019) RoB 2: a revised tool for assessing risk of bias in randomised trials. Bmj 366:l4898. https://doi.org/10.1136/bmj.l4898

Swart E, Bitzer EM, Gothe H, Harling M, Hoffmann F, Horenkamp-Sonntag D, Maier B, March S, Petzold T, Röhrig R, Rommel A, Schink T, Wagner C, Wobbe S, Schmitt J (2016) A Consensus German Reporting Standard for Secondary Data Analyses, Version 2 (STROSA-STandardisierte BerichtsROutine für SekundärdatenAnalysen) [STandardisierte BerichtsROutine für Sekundärdaten Analysen (STROSA) – ein konsentierter Berichtsstandard für Deutschland, Version 2]. Gesundheitswesen 78(S 01):e145–e160. https://doi.org/10.1055/s-0042-108647

Timpel P, Cesena FHY, da Silva Costa C, Soldatelli MD, Gois E Jr, Castrillon E, Díaz LJJ, Repetto GM, Hagos F, Castillo Yermenos RE, Pacheco-Barrios K, Musallam W, Braid Z, Khidir N, Romo Guardado M, Roepke RML (2018) Efficacy of gamification-based smartphone application for weight loss in overweight and obese adolescents: study protocol for a phase II randomized controlled trial. Ther Adv Endocrinol Metab 9(6):167–176. https://doi.org/10.1177/2042018818770938

Timpel P, Oswald S, Schwarz PEH, Harst L (2020) Mapping the evidence on the effectiveness of telemedicine interventions in diabetes, dyslipidemia, and hypertension: an umbrella review of systematic reviews and meta-analyses. J Med Internet Res 22(3):e16791. https://doi.org/10.2196/16791

Trevino LK, Webster J (1992) Flow in computer-mediated communication: electronic mail and voice mail evaluation and impacts. Commun Res 19(5):539–573. https://doi.org/10.1177/009365092019005001

US Food Drug Administration – FDA (2023) Decentralized clinical trials for drugs, biological products, and devices: guidance for industry, investigators, and other stakeholders. https://www.fda.gov/media/167696/download

WHO (2018) Classification of digital health interventions v1. 0: a shared language to describe the uses of digital technology for health. World Health Organization

Williamson PR, Altman DG, Bagley H, Barnes KL, Blazeby JM Brookes ST, Clarke M, Gargon E, Gorst S, Harman N, Kirkham JJ, McNair A, Prinsen CAC, Schmitt J, Terwee CB, Young B (2017) The COMET Handbook: version 1.0. Trials, 18(Suppl 3), 280. https://doi.org/10.1186/s13063-017-1978-4

Wissenschaftliche Dienste (2021). Sachstand: Evidenzbasierte Medizin. Deutscher Bundestag https://www.bundestag.de/resource/blob/856284/9a27308d728eb41b4d7053ae4d704eb4/WD-9-021-21-pdf-data.pdf

Wolcott MD, Lobczowski NG (2020) Using cognitive interviews and think-aloud protocols to understand thought processes. Curr Pharmacy Teach Learn 13(2):181–188. https://doi.org/10.1016/j.cptl.2020.09.005

Ökonomische Dimensionen der digitalen Patientenkommunikation

14

Janine Moser und Felix Hoffmann

Inhaltsverzeichnis

14.1 Einleitung 220
14.2 Methodische Überlegungen für eine ökonomische Analyse von digitalen
 Patientenkommunikationslösungen 220
 14.2.1 Kosten-Nutzen-Analyse 220
 14.2.2 Kosten-Wirksamkeits-Analyse 221
 14.2.3 Kosten-Nutzwert-Analyse 221
 14.2.4 Wertstromanalyse 223
 14.2.5 Mikroökonomische Analyse 223
14.3 Ökonomische Evaluierung der digitalen Patientenkommunikation in der Praxis
 am Beispiel digitaler Gesundheitsanwendungen 224
14.4 Zukünftige Entwicklungen und Trends 226
Literaturverzeichnis 227

J. Moser
Universität Bremen, SOCIUM Forschungszentrum Ungleichheit und Sozialpolitik, Bremen, Deutschland
E-Mail: jmoser@uni-bremen.de

F. Hoffmann (✉)
APOLLON Hochschule der Gesundheitswirtschaft GmbH, Bremen, Deutschland
E-Mail: felix.hoffmann@apollonhochschule.de; Felix.Hoffmann@uni-duesseldorf.de

© Der/die Autor(en), exklusiv lizenziert an Springer-Verlag GmbH, DE,
ein Teil von Springer Nature 2025
T. G. Weimann et al. (Hrsg.), *Digitale Patientenkommunikation*,
https://doi.org/10.1007/978-3-662-71034-0_14

Zusammenfassung

Die Integration digitaler Patientenkommunikationslösungen im Gesundheitswesen hat Vorteile, bringt aber auch Kosten mit sich. In diesem Beitrag werden Methoden zur ökonomischen Evaluation der digitalen Patientenkommunikation sowie konkrete Anwendungsbeispiele vorgestellt.

14.1 Einleitung

Digitale Patientenkommunikationslösungen nehmen eine immer größere Bedeutung in der Gesundheitsversorgung ein. Ihre Anwendung reicht von der Terminverwaltung über Videosprechstunden bis hin zur telemedizinischen Überwachung von Patientinnen und Patienten. Vor dem Hintergrund knapper Ressourcen im Gesundheitswesen ist es erforderlich, die Wirksamkeit dieser Technologien mit den Kosten in Bezug zu setzen, um mit den vorhandenen Mitteln eine bestmögliche Gesundheitsversorgung zu erreichen.

In diesem Beitrag werden Methoden vorgestellt, mithilfe derer digitale Patientenkommunikationslösungen ökonomisch evaluiert werden können. Die Umsetzung wird am Beispiel digitaler Gesundheitsanwendungen (DiGAs) erörtert.

14.2 Methodische Überlegungen für eine ökonomische Analyse von digitalen Patientenkommunikationslösungen

Nachfolgend werden Methoden skizziert, mithilfe derer digitale Patientenkommunikationslösungen ökonomisch evaluiert werden können. Die Ausführungen sind bei Weitem nicht abschließend, sondern sollen das methodische Spektrum skizzieren und bei der Auswahl einer geeigneten Methode unterstützen.

14.2.1 Kosten-Nutzen-Analyse

Bei der Kosten-Nutzen-Analyse werden alle Kosten, die bei der Anwendung einer Technologie aufgewendet werden, dem Nutzen gegenübergestellt. Die Umsetzung erfordert die Identifikation aller relevanten Kosten und eine objektive Bewertung des Nutzens. Der Nutzen einer Investition kann mitunter zu einer konkreten finanziellen Entlastung der Kostenträger führen, beispielsweise wenn durch die Verhinderung von Krankenhauseinweisungen Krankenhauskosten eingespart werden. Das Kosten-Nutzen-Verhältnis ist ein einfacher Indikator, der den Gesamtnutzen einer Investition mit den Gesamtkosten vergleicht. Wenn das Verhältnis größer als eins ist, deutet das darauf hin, dass der Nutzen die Kosten übersteigt. Nicht alle positiven Effekte, wie beispielsweise die Steigerung der

Lebensqualität, führen aber unmittelbar zu einer finanziellen Entlastung, wohlgleich sie dennoch erwünscht sind und bei der Gesamtbewertung berücksichtigt werden sollten. Ein positiver Nutzen kann daher auch dann gegeben sein, wenn das Verhältnis kleiner als eins ist (Beinke et al. 2022).

Bei digitalen Patientenkommunikationslösungen können beispielsweise Kosten für Implementierung, Schulungen, Softwareentwicklung und laufende Wartung entstehen. Der Nutzen kann beispielsweise eine verbesserte Zufriedenheit von Patientinnen und Patienten, eine Reduktion der No-Show-Rate, eine Verringerung von Komplikationen, die Vermeidung von Krankenhausaufenthalten, die Verbesserung von Arbeitsabläufen oder eine effizienterer Ressourcennutzung sein.

Bei Kosten-Nutzen-Analysen werden Kosten sowie Nutzen monetär angegeben. Dies kann aus methodischen wie auch aus Akzeptanzgründen im Gesundheitsbereich schwierig sein (Greiner 2020). Daher bieten sich weitere Analyseformen in der Gesundheitsökonomie an, die im Folgenden vorgestellt werden.

14.2.2 Kosten-Wirksamkeits-Analyse

Die Kosten-Wirksamkeits-Analyse (engl. „cost-effectiveness-analysis", dt. auch Kosten-Effektivitäts-Analyse) verfolgt das Ziel, die Wirkung medizinischer Maßnahmen in medizinischen Outcome-Parametern zu bewerten. Der Nutzen wird dabei in messbaren Einheiten ausgedrückt, also z. B. Blutwerte, Vitalparameter oder beschwerdefreie Tage. Der Nutzen (z. B. Blutdrucksenkung) wird dann ins Verhältnis zu den entstehenden Kosten gesetzt. Somit wird die Möglichkeit gegeben, unterschiedliche Maßnahmen zu vergleichen. Es kann z. B. festgestellt werden, wie teuer die Senkung des Blutdrucks bei Maßnahme A verglichen mit Maßnahme B ist (Schöffski 2012). Das Problem hierbei ist die Berücksichtigung der intangiblen Kosten, also Kosten, die nicht monetär gemessen werden können (z. B. Schmerzen, Müdigkeit etc., die sich aus einer Erkrankung oder deren Behandlung ergeben können) (van der Beek et al. 2024). Diese Effekte, die sich z. B. auf die Lebensqualität auswirken können, werden in einer Kosten-Nutzwert-Analyse bedacht.

14.2.3 Kosten-Nutzwert-Analyse

Bei einer Kosten-Nutzwert-Analyse (engl. „cost-utility-analysis") werden die Kosten einer medizinischen Maßnahme zu ihrem Nutzwert aus Sicht von Patientinnen und Patienten in Verbindung gesetzt. Der Nutzwert durch eine medizinische Maßnahme wird dabei nicht nur quantitativ (z. B. als Verlängerung von Lebensjahren) definiert, sondern auch qualitativ aus subjektiver Sicht von Patientinnen und Patienten (z. B. durch die Veränderung eines Gesundheitszustands). Hierfür werden häufig die Quality-adjusted Life Years (QALYs) erhoben. QALYs erfassen die durch eine medizinische Maßnahme gewonnen Lebensjahre und setzen diese mit der Qualität dieser Lebensjahre ins Verhältnis. QALYs können für 1 Jahr einen Wert zwischen 0 (Tod) und 1 (perfekter Gesundheitszustand) annehmen und können aufsummiert werden (z. B. 5 Jahre in einem Gesundheitszustand mit einem Nutzwert von 0,7 = 3,5 QALYs). Man erhält somit auf der Nutzwertseite die Anzahl der gewonnen Lebensjahre durch eine medizinische Maßnahme, bereinigt um die Lebensqualität dieser. Für die Kosten-Nutzwert-Analyse wird dieser Nutzwert dann den Kosten für die weiteren Lebensjahre gegenübergestellt (van der Beek et al. 2024). So lassen sich dann auch Vergleiche zwischen unterschiedlichen Behandlungen treffen.

Um die Krankheitslast in der Bevölkerung zu messen, können darüber hinaus die Disability-adjusted Life Years (DALYs) berechnet werden. Während sich QALYs auf Gesundheits- und Lebensqualitätszustände beziehen, fokussieren DALYs auf spezifische Erkrankungen. Sie können aber, ebenso wie die QALYs, als Ergebnismaß in Kosten-Nutzwert-Analysen genutzt werden. Dafür wird die Zeit, die mit einer Erkrankung gelebt wird, mit der verlorenen Zeit durch einen vorzeitigen Tod ins Verhältnis gesetzt. Diese Jahre des vorzeitigen Tods werden zu einer standardisierten, altersspezifischen Lebenserwartung ins Verhältnis gesetzt. Dementsprechend stellen DALYs dar, wie viele gesunde Lebensjahre durch Krankheit oder Behinderung verloren gehen (Schöffski und Greiner 2012).

Durch den Einsatz von Technologien können sich die intangiblen Kosten häufig reduzieren, da Lebensqualität, Mobilität und/oder Unabhängigkeit steigen können (Giebel und Giebel 2022). Jedoch ist zu bedenken, dass ein Konzept wie die Lebensqualität sehr subjektiv und extrem vielschichtig ist, dementsprechend auch mit methodischen Herausforderungen einhergeht (van der Beek et al. 2024). Auch kann die Lebensqualität in den Jahren Schwankungen unterliegen, z. B. wenn sie durch einen medizinischen Eingriff und daraus resultierenden länger anhaltenden Schmerzen erst sinkt, später ansteigt und vor dem Tod wieder sinkt (Schulenburg und Greiner 2013). Die drei hier vorgestellten Formen der gesundheitsökonomischen Evaluation haben gemein, dass sie vergleichend arbeiten und die Bewertung der Kosten monetär stattfindet. Sie unterscheiden sich aber in der Bewertung der Effekte (vgl. Tab. 14.1).

Die Wahl der richtigen Methode hängt immer vom Studiengegenstand sowie dem Studienziel ab.

Tab. 14.1 Zusammenfassung vergleichender ökonomischer Evaluationstypen. (Eigene Darstellung in Anlehnung an (Schöffski 2012; van der Beek et al. 2024))

Evaluationsform	Kostenvergleich	Bewertung der Kosten	Bewertung der Effekte
Kosten-Nutzen-Analyse	Ja	Monetär	Monetär
Kosten-Wirksamkeits-Analyse	Ja	Monetär	Klinische Outcome-Parameter
Kosten-Nutzwert-Analyse	Ja	Monetär	Nutzwert (z. B. QALY)

14.2.4 Wertstromanalyse

Die Wertstromanalyse befasst sich ebenfalls mit dem Einsatz von Ressourcen im Dienstleistungsprozess, nimmt aber eine etwas andere Perspektive als z. B. die Kosten-Nutzen-Analyse ein. Zentrale Untersuchungsgegenstände sind Produktions- und Dienstleistungsprozesse, die zunächst in ihre einzelnen Bestandteile zerlegt werden und jeweils dahingehend bewertet werden, ob sie einen echten Mehrwert für Kundinnen und Kunden schaffen (z. B. Antibiotikagabe bei einer Infektion) oder an sich zwar nicht wertschöpfend sind, aber für den Gesamtprozess unterstützend durchgeführt werden müssen (z. B. Anlage einer Venenverweilkanüle bei intravenöser Medikamentengabe). Wenn ein Prozessschritt weder wertschöpfend noch unterstützend ist (z. B. Wartezeit oder nicht benötigte Dokumentation), dann sollte er eliminiert werden (Klevers 2012; Hoffmann 3/2017; Kirchberger und Haneke 2023).

14.2.5 Mikroökonomische Analyse

Die Mikroökonomik ist ein Teilgebiet der Volkswirtschaftslehre und verfolgt das Ziel, das Verhalten von Individuen und Unternehmen auf Märkten zu verstehen. Ihr Hauptarbeitsmittel sind mathematisch formulierte ökonomische Modelle, die die Entscheidungen einzelner Akteure und deren Auswirkungen auf Preise, Mengen und Ressourcenallokation abbilden und eine Vorhersage der Auswirkungen auf Märkte und die gesamte Volkswirtschaft ermöglichen sollen. Ein zentrales Konzept ist dabei das Zusammenspiel von Angebot und Nachfrage auf einem Markt, die wiederum durch individuelle Präferenzen der Konsumierenden und die Angebotsgestaltung der Unternehmen einen Einfluss auf die Preisbildung und die Menge der gehandelten Waren und Dienstleistungen haben. Dabei werden nicht nur die einzelnen Akteure selbst, sondern auch gesamte Marktstrukturen betrachtet (Zuckarelli 2023).

Bei der mikroökonomischen Analyse können auch systemtheoretische Investitionsbewertungsverfahren zum Einsatz kommen, die es ermöglichen, die finanziellen Auswirkungen der Investitionen einschließlich des Zusammenspiels auf Systemebene zu untersuchen, ohne die einzelnen Subsysteme als isolierte Systemelemente zu behandeln. Das Bewertungsmodell nach Oesterreich und Teuteberg stammt aus der Immobilienbranche und bietet aus systemtheoretischer Sicht ein verbessertes Verständnis der Kosten- und Nutzenauswirkungen von Investitionen, welches in ähnlicher Form auch im Gesundheitswesen Anwendung finden könnte (Oesterreich und Teuteberg 2018).

14.3 Ökonomische Evaluierung der digitalen Patientenkommunikation in der Praxis am Beispiel digitaler Gesundheitsanwendungen

Die digitale Patientenkommunikation kann mithilfe verschiedener Technologien umgesetzt werden. Ein recht neuer Anwendungsbereich sind digitale Gesundheitsanwendungen (DiGAs), auch als „App auf Rezept" bekannt. Hierbei handelt es sich um digitale Anwendungen, beispielsweise in Form von Apps für das Smartphone oder Tablet, die von Ärztinnen und Ärzten oder Psychotherapeutinnen und Psychotherapeuten im Rahmen der Behandlung verordnet werden können und von den gesetzlichen Krankenkassen bezahlt werden, sofern sie im DiGA-Verzeichnis gelistet sind (siehe auch Kap. 6).

Voraussetzung für die Aufnahme in das DiGA-Verzeichnis ist ein Zulassungsprozess des Bundesinstituts für Arzneimittel und Medizinprodukte (BfArM), der auch eine ökonomische Bewertung beinhaltet (Bundesministerium für Arzneimittel und Medizinprodukte (BfArM) 28.12.2023). Die ökonomische Bewertung der DiGAs muss im Rahmen einer Analyse des Nutzens und des Schadens stattfinden (Hemkens 2021). Für neue DiGAs wurde das DiGA-Fast-Track-Verfahren entwickelt, welches eine vorläufige Zulassung vorsieht und die Hersteller dazu verpflichtet, die Nachweise über positive Versorgungseffekte im Laufe des 1. Jahres (in Ausnahmefällen 2 Jahren) nach Aufnahme in das Verzeichnis zu erbringen (Bundesministerium für Arzneimittel und Medizinprodukte (BfArM) 28.12.2023). Wichtige Erfolgsfaktoren für eine nachhaltige Entwicklung von DiGAs sind ein patientenzentriertes Design, Anwendungseffektivität, Benutzerfreundlichkeit sowie die Einhaltung von Datenschutz- und Informationssicherheitsvorschriften. Die konsequente Berücksichtigung dieser Faktoren kann das Risiko des Scheiterns von DiGAs verringern (Schramm und Carbon 2024).

Während der Preis für die DiGA im 2. Jahr zwischen Hersteller und GKV-Spitzenverband verhandelt wird, können die Hersteller den Preis im 1. Jahr unter Berücksichtigung von Regelungen zu Höchstbeiträgen und Schwellenwerten frei wählen. Dieser Umstand wird von den gesetzlichen Krankenkassen, die die Kosten hierfür tragen, kritisiert, da gerade im Erprobungszeitraum der Nutzen der Anwendungen noch nicht klar ist (GKV-Spitzenverband 2023). Daher sollte hinterfragt werden, inwiefern Anreizstrukturen und erfolgsorientierte Vergütungsformen sich eignen, um das Kosten-Nutzen-Verhältnis bei digitalen Anwendungen zu verbessern.

Selbstberichtete Gesundheitsmerkmale und -zustände (Patient-reported Outcomes, PROs) können Hersteller von DiGAs in ihren Anwendungen durch Patient-reported Outcome Measures (PROMs) erheben und weiterverarbeiten. Diese gewonnen Daten können für Forschungszwecke und Qualitätssicherung, das Selbstmanagement von Patientinnen und Patienten sowie für die Steuerung der Therapie im Behandlungsteam genutzt werden. Die PROs dienen dabei häufig als Studienendpunkte, wenn die Wirksamkeit von DiGAs nachgewiesen werden soll (siehe auch Kap. 13). Daneben dienen sie dazu, Behandlungsanpassungen vornehmen zu können und so die Patientenzentrierung in der Behandlung zu stärken. Darüber hinaus könnte durch die Nutzung von PROMs auch eine ergebnisorientierte Vergütung eingeführt werden (Busse et al. 2023). Der Kosten-Nutzwert kann in diesem Kontext beispielsweise durch das zu Beginn erwähnte Konzept der QALYs analysiert werden. Digitale Gesundheitsanwendungen können langfristige Verhaltensänderungen erreichen sowie eine engmaschige Betreuung, z. B. bei chronischen Erkrankungen, ermöglichen. Insbesondere die Arzt-Patienten-Kommunikation könnte durch DiGAs gefördert werden. Dafür müssten die Daten der DiGAs aber in die relevanten Praxis-, Klinik- oder Pflegesoftwares integriert werden. Hier wären integrierte Versorgungsansätze, bei denen analoge und digitale Behandlungskonzepte miteinander verbunden werden, vonnöten (Busse et al. 2023). Dennoch erlauben die erhobenen PROs den behandelnden Personen einfache Verlaufskontrollen sowie eine gute Bewertungsgrundlage des Behandlungsfortschritts. Sie sind somit ein wichtiges Instrument der modernen Kommunikation zwischen Behandlern und Patientinnen und Patienten (Greiner et al. 03/2022).

Mit Stand vom 30.06.2025 sind im DiGA-Verzeichnis 69 Anwendungen registriert. 44 von ihnen sind bereits dauerhaft aufgenommen, der Nachweis über den positiven Versorgungseffekt ist also erbracht worden. 12 der Anwendungen befinden sich noch in der vorläufigen Phase, und der Nachweis über den positiven Versorgungseffekt steht noch aus; 13 sind aus dem Verzeichnis gestrichen worden.

Eine der DiGAs, die dauerhaft aufgenommen wurde, ist die App „Kaia Rückenschmerzen – Rückentraining für Zuhause". Durch eine randomisierte kontrollierte Studie konnten die Hersteller den medizinischen Nutzen der App nachweisen: Die App kann die Schmerzintensität und die Beeinträchtigung durch Schmerzen reduzieren sowie Angst, Depressionen, Stress und Funktionskapazität verbessern. Darüber hinaus wurde in der zugrunde liegenden Studie eine Steigerung der gesundheitsbezogenen Lebensqualität nachgewiesen (Kerkemeyer et al. 2021).

Mit dem Inkrafttreten des Digitale-Versorgung-und-Pflege-Modernisierungs-Gesetzes (DVPMG) am 9. Juni 2021 wurde die Möglichkeit geschaffen, digitale Pflegeanwendungen (DiPAs) auch in die pflegerische Versorgung zu integrieren. Dafür müssen DiPAs im DiPA-Verzeichnis des BfArM nach einem erfolgreich bestandenem Prüfverfahren gelistet sein, um von den Pflegekassen erstattet werden zu können. Hierfür müssen die Pflegebedürftigen einen Antrag bei ihrer Pflegekasse stellen. Insgesamt können Leistungen bis zu einer Höhe von 50 € pro Monat und Pflegebedürftigem von den Pflegekassen erstattet werden, darüber hinausgehende Kosten müssen von den Pflegebedürftigen selbst getragen werden. Im Gegensatz zu den DiGAs gibt es bei den DiPAs keinen Erprobungszeitraum. Der Wirksamkeitsnachweis muss bereits mit Einreichen des Zulassungsantrags vorliegen (Bundesministerium für Arzneimittel und Medizinprodukte (BfArM) 2023). Bis zur Erstellung dieses Beitrags (30.06.2025) ist noch keine DiPA im Verzeichnis gelistet.

Insbesondere bei Pflegebedürftigen sind soziale Isolation und damit einhergehende Einsamkeit häufig auftretende Probleme. Soziale Isolation und Einsamkeit kann Menschen physisch wie psychisch krank machen sowie das Mortalitätsrisiko steigen lassen (Holt-Lunstad et al. 2015; Leigh-Hunt et al. 2017). Der Einsatz digitaler Technologien kann dabei helfen, soziale Einsamkeit zu verringern (Poscia et al. 2018) und damit die

Gesundheit bei Pflegebedürftigen verbessern. Die Anwendungen können dabei von Apps zur zielgerichteten Kommunikation mit z. B. Familienangehörigen bis hin zu digitalen Kommunikationsplattformen reichen, die Pflegebedürftige und ihre An- und Zugehörige mit Akteuren des Gesundheitswesens vernetzen und so den Austausch und die individuelle Betreuung verbessern (Stutzer et al. 2020).

Beim Einsatz digitaler Technologien im Gesundheitswesen sollte das Kosten-Nutzen-Verhältnis evaluiert werden. Krick et al. konnten in einem Scoping-Review zu digitalen Pflegetechnologien zeigen, dass es weitaus mehr Studien zu Akzeptanz und Wirksamkeit als zur Effizienz von Pflegetechnologien gibt (Krick et al. 2019). Zudem haben viele der Studien ein geringes Evidenzniveau und sind experimentell mit kleinen Fallzahlen und ohne Kontrollgruppen durchgeführt worden. Auch das systematische Review von Sapanel et al. zu digitalen Therapeutika („digital therapeutics", DTx) gibt Hinweise, dass DTx einen gesundheitsökonomischen Nutzen bieten, methodische Mängel aber erstmal beseitigt werden müssten, um eine valide Aussage treffen zu können (Sapanel et al. 2023). Im Scoping-Review von Le Goff-Pronost und Bongiovanni-Delarozière zu Telemonitoring werden als vergleichende gesundheitsökonomische Evaluationsmethoden am häufigsten Kosten-Nutzwert-Analysen (n = 41) vor Kosten-Wirksamkeits-Analysen (n = 8) bei insgesamt 61 eingeschlossenen Studien durchgeführt (Le Goff-Pronost und Bongiovanni-Delarozière 2023). Alle der 8 Kosten-Wirksamkeits-Analysen konnten eine positive Kosteneffektivität bestätigen, wohingegen nur 28 der 41 Kosten-Nutzwert-Analysen zu einem positiven Ergebnis gekommen sind.

Im DiGA-Report II vom April 2024 zieht die Techniker Krankenkasse eine Bilanz über das nun 3-jährige Bestehen der DiGAs. Es wird festgestellt, dass die Erprobungen von mehr als der Hälfte der DiGAs oft länger als 1 Jahr dauert, 4 der 6 gestrichenen Anwendungen ohne Nutzennachweis haben das 1. Listungsjahr um mehr als 100 Tage überschritten. Dies stellt vor dem Hintergrund einer evidenzbasierten und wirtschaftlichen Gesundheitsversorgung ein Problem dar und unterstreicht die Schwierigkeit, den Nutzen vorherzusagen. Die frei festgelegten Herstellerpreise für DiGAs sind seit ihrer Einführung stark gestiegen und liegen bei zur Erprobung gelisteten Anwendungen deutlich über den Preisen für Anwendungen mit nachgewiesenem Nutzen. Die Festlegung dauerhafter Vergütungsbeträge hat zwar die Preise gesenkt, Umsatzeinbußen werden allerdings durch Mengenausweitungen im 2. Jahr ausgeglichen. Es wird eine Weiterentwicklung der Höchstbeträge empfohlen, möglicherweise durch die Einführung von Interimspreisen ab dem 2. Jahr der Listung, die sich am aktuellen Vergütungsbetragsniveau orientiert (Greiner et al. 04/2024).

14.4 Zukünftige Entwicklungen und Trends

Die Vergütungsformen im Gesundheitswesen sind vielfältig und reichen von Gehalt, Kopfpauschalen, Einzelleistungsvergütung, Leistungskomplex, Fallpauschalen, Erstattung von Faktorkosten sowie Formen der erfolgsorientierten Vergütung und Kombinationen der verschiedenen Formen. Die erfolgsorientierte Vergütung findet sich in vielen Managed-Care-Ansätzen und kann mittels eines Pay-4-Performance-Modells umgesetzt werden. Die Qualität in der Behandlung soll gesteigert und die Behandlungsergebnisse sollen verbessert werden; das System basiert auf der Annahme, dass eine unterschiedliche Versorgungsqualität verschiedener Leistungserbringer messbar ist und durch monetäre sowie nicht monetäre Anreize beeinflusst werden kann (Amelung 2022).

Es wäre denkbar, Formen der erfolgsorientierten Vergütung auch für DiGAs und DiPAs zu integrieren, um insbesondere auf Kostenträgerseite eine breitere Akzeptanz zu schaffen sowie Hersteller dazu anzuhalten, ihre Anwendungen stetig zu verbessern. Die Outcome-Qualität kann dadurch erhöht werden, was sich für die Patientinnen und Patienten sowie die Behandelnden im Behandlungserfolg erkennen lassen würde.

Literaturverzeichnis

Amelung VE (Hrsg) (2022) Managed Care; Neue Wege im Gesundheitsmanagement. Springer Fachmedien, Wiesbaden

van der Beek K, van der Beek G, Boroch W (2024) Gesundheitsökonomie; Eine Einführung. De Gruyter Oldenbourg, Berlin/Boston

Beinke M, Flok A, Buskase M, Behne A, Oesterreich TD, Teuteberg F (2022) Vernetzungsplattformen im Gesundheitswesen: Eine multimethodische Kosten-Nutzen-Analyse. HMD 59:1494–1512. https://doi.org/10.1365/s40702-022-00924-2

Bundesministerium für Arzneimittel und Medizinprodukte (2023) Das Verfahren für digitale Pflegeanwendungen (DiPA) nach § 78a SGB XI. Ein Leitfaden für Hersteller und Nutzende, Berlin

Bundesministerium für Arzneimittel und Medizinprodukte (28.12.2023) Das Fast-Track-Verfahren für digitale Gesundheitsanwendungen (DiGA) nach § 139e SGB V; Ein Leitfaden für Hersteller, Leistungserbringer und Anwender, Berlin

Busse S, Münch I, Grote Westrick M (2023) DiGA und Patient-Reported Outcomes; Digitale Lösungen für patientenzentrierte Versorgung nutzen – hybride Versorgungsmodelle voranbringen. Bertelsmann Stiftung, Gütersloh

Giebel GD, Giebel GD (2022) Grundlagen der gesundheitsökonomischen Evaluation von E-Health. In: Lux T, Köberlein-Neu J, Müller-Mielitz S (Hrsg) E-Health-Ökonomie II. Springer Fachmedien, Wiesbaden, S 29–46

GKV-Spitzenverband (2023) Bericht des GKV-Spitzenverbandes über die Inanspruchnahme und Entwicklung der Versorgung mit Digitalen Gesundheitsanwendungen (DiGA-Bericht) gemäß § 33a Absatz 6 SGB V; Berichtszeitraum: 01.09.2020–30.09.2023, Berlin

Greiner W (2020) Methoden der gesundheitsökonomischen Evaluation. In: Razum O, Kolip P (Hrsg) Handbuch Gesundheitswissenschaften. Beltz, Weinheim, S 357–398

Greiner W, Gensorowsky D, Witte J, Batram M (03/2022) DiGA-Report 2022. Techniker Krankenkasse

Greiner W, Gensorowsky D, Diekmannshemke J, Witte J, Weinert K (04/2024) DiGA-Report II. Techniker Krankenkasse

Hemkens LG (2021) Nutzenbewertung digitaler Gesundheitsanwendungen – Herausforderungen und Möglichkeiten. Bundesgesundheitsbl Gesundheitsforsch Gesundheitsschutz 64:1269–1277. https://doi.org/10.1007/s00103-021-03413-x

Hoffmann F (3/2017) Wertstrommanagement; Möglichkeiten, Grenzen und konzeptionelles Vorgehen des Lean Managements im Gesundheitswesen. KU Gesundheitsmanag 86:61–63

Holt-Lunstad J, Smith TB, Baker M, Harris T, Stephenson D (2015) Loneliness and social isolation as risk factors for mortality: a meta-analytic review. Perspect Psychol Sci 10:227–237. https://doi.org/10.1177/1745691614568352

Kerkemeyer L, Achtert K, Frey S (2021) Evaluationsbericht; gemäß Nr. 14.1 ANBest-IF. rise up Schmerznetz Bayern

Kirchberger V, Haneke H (2023) Value-Based Healthcare: Fokus auf Wertschöpfung für Patient:innen. In: Hoffmann F, Dittmer C, Löber N (Hrsg) Purpose! Praxishandbuch für die werteorientierte Transformation des Gesundheitswesens. MWV Medizinisch Wissenschaftliche Verlagsgesellschaft, Berlin, S 131–137

Klevers T (2012) Wertstrom-Management; Mehr Leistung und Flexibilität für Unternehmen – Abläufe optimieren – Kosten senken – Wettbewerbsfähigkeit steigern. Campus, Frankfurt am Main

Krick T, Huter K, Domhoff D, Schmidt A, Rothgang H, Wolf-Ostermann K (2019) Digital technology and nursing care: a scoping review on acceptance, effectiveness and efficiency studies of informal and formal care technologies. BMC Health Serv Res 19:400. https://doi.org/10.1186/s12913-019-4238-3

Le Goff-Pronost M, Bongiovanni-Delarozière I (2023) Economic evaluation of remote patient monitoring and organizational analysis according to patient involvement: a scoping review. Int J Technol Assess Health Care 39:e59. https://doi.org/10.1017/S0266462323002581

Leigh-Hunt N, Bagguley D, Bash K, Turner V, Turnbull S, Valtorta N, Caan W (2017) An overview of systematic reviews on the public health consequences of social isolation and loneliness. Public Health 152:157–171. https://doi.org/10.1016/j.puhe.2017.07.035

Oesterreich TD, Teuteberg F (2018) Looking at the big picture of IS investment appraisal through the lens of systems theory: a System Dynamics approach for understanding the economic impact of BIM. Comput Ind 99:262–281. https://doi.org/10.1016/j.compind.2018.03.029

Poscia A, Stojanovic J, La Milia DI, Duplaga M, Grysztar M, Moscato U, Onder G, Collamati A, Ricciardi W, Magnavita N (2018) Interventions targeting loneliness and social isolation among the older people: an update systematic review. Exp Gerontol 102:133–144. https://doi.org/10.1016/j.exger.2017.11.017

Sapanel Y, Tadeo X, Brenna CTA, Remus A, Koerber F, Cloutier LM, Tremblay G, Blasiak A, Hardesty CL, Yoong J, Ho D (2023) Economic evaluation associated with clinical-grade mobile app-based digital therapeutic interventions: systematic review. J Med Internet Res 25:e47094. https://doi.org/10.2196/47094

Schöffski O (2012) Grundformen gesundheitsökonomischer Evaluationen. In: Schöffski O (Hrsg) Gesundheitsökonomische Evaluationen. Springer, Berlin/Heidelberg, S 43–70

Schöffski O, Greiner W (2012) Das QALY-Konzept als prominentester Vertreter der Kosten-Nutzwert-Analyse. In: Schöffski O (Hrsg) Gesundheitsökonomische Evaluationen. Springer, Berlin/Heidelberg, S 71–110

Schramm L, Carbon C-C (2024) Critical success factors for creating sustainable digital health applications: a systematic review of the German case. Digit Health 10:102185. https://doi.org/10.1177/20552076241249604

Schulenburg J-MG, Greiner W (2013) Gesundheitsökonomik. Mohr Siebeck, Tübingen

Stutzer F, Militzer-Horstmann C, Schuppann SC, Höpfner T (2020) Digitale Gesundheits- und Pflegeanwendungen – Chancen, Voraussetzungen und Hemmnisse der Digitalisierung für das Gesundheitswesen und die Pflege. In: Hartweg H-R, Knieps F, Agor K (Hrsg) Krankenkassen- und Pflegekassenmanagement. Springer Fachmedien, Wiesbaden, S 1–22

Zuckarelli J (2023) Mikroökonomik; Endlich verständlich erklärt. Springer Gabler, Wiesbaden

Psychologie der Patient-Computer-Interaktion als zentraler Erfolgsfaktor

15

Alina Huldtgren, Holger Klapperich und Sabrina Großkopp

Inhaltsverzeichnis

15.1	Einleitung	230
15.2	Bedürfnisorientierung im Designprozess von digitalen Gesundheitslösungen	231
15.3	Vertrauen als Erfolgsfaktor im Design von digitalen Gesundheitslösungen	234
15.4	UI-Strategien zur Förderung von gesundheitsförderlichem Verhalten und Therapietreue	236
	15.4.1 Persuasive Design	236
	15.4.2 Gamification	237
	15.4.3 Serious Gaming	237
15.5	Fazit	238
Literaturverzeichnis		239

Zusammenfassung

Unabhängig von der Art der Technologie, die für eine digitale Gesundheitsanwendung eingesetzt wird, spielt die Gestaltung der Patient*innen-Computer-Interaktion eine wesentliche Rolle, um den Nutzer*innen sowohl das im Gesundheitsbereich nötige Vertrauen und die dargestellten Informationen zielgruppengerecht zu vermitteln sowie

A. Huldtgren (✉)
Fachgebiet Digitale Gesundheit und intelligente Nutzerschnittstellen, Fachbereich Medien, Hochschule Düsseldorf, Düsseldorf, Deutschland
E-Mail: alina.huldtgren@hsduesseldorf.de

H. Klapperich · S. Großkopp
Fachbereich Medien, Hochschule Düsseldorf, Düsseldorf, Deutschland
E-Mail: holger.klapperich@hsduesseldorf.de; sabrina.grosskopp@hsduesseldorf.de

© Der/die Autor(en), exklusiv lizenziert an Springer-Verlag GmbH, DE, ein Teil von Springer Nature 2025
T. G. Weimann et al. (Hrsg.), *Digitale Patientenkommunikation*,
https://doi.org/10.1007/978-3-662-71034-0_15

zur Therapietreue zu motivieren. Usability und User Experience sind Kernbegriffe, die in diesem Kapitel erläutert werden. Weiterhin werden nutzerzentrierte Prozesse zur Gestaltung von User Interfaces (UIs) erläutert und auf Strategien wie Persuasive Design, Gamification und Serious Gaming eingegangen, welche hohes Potenzial besitzen, Patient*innen zur Nutzung von digitalen Gesundheitsanwendungen zu motivieren.

15.1 Einleitung

Ein wesentlicher Faktor, der zum Erfolg eines digitalen Kommunikationssystems für Patient*innen beiträgt, ist die Technologieakzeptanz. Seit den 1980er-Jahren wurden Modelle entwickelt, welche verschiedene Einflussfaktoren auf die Akzeptanz abbilden. Das ursprüngliche Modell von Davis (1993, siehe Abb. 15.1) verdeutlicht, dass die wahrgenommene Nützlichkeit (engl. „usefulness") sowie die wahrgenommene Einfachheit der Bedienung (bzw. Bedienerfreundlichkeit, Gebrauchstauglichkeit, Benutzerfreundlichkeit; engl. „ease of use/usability") zentral stehen.

▶ Die DIN ISO Norm 9241 beschreibt Usability als das Ausmaß, in dem ein Produkt durch Nutzer*innen in einem Anwendungskontext genutzt werden kann, um ihre Ziele effektiv, effizient und zufriedenstellend zu erreichen.

Die wahrgenommene Usability und Nützlichkeit führen dazu, dass der/die Nutzer*in eine positive oder negative Haltung gegenüber einem System formt, welche wiederum die Nutzungsintention und schlussendlich die tatsächliche Nutzung eines Systems beeinflusst. Neuere Modelle gehen vor allem auf weitere Variablen ein, die die Wahrnehmungen der Nutzerin/des Nutzers beeinflussen können, z. B. Geschlecht, Alter, technische Vorerfah-

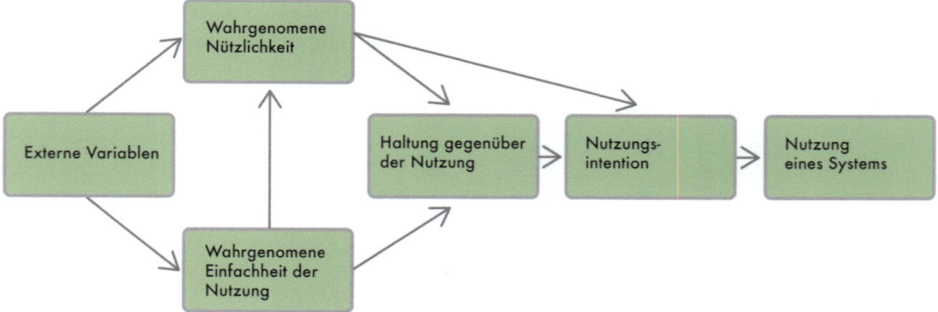

Abb. 15.1 Technologieakzeptanzmodell nach Davis (1993). (Translated and reprinted from International Journal of Man-Machine Studies, Volume 38, Issue 3, March 1993, Fred D. Davis, „User acceptance of information technology: system characteristics, user perceptions and behavioral impacts", © 1993 Academic Press, with permission from Elsevier)

rungen oder Freiwilligkeit der Nutzung. Auch die sozialen Einflussfaktoren sowie weitere unterstützende Bedingungen spielen eine wichtige Rolle in der Akzeptanz von neuen digitalen Gesundheitssystemen (siehe z. B. UTAUT Modell, Ammenwerth 2019).

Um die wahrgenommene Usability zu erhöhen, muss in der Gestaltung und Entwicklung der Mensch-Technik-Schnittstellen (engl. „user interface", UI) die Psychologie der Nutzer*innen in den Fokus gerückt werden. Dabei spielen Aspekte der Informationsarchitektur, der Navigation, des Layouts sowie der Farb- und Textgestaltung eine wichtige Rolle.

▶ Idealerweise folgen UI-Entwickler Gestaltungsrichtlinien für User Interfaces (z. B. 10 Usability Heuristiken nach Nielsen[1]) sowie dem EU-Standard EN 301 549: Barrierefreiheitsanforderungen für IT-Produkte und Dienste,[2] um auf die vielfältigen Fähigkeiten und Bedürfnisse der Nutzer*innen einzugehen.

Gerade bei Patient*innen können kognitive und physische Einschränkungen zur Nichtnutzung führen, wenn Applikationen nicht barrierefrei entwickelt wurden. Neben spezieller Berücksichtigung der Barrierefreiheit, z. B. durch Veränderung der Schriftgröße, leichte Sprache, Audioausgabe für Menschen mit Sehschwächen, ist aber auch die gesamte Nutzererfahrung (engl. „user experience") ausschlaggebend dafür, ob ein Patient oder eine Patientin ein System längerfristig nutzt. Dabei spielt neben Aspekten der Nützlichkeit auch die Freude an der Nutzung (engl. „joy of use") sowie die Bedürfnisorientierung eine wichtige Rolle. Im Folgenden werden dazu passende Designprozesse und Strategien in der UI-Gestaltung vorgestellt.

15.2 Bedürfnisorientierung im Designprozess von digitalen Gesundheitslösungen

Digitale Gesundheitslösungen unterliegen nicht nur Usabilitykriterien im Sinne einer effektiven Bedienbarkeit, auch das Erleben der Interaktion mit einer digitalen Anwendung wirkt sich auf das Nutzungsverhalten aus. Daher ist es besonders relevant, das Erleben aus Sicht des Patienten oder der Patientin positiv zu gestalten. Die Wahrnehmung der Interaktion ist, wie bereits beschrieben, entscheidend dafür, ob die Nutzer*innen Vertrauen fassen, die Technik akzeptieren und gerne nutzen, um Therapietreue, Therapieerfolg oder Gesundheitsförderung nachhaltig sicherzustellen. Insbesondere bei der Einführung neuer Technologien in der Behandlung ist es von großer Bedeutung, diese wohlbefindensorientiert und sensibel zu gestalten. Dafür ist ein Verständnis der verschiedenen Zielebenen wichtig.

---

[1] https://www.nngroup.com/articles/ten-usability-heuristics/.
[2] https://www.etsi.org/deliver/etsi_en/301500_301599/301549/03.02.01_60/en_301549v030201p.pdf.

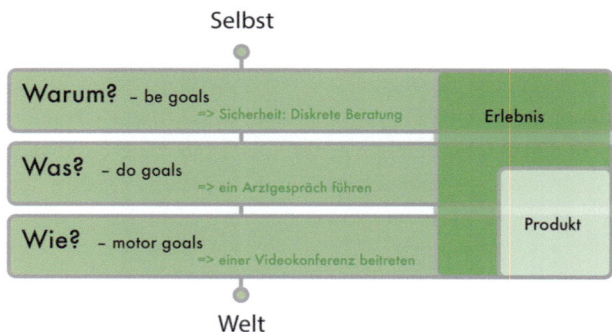

Abb. 15.2 Hierarchie von Zielen nach Hassenzahl (2010). (Translated and reprinted from M. Hassenzahl, Experience Design: Technology for All the Right Reasons, S. 12, 2010, with permission from Springer Nature, https://doi.org/10.1007/978-3-031-02191-6)

Hassenzahl (2010) zeigt in seinem 3-stufigen Modell „Hierarchie von Zielen" (siehe Abb. 15.2) auf, dass eine Technologie bzw. ein technologisches Artefakt nicht nur basierend auf der eigentlichen Produktinteraktion (z. B. ein Arztgespräch führen [‚do goal'] über das konkrete UI einer Telemedizinapplikation durch u. a. das Klicken von Buttons [‚motor goal']) entwickelt werden soll, sondern auch mit Fokus darauf, wie die Produktinteraktion erlebt wird und welche eigentliche Motivation, bzw. welche persönlichen Bedürfnisse (z. B. Sicherheit in Form einer diskreten Beratung [‚be goal']) dieser Interaktion zugrunde liegen. Das Produkt wird entsprechend den individuellen Bedürfnissen erlebbar, sowohl durch das Produkt selbst als auch durch die Interaktion damit.

Technologievermittelte Interaktionen zwischen Ärzt*innen und Patient*innen sind daher so zu gestalten, dass diese im besten Fall zu positiven Erlebnissen und damit zu einem gesteigerten subjektiven Wohlbefinden führen. Dies geschieht im Wesentlichen durch eine Befriedigung grundlegender menschlicher Bedürfnisse, wie sie Sheldon (2011), aber auch Ryan und Deci (2000) definieren. Demnach muss eine sensible Technikgestaltung auf Bedürfnisse wie z. B. Autonomie („selber entscheiden zu können"), Kompetenz („sehr fähig und effektiv im eigenen Handeln zu sein"), Verbundenheit („Menschen nahe zu sein, die sich um einen kümmern"), Popularität („andere mit dem eigenen Verhalten positiv zu beeinflussen"), Stimulation („etwas Neues, Freudvolles entdecken") und Sicherheit („sich sicher zu sein und die Kontrolle über das eigene Leben zu haben") reagieren und diese befriedigen.

Um in den komplexen Zusammenhängen digitaler Gesundheitslösungen die Bedürfnisse aller Stakeholder, und von mitunter vulnerablen Personengruppen, zu gestalten, ist die Wahl einer geeigneten Methodik unabdingbar.

Abb. 15.3 Phasen des User-centered-Design-Prozesses

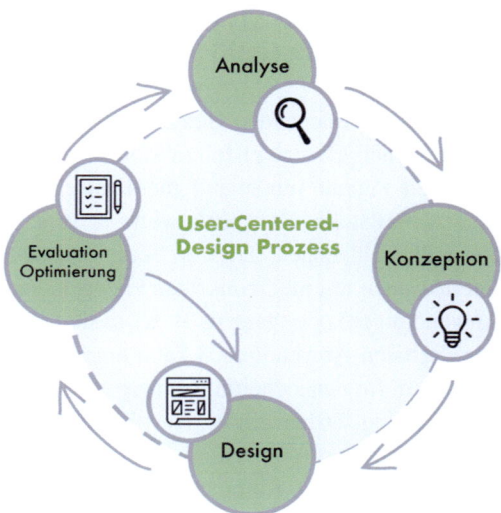

Bereits in den 1980er-Jahren wurden die Grundlagen des *User-centered-Designs* (UCD) (siehe Abb. 15.3) durch u. a. Don Norman (1988) gelegt. Ziel dieser Herangehensweise ist seit jeher ein Verständnis der Nutzerbedürfnisse durch eine Kombination aus investigativen Methoden (z. B. Nutzerinterviews) und generativer Methoden (z. B. Brainstorming) zu erzeugen und dieses in einem iterativen Designprozess umzusetzen. Besonders in der Anforderungsphase wird sich eingehend mit den Bedürfnissen und den Schwierigkeiten der Nutzer*innen im Nutzungskontext auseinandergesetzt, ohne die eigentliche Technologieentwicklung in den Mittelpunkt zu setzen. Erst nachdem die Bedürfnisse und individuellen Problemstellungen der Nutzer*innen definiert wurden, werden in einem nächsten Schritt die Konzepte in Anbetracht der technischen Möglichkeiten entwickelt und prototypisch umgesetzt. Eine darauffolgende Evaluation der Prototypen mit den Nutzer*innen stellt sicher, dass auf die Bedürfnisse der Nutzer*innen eingegangen wurde und erlaubt eine dynamische Anpassung des Konzepts in einer weiteren Iteration.

Eine weitere Herangehensweise, die besonders im Kontext digitaler Gesundheitslösungen die Berücksichtigung der Bedürfnisse von Nutzer*innen und anderen Stakeholdern sicherstellt und darüber hinausgeht, ist die partizipative Technikentwicklung (siehe z. B. Sanders 2002). Ähnlich wie im UCD-Prozess werden hier auch Patient*innen und weitere Stakeholder (z. B. Behandelnde und Pflegende) nach ihren Bedürfnissen und Wünschen gefragt. Es bleibt allerdings nicht nur bei der Befragung, sondern im Gegensatz zum UCD-Prozess werden sie idealerweise aktiv auf demokratische Weise mit in den Entscheidungs- und Gestaltungsprozess einbezogen. Dies führt besonders bei vulnerablen Personengruppen zu einer höheren Akzeptanz der digitalen Gesundheitslösung (vgl. van Hierden et al. 2021).

15.3 Vertrauen als Erfolgsfaktor im Design von digitalen Gesundheitslösungen

Eines der grundlegenden Bedürfnisse im Gesundheitskontext, das in der Gestaltung der Patient*innen-Computer-Interaktion besonderen Fokus erlangen sollte, ist das Vertrauen zwischen Patient*innen und medizinischem Personal und in die vermittelnde technische Schnittstelle. Die mittlerweile in verschiedensten Bereichen eingesetzten digitalen Gesundheitslösungen (DiGAs, Telemedizin, Medizin-IT usw.) können die persönlichen Interaktionen mit medizinischem Fachpersonal entweder teilweise (z. B. telemedizinische Anwendungen) oder ganz (z. B. KI-basierte Diagnoseanwendungen) ersetzen. Der Einsatz von digitalen Anwendungen kann einen fortlaufenden Wissensgewinn für Patient*innen darstellen, für den sicheren Umgang mit ihnen fehlt es Patient*innen aktuell aber oft noch an Erfahrung. Daher gilt es, sowohl Vertrauen in die Sicherheit der digitalen Sammlung und Verarbeitung von persönlichen Gesundheitsdaten zu schaffen als auch in die medizinische und technische Kompetenz der Anwendungshersteller und in den Behandlungserfolg der Anwendungen. In einer Studie zur Nutzerwahrnehmung KI-unterstützter Gesundheitsanwendungen (Baldauf et al. 2020) wurde u. a. durch bestimmte soziale Gruppen (Familie, Freunde, Dritte, Öffentlichkeit) beeinflusst, welche persönlichen Gesundheitsinformationen mit diesen geteilt wurden und welche nicht. Für die Entscheidung, welche Daten mit wem geteilt werden, spielen verschiedene Grundbedürfnisse eine Rolle. Damit Nutzer*innen diese Entscheidungen für sich treffen können, müssen sie durch *Transparenz* dazu befähigt werden. Das bedeutet, *Wissen über die zugrundeliegenden Prozesse einer digitalen Gesundheitsanwendung zu vermitteln*, und zwar auf eine möglichst eindeutige und nachvollziehbare Weise.

Um *Vertrauen in den verantwortungsvollen Umgang mit persönlichen Gesundheitsdaten* zu schaffen, sollte kommuniziert werden, welche Daten wie und zu welchem Zweck gesammelt werden, wie und wo sie verarbeitet werden (z. B. lokal oder cloudbasiert), wie sie verschlüsselt und an wen sie übertragen werden. Zudem sollte die Echtheit der zur Datenübertragung aufgebauten Verbindung mit anderen Geräten oder Netzwerken kenntlich gemacht werden. Wie im Kap. 6 (Digitale Gesundheitsanwendungen (DiGAs) – Apps auf Rezept) beschrieben, werden die in Deutschland erforderlichen Datenschutzmaßnahmen zur Zertifizierung digitaler Gesundheits- und Pflegeanwendungen vom Bundesinstitut für Arzneimittel und Medizinprodukte (BfArM) festgelegt. Zugunsten einer erhöhten Transparenz und Barrierefreiheit sollten lange Datenschutzerklärungen in reiner Textform außerdem vermieden und stattdessen wichtigste Inhalte kurz und einfach erklärt werden. An datenschutzrelevanten Stellen im Nutzungsprozess könnten hierzu thematisch passende Auszüge aus der Datenschutzerklärung angeboten werden, z. B. in Form eines Informationsfensters, das mit Klick auf ein entsprechendes Symbol geöffnet werden kann. Baldauf et al. (2020) schlagen vor, eine sichere Verbindung bzw. eine stark verschlüsselte Datenübertragung durch ein Symbol, ähnlich dem Schlosssymbol in Webbrowsern, anzuzeigen. Eine entsprechend gestaltete Gesundheitsanwendung könnte zudem eine lokale Datenübertragung (z. B. über Bluetooth) im direkten Austausch zwischen Patient*innen und Mediziner*innen ermöglichen. Patient*innen könnten dann Daten lediglich an Geräte freigeben, die sich in ihrer Nähe befinden und hätten so eine sofortige Rückmeldung über eine erfolgreiche Übertragung.

Für das Schaffen von *Vertrauen in die medizinische Wirksamkeit* einer Anwendung sollten ihre Grenzen aufgezeigt werden. Baldauf et al. (2020) schlagen beispielsweise vor, eine KI-unterstützte App könne, statt kommentarlos eine Diagnose auszuwerfen, ein prozentuales Risiko für eine Diagnose auf Basis der eingegebenen Gesundheitsdaten angeben. Dies kommuniziert die Effektivität bzw. die Genauigkeit einer solchen Diagnose-App. Zusätzlich können die Hintergründe, die zu diesen Ergebnissen führen, kommuniziert werden. Wie im Kap. 9 (Die Rolle der Künstlichen Intelligenz im Rahmen der Patientenkommunikation) beschrieben, hat das Konzept der „explainable AI" (XAI) zum Ziel, die Entscheidungen bzw. Berechnungen, die zu den Ergebnissen einer KI-basierten Anwendung führen, nachvollziehen zu können. Für wissenschaftlich oder technisch versiertere Nutzer*innen können zugehörige wissenschaftliche Publikationen zur technischen Umsetzung der Gesundheitsanwendung zum Abruf bereitgestellt werden. Zugunsten einer hohen Transparenz und um das entsprechende Hintergrundwissen möglichst inklusiv bereitzustellen, sollte ein nachvollziehbarer und ansprechender Überblick über den Stand des betreffenden Forschungsbereichs und die bestehenden Behandlungsmethoden gegeben werden. Dies kann z. B. in Form kurzer Animationen, Erklärvideos oder kurzer, illustrierter Texte, die an den relevanten Stellen in der Anwendung durch kleine Hinweissymbole angeboten werden, stattfinden. Ein aktuelles Beispiel hierfür bietet die Withings-App.[3]

Ein besonders effektiver Weg, Vertrauen in Gesundheitsanwendungen zu schaffen, ist ihre *Validierung durch medizinisches Fachpersonal* bzw. Institutionen (z. B. vertrauten Menschen eher Anwendungen, die durch Krankenhäuser herausgegeben wurden als von Start-ups (Baldauf et al. 2020)) oder durch andere Nutzer*innen einer App, z. B. über Bewertungen in Form eines Feedbackbereiches. Plattformen zur Bereitstellung von Apps (z. B. Google Play oder App Store) bieten solche Bewertungsoptionen bereits an. Ein hohes Maß an Vertrauen kann hier entstehen, wenn App-Entwickler auch negatives Feedback ernst nehmen und zeitnah mit einer Ankündigung von Maßnahmen zur Verbesserung reagieren (wie im Rahmen eines effektiven Community Management praktiziert). Es wird empfohlen, digitale Gesundheitsanwendungen gemeinsam mit medizinischen Einrichtungen zu entwickeln oder herauszugeben und die medizinische Wirksamkeit der Anwendung durch eine offizielle medizinische Zertifizierung nachzuweisen (Baldauf et al. 2020). Der Prozess der Zertifizierung wird u. a. im Kap. 16 (Regulatorische Aspekte der digitalen Patientenkommunikation) beschrieben. Auch der direkte Einbezug von Interaktionen mit medizinischem Fachpersonal (z. B. das Bestätigen einer KI-generierten Diagnose durch Ärzt*innen) scheint vertrauenswürdiger als gänzlich autonom agierende Anwendungen.

---

[3] https://www.withings.com/de/de/withings-app.

Digitale Gesundheitsanwendungen können dies aufgreifen, indem auf Basis gesammelter Daten mögliche weitere Maßnahmen oder der Besuch bestimmter Ärzt*innen empfohlen werden.

15.4 UI-Strategien zur Förderung von gesundheitsförderlichem Verhalten und Therapietreue

Sind das grundsätzliche Vertrauen und die erste Akzeptanz einer digitalen Anwendung aufgebaut, muss im 2. Schritt sichergestellt werden, dass die Nutzerin/der Nutzer auch am Ball bleibt. Sowohl in der Prävention von Krankheiten sowie in der Therapie ist die „Compliance" (Therapietreue, Adhärenz), also das Ausmaß, in dem sich Patient*innen an die von medizinischem Personal oder digitalen Anwendungen vorgegebenen Verhaltensanweisungen halten, ein wesentlicher Erfolgsfaktor. Oftmals ist es wichtig, dass Menschen über einen längeren Zeitraum hinweg tagtäglich ein bestimmtes Verhalten zeigen, sei es das regelmäßige Messen von Vitalparametern oder das regelmäßige Ausführen von physiotherapeutischen Übungen. In der Gestaltung von digitalen Anwendungen zur Unterstützung der Patient*innen in der Ausführung des jeweils gewünschten Verhaltens können verschiedene Strategien und Ansätze der UI-Gestaltung verfolgt werden. Im Folgenden gehen wir insbesondere auf Persuasive Design, Gamification oder Serious Gaming ein.

15.4.1 Persuasive Design

▶ Als *persuasive Systeme* bezeichnet man Software oder *IT-Systeme, die so gestaltet wurden, dass sie bestimmte Haltungen und Verhaltensweisen beeinflussen, ohne dabei Zwang oder Täuschung anzuwenden* (Oinas-Kukkonen und Harjumaa 2008).

Der User wird stattdessen durch das Design beeinflusst, welches sowohl die bewusste Wahrnehmung des Users anspricht als auch die unbewusste. Auf Basis des psychologischen Modells von B.J. Fogg (2009) müssen 3 Elemente im Einklang sein, damit jemand ein Verhalten ausführt: Motivation, Können und eine Aufforderung. Motivation und Können stehen dabei in Abhängigkeit zueinander, so braucht es für ein schwierig durchzuführendes Verhalten eine hohe Motivation, für leichte Dinge nur wenig Motivation. Um Patient*innen durch digitale Anwendungen zu einer Verhaltensänderung oder Therapietreue anzuhalten, müssen sie also dahingehend unterstützt werden, dass die Barrieren zum gewünschten Verhalten reduziert werden, zukünftiges Verhalten strukturiert wird und sie sich kompetent fühlen, das Verhalten auch auszuführen. So kann eine App z. B. Trainingspläne vorschlagen und den Nutzer*innen ihre eigenen kleinen Ziele setzen lassen. Die Art der Aufforderung, die eine digitale Anwendung nun an die Nutzer*innen senden kann, hängt von der Motivation und dem Können ab. Hat jemand bereits hohe Motivation, Rückenübungen zu machen, weiß aber nicht wie, hilft eine App, die Übungen anzeigt (Facilitator). Weiß jemand, dass er mehr joggen gehen könnte, aber er ist nicht motiviert, könnte die Aussicht auf ein Reward (z. B. in Form von gesammelten Coins, siehe auch Gamification) motivieren (Spark). Ist jemand hochmotiviert und weiß, wie er fit bleibt, reicht eine Erinnerung (Signal). Rewards und Erinnerungen sind nur einzelne Strategien, die im Design von digitalen Gesundheitslösungen zur Therapietreue und/oder Verhaltensänderung eingesetzt werden. Auch soziale Aspekte wie sozialer Vergleich, Kooperation oder Wettbewerb mit anderen können beeinflussend wirken.

15.4.2 Gamification

Einige der unter Abschn. 15.4.1. genannten Strategien fallen in den Bereich der *Gamification*.

▶ *Gamification bezeichnet die Nutzung von Spielelementen und -mechaniken in nicht spielerischen Kontexten.*

In Gesundheitsapps können so z. B. spielerische Features wie das Sammeln von Punkten für Aktivitäten, das Bekommen von Abzeichen (Badges) für bestimmte Punktzahlen, Highscorelisten und kleinere spielerische Challenges eingesetzt werden. Auch der Einsatz von virtuellen, teils comichaft gestalteten Charakteren (Avataren) ist eine Art Gamification. Ein positives Beispiel im medizinischen Kontext ist der Pingunauten-Trainer,[4] eine VR-App, die Kinder spielerisch auf die Nutzung eines MRT-Gerätes vorbereitet.

Das Ziel von Gamification ist es, die Nutzer*innen durch freudvolle Interaktionen zu motivieren. Gamification ist für eine Vielzahl von Nutzergruppen, insbesondere junge Menschen, interessant, führt aber manchmal dazu, dass Nutzer*innen weniger intrinsisch motiviert sind, ein Verhalten über längere Zeit beizubehalten, sondern allein durch extrinsisch motivierende Faktoren dazu bewegt werden. Sollten diese Elemente auf Dauer langweilen, fällt die Motivation wieder rapide ab.

15.4.3 Serious Gaming

Während Gamification lediglich Spielelemente nutzt, kommen im Bereich der Serious Games komplett gestaltete Spiele zum Einsatz.

▶ *Ein Serious Game ist ein Spiel, das nicht primär oder ausschließlich der Unterhaltung dient, aber unterhaltsame Elemente enthält.*

---

[4] https://www.pingunauten.de/.

Die Entwicklung von Serious Games im Bereich Gesundheit stieg kurz nach der Jahrtausendwende explosionsartig an, sodass mittlerweile über 1700 Spiele existieren (Stintzing 2022). Der Großteil dieser Spiele zielt auf die Prävention und Gesundheitsförderung ab, ein kleinerer Bruchteil auf die Therapieunterstützung (siehe z. B. Rehab-Hero[5] für ein Spiel im Bereich der Physiotherapie).

Laut Wiemeyer (2016) gibt es 6 Kompetenzbereiche, die durch Serious Games gefördert werden können:

1) sensorische, z. B. Reaktionsfähigkeit,
2) kognitive, z. B. Aufmerksamkeit,
3) emotionale, z. B. Umgang mit Stress,
4) soziale, z. B. Teamarbeit,
5) persönlichkeitsbezogene,
6) Medienkompetenzen.

Bei der Gestaltung eines Serious Games kann je nach Kompetenzbereich ein passendes Spielgenre genutzt werden. Excergames, welche häufig kamera- oder sensorbasiert die Bewegungen der Nutzer*innen messen, können z. B. zur Förderung sensorischer Kompetenzen eingesetzt werden. Rollenspiele, u. a. auch in VR, eignen sich eher für die Förderung sozialer Kompetenzen.

Insgesamt ist der Bereich Serious Gaming vielversprechend, und die Wirksamkeit bezüglich des präventiven, therapeutischen oder edukativen Effekts wurde in vielen Studien nachgewiesen. Allerdings konnte in systematischen Reviews bisher auf höchster Evidenzstufe (Evidenzlevel 1a) kein signifikanter Nachweis der Wirksamkeit erbracht werden (Stintzing 2022).

15.5 Fazit

Akzeptanz und regelmäßige, längerfristige Nutzung digitaler Gesundheitsanwendungen hängen maßgeblich von deren Gestaltung ab. Dabei beginnt Gestaltung nicht erst beim visuellen Design, Navigation, Visualisierungen und Layout der Anwendung, welche für eine gute Usability unabdingbar sind, sondern bereits mit der Erhebung der Bedürfnisse späterer Nutzer*innen. Zentrale Bedürfnisse im Gesundheitsbereich sind das Vertrauen in die Anwendung und das medizinische Personal sowie Sicherheit, insbesondere in Bezug auf das Bereitstellen von Gesundheitsdaten. Aber auch Bedürfnisse wie Autonomie und Kompetenz sollten durch digitale Anwendungen befördert werden. Gerade Letztere spielen für vulnerable Gruppen eine große Rolle und können durch die barrierefreie Gestaltung erreicht werden. Einen standardisierten Prozess, welcher eine Bedürfnis-

---

[5] https://www.rehab-hero.de/.

orientierung garantiert, stellt das User-centered-Design bereit, aber auch partizipative Ansätze werden immer häufiger genutzt, um positive Nutzererlebnisse zu schaffen. Um Nutzer*innen längerfristig zur Nutzung zu motivieren, können Strategien wie Persuasive Design und Gamification oder Serious Gaming sensibel eingesetzt werden.

> **Zusammengefasst:**
> - Wahrgenommene Nützlichkeit, wahrgenommene Bedienerfreundlichkeit sowie sozialer Einfluss führen zu einer Haltung gegenüber digitaler Gesundheitslösungen, die wiederum die Nutzungsintention und wirkliche Nutzung bedingt.
> - Die Anwendung bestehender Kriterien zur Förderung der Usability und Barrierefreiheit erhöhen die wahrgenommene Bedienerfreundlichkeit.
> - Eine Bedürfnisorientierung ist unabdingbar, um sowohl die wahrgenommene Nützlichkeit zu erhöhen, aber auch positive Nutzungserlebnisse zu schaffen.
> - Ein iterativer, die Nutzer*innen einbeziehender Prozess wie das User-centered-Design oder partizipatives Design fördert die Akzeptanz.
> - Die Nutzung digitaler Gesundheitsanwendungen können mit verschiedenen Strategien (u. a. lokale Datenübertragung und -verschlüsselung, Interaktion mit Fachpersonal oder Gamification) gefördert werden.

Literaturverzeichnis

Ammenwerth E (2019) Technology acceptance models in health informatics: TAM and UTAUT. Stud Health Technol Inform 263:64–71

Baldauf M, Fröhlich P, Endl R (2020, November) Trust me, I'm a doctor – user perceptions of AI-driven apps for mobile health diagnosis. In: Proceedings of the 19th international conference on mobile and ubiquitous multimedia, S 167–178

Davis FD (1993) User acceptance of computer technology: system characteristics, user perceptions. Int J Man Mach Stud 38(3):475–487

Fogg BJ (2009, April) A behavior model for persuasive design. In: Proceedings of the 4th international conference on persuasive technology, S 1–7

Hassenzahl M (2010) experience design: technology for all the right reasons. Springer International Publishing, Cham

van Hierden Y, Dietrich T, Rundle-Thiele S (2021) Designing an eHealth Well-Being Program: a participatory design approach. Int J Environ Res Public Health 18(14):7250

Norman DA (1988) The psychology of everyday things. Basic Books, New York

Oinas-Kukkonen H, Harjumaa M (2008) A systematic framework for designing and evaluating persuasive systems. In: Persuasive technology: third international conference, PERSUASIVE 2008, Oulu, Finland, June 4–6, 2008. Proceedings 3. Springer Berlin Heidelberg, S 164–176

Ryan RM, Deci EL (2000) The darker and brighter sides of human existence: Basic psychological needs as a unifying concept. *Psychological inquiry, 11*(4), 319–338.

Sanders EB-N (2002) From user-centered to participatory design approaches. In: Design and the social sciences. CRC Press, London, S 18–25

Sheldon KM (2011) Integrating behavioral-motive and experiential-requirement perspectives on psychological needs: A two process model. *Psychological Review, 118*(4), 552–569. https://doi.org/10.1037/a0024758

Stintzing J (2022) Serious Games for Health – eine Übersicht und Anwendungsbeispiele. In: Digitale Lernwelten – Serious Games und Gamification: Didaktik, Anwendungen und Erfahrungen in der Beruflichen Bildung. Springer Fachmedien, Wiesbaden, S 269–290

Wiemeyer J (2016) Serious Games für die Gesundheit. Springer Fachmedien, Wiesbaden

Teil V
Ethische und Regulatorische Aspekte

Regulatorische Aspekte der digitalen Patientenkommunikation

16

Mark Hastenteufel

Inhaltsverzeichnis

16.1	Einleitung	244
	16.1.1 Digitale Patientenkommunikation aus technischer Sicht	244
	16.1.2 Begriffserklärungen („safety", „privacy", „security")	244
16.2	Medizinprodukteverordnung (MDR)	246
	16.2.1 Qualifikation und Klassifikation	246
	16.2.2 Konformitätsbewertung	248
	16.2.3 Qualitätsmanagementsystem	249
	16.2.4 Risikomanagement und klinische Bewertung	249
	16.2.5 Anwendung harmonisierter Normen	249
	16.2.6 Betrieb und Überwachung nach dem Inverkehrbringen	250
16.3	Datenschutz-Grundverordnung (GDPR)	250
16.4	Gesetz über künstliche Intelligenz (AI Act)	251
16.5	Fazit	252
Literatur		252

Zusammenfassung

Je nach Zweckbestimmung einer digitalen Anwendung zur Patientenkommunikation stellen regulatorische Aspekte eine wesentliche Hürde bei deren Entwicklung und weitflächigen Einsatz im Behandlungsalltag dar. Zu beachten sind dabei in Europa

M. Hastenteufel (✉)
Software/KI und Regulatorik in der Medizintechnik, Technische Hochschule Mannheim (THM), Mannheim, Deutschland
E-Mail: mark@dr-hastenteufel.de

die Medizinprodukteverordnung (Medical Device Regulation, MDR), die Datenschutzgrundverordnung (General Data Privacy Regulation, GDPR) sowie das Gesetz über künstliche Intelligenz (Artificial Intelligence Act, AI Act). Das vorliegende Kapitel beschreibt, wann die jeweiligen Verordnungen anzuwenden sind und wie diese bei der Entwicklung und dem Betrieb digitaler Anwendungen praktisch umgesetzt werden können.

16.1 Einleitung

16.1.1 Digitale Patientenkommunikation aus technischer Sicht

Eine digitale Anwendung zur Patientenkommunikation besteht i. d. R. aus einem Frontend, z. B. Smartphone oder Webbrowser, sowie einem Backend (Web- oder Cloudservice), siehe Abb. 16.1. Im einfachen Fall dient das Backend zur Vermittlung einer synchronen (z. B. Videocall oder Chat) oder asynchronen Kommunikation (z. B. Terminanfrage oder Austausch von Dokumenten) zwischen Patient und Arzt, siehe Abb. 16.1a. In diesem einfachen Fall vermittelt die digitale Anwendung nur Informationen zwischen Patient und Arzt, ohne diese zu ändern oder neue medizinische Informationen zu erzeugen. Kommen jedoch intelligente Algorithmen ins Spiel und kommuniziert der Patient mit einer autonom agierenden digitalen Anwendung (Chatbot), wird diese auf Basis von Angaben des Patienten autonom Diagnosen erstellen und Entscheidungshilfen oder Therapieempfehlen generieren und dem Patient kommunizieren, siehe Abb. 16.1b.

16.1.2 Begriffserklärungen („safety", „privacy", „security")

Wichtige Begriffe im Zusammenhang mit regulatorischen Anforderungen an digitale Anwendungen im medizinischen Umfeld sind die Patientensicherheit („safety"), der Datenschutz („privacy") sowie die IT-Sicherheit („security").

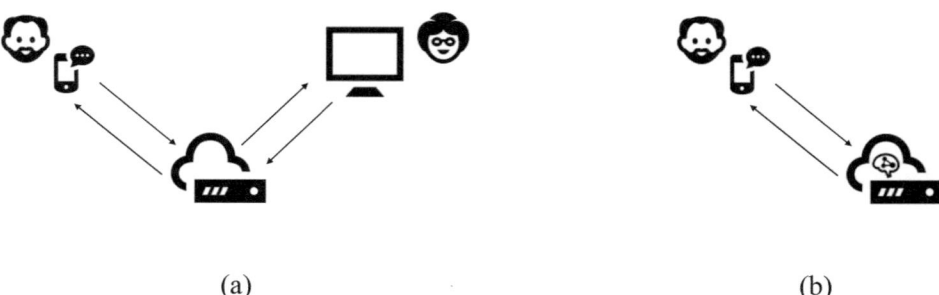

Abb. 16.1 Digitale Patientenkommunikation zwischen Patient und Ärztin über einen Web- oder Cloudservice (**a**) sowie zwischen Patient und einem autonom agierenden Chatbot (**b**)

Unter **Patientensicherheit („safety")** verstehen wir den Schutz eines Patienten vor dem Medizinprodukt, d. h. die Abwesenheit von unvertretbaren Risiken des Medizinprodukts, siehe (1) in Abb. 16.2. Ein Risiko ist definiert als die Kombination der Wahrscheinlichkeit des Auftretens eines Patientenschadens und des Schweregrades dieses Schadens. Ursachen bei Softwaremedizinprodukten sind typischerweise inhärente Risken (z. B. liefert eine KI mit 99 % Genauigkeit bei einem von 100 Patienten ein falsches Ergebnis), Entwurfs- und Implementierungsfehler, Fehlbedienungen durch mangelnde Usability oder Angriffe von außen durch mangelnde IT-Sicherheit. Ganz vermeiden lassen sich Risiken bei Medizinprodukten nicht, diese sind aber systematisch zu erheben, analysieren, minimieren und gegenüber dem Nutzen des Medizinprodukts abzuwägen.

Unter **Datenschutz („privacy")** verstehen wir den Schutz der Grundrechte und Grundfreiheiten natürlicher Personen bei der Verarbeitung ihrer personenbezogenen Daten. Personenbezogene Daten sind dabei Informationen, die sich auf identifizierbare natürliche Personen beziehen. Gesundheitsdaten, also personenbezogene Daten, welche sich auf die körperliche oder geistige Gesundheit einer natürlichen Person beziehen, stellen dabei eine besonders schützenswerte Kategorie dar.

Unter **IT-Sicherheit („security")** verstehen wir den Schutz eines IT-Systems vor böswilligen Angriffen von außen, siehe (3) in Abb. 16.2. Typische Schutzziele sind die Vertraulichkeit („confidentiality"), die Integrität („integrity") sowie die Verfügbarkeit („availability") von Daten und Systemen. Eine mangelnde IT-Sicherheit kann Auswirkung auf die Patientensicherheit und/oder den Datenschutz haben. Wird z. B. ein vernetztes Medizinprodukt durch eine sog. Denial-of-Service-Attacke lahmgelegt (Verlust der Verfügbarkeit), hat das Auswirkung auf die Patientensicherheit, da Patienten nicht mehr

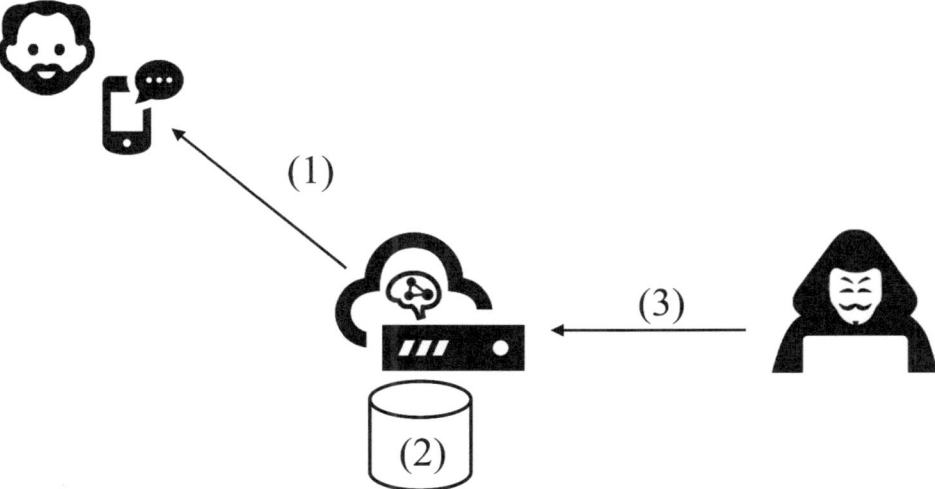

Abb. 16.2 Zusammenhang zwischen Patientensicherheit (1), Datenschutz (2) und IT-Sicherheit (3). Durch mangelnde IT-Sicherheit kann ein böser Angreifer entweder den Datenschutz kompromittieren und/oder die Patientensicherheit gefährden

behandelt werden können. Andererseits können Angreifer durch ein Eindringen in ein vernetztes Medizinprodukt Gesundheitsdaten abgreifen, was einen Bruch des Datenschutzes darstellt, aber keine direkte Auswirkung auf die Patientensicherheit hat.

16.2 Medizinprodukteverordnung (MDR)

Je nach Zweckbestimmung kann eine digitale Anwendung zur Patientenkommunikation ein Medizinprodukt darstellen und fällt dann unter die europäische Medizinprodukteverordnung (MDR 2017).

Die 2017 in Kraft getretene MDR gilt für klassische Medizinprodukte wie z. B. EKG, Ultraschall oder Herzschrittmacher sowie auch für reine Softwaremedizinprodukte. Die MDR ist als europäische Verordnung direkt in allen Mitgliedstaaten gültig, wird aber durch nationale Gesetze der EU-Staaten ergänzt. In Deutschland ist dies das Medizinprodukterecht-Durchführungsgesetz, welches u. A. die zuständigen Behörden nennt und die Straf- und Bußgeldvorschriften regelt (MPDG 2020).

Medizinprodukte sind einer *Konformitätsbewertung* zu unterziehen und müssen nach anerkanntem Stand der Technik unter Anwendung eines Qualitätsmanagementsystems entwickelt werden. In der Konformitätsbewertung ist nachzuweisen, dass das Medizinprodukt konform zu den Vorgaben der MDR entwickelt wurde. Risiken hinsichtlich der Patientensicherheit sind zu minimieren und mit dem erwarteten klinischen Nutzen abzuwägen. Ein wesentlicher Teil der Konformitätsbewertung ist der Nachweis der Erfüllung der grundlegenden Sicherheits- und Leistungsanforderungen (MDR Anhang I) über eine dazugehörige technische Dokumentation (MDR Anhang II).

In den folgenden Abschnitten werden die wesentlichen Aspekte bei der Zulassung von Software als Medizinprodukt in Europa zusammengefasst. Für eine umfassende Darstellung sei auf Hastenteufel und Renaud (2019) verwiesen.

16.2.1 Qualifikation und Klassifikation

Zunächst muss entschieden werden, ob eine Anwendung ein Medizinprodukt darstellt.

> **Definition Medizinprodukt (vereinfacht nach MDR Artikel 2(1))**
> „Medizinprodukt bezeichnet […] ein Gerät, eine Software, […], das dem Hersteller zufolge für Menschen bestimmt ist und […] einen oder mehrere der folgenden spezifischen medizinischen Zwecke erfüllen soll:
>
> (Fortsetzung)

16 Regulatorische Aspekte der digitalen Patientenkommunikation

> - Diagnose, Verhütung, Überwachung, Vorhersage, Prognose, Behandlung oder Linderung von Krankheiten,
> - Diagnose, Überwachung, Behandlung, Linderung von oder Kompensierung von Verletzungen oder Behinderungen,
> - ..."

Entscheidend ist, für welche Zwecke der Hersteller sein Produkt bestimmt. Dies wird ausgedrückt über die *Zweckbestimmung,* welche folgende Punkte enthalten soll:

- der medizinische Zweck (Diagnose, Therapie, Überwachung, [...] von irgendeiner Krankheit),
- die vorgesehene Patientengruppe,
- den Körperteil, mit dem das Medizinprodukt interagiert (nicht bei Software),
- die Nutzergruppe,
- den Nutzungskontext,
- die (physikalische) Funktionsweise.

Ein Beispiel einer Zweckbestimmung für den imaginären Chatbot namens *PädiBot* wäre: „Der *PädiBot* erstellt auf Basis von Angaben der Eltern eine Verdachtsdiagnose bei Kleinkindern mit Erkältungssymptomen im Alter von 0 bis 6 Jahren. Der *PädiBot* liefert zudem eine Entscheidungshilfe, ob Eltern mit ihren Kindern einen Arzt oder eine Klinik aufsuchen sollten. Der *PädiBot* wird von Eltern im häuslichen Umfeld verwendet. Der *PädiBot* basiert auf einem tiefen neuronalen Netzwerk mit mehr als 10.000 Trainingsdaten."

Die Zweckbestimmung (und nicht die Funktionalität) entscheidet darüber, ob ein Produkt ein Medizinprodukt im Sinne der MDR darstellt. Dieser Schritt wird als Qualifizierung des Medizinproduktes bezeichnet. Bei physikalischen Produkten wie z. B. einem Herzschrittmacher oder einer Insulinpumpe ist die *Qualifizierung* als Medizinprodukt meist eindeutig. Software hingegen lässt bei der Qualifizierung oft Interpretationsspielraum, wie folgende Beispiele zeigen:

1. eine elektronische Patientenakte zur Verwaltung von Befunden und Diagnosen,
2. eine Software zur allgemeinen Interaktionsprüfung von Arzneimittelwirkstoffen,
3. eine App zur Entscheidungsunterstützung anhand etablierter Leitlinien,
4. eine App zur digitalen Kommunikation (chatten) zwischen Patient und Arzt,
5. eine Software zur Darstellung und Vermessung radiologischer Bilddaten.

Jede der oben genannten Softwareanwendungen verfolgt im weitesten Sinne einen medizinischen Zweck. Aber nur Nr. 5 ist ein Medizinprodukt im Sinne der MDR. Warum?

1. Die elektronische Patientenakte dient der reinen Dokumentation und erzeugt keine neuen Informationen zur Diagnose oder Therapie. Daher liegt kein medizinischer Zweck im Sinne der MDR vor.
2. Die Software zur allgemeinen Interaktionsprüfung von Arzneimittelwirkstoffen verfolgt zwar einen medizinischen Zweck, ist aber nicht patientenindividuell.
3. Die App zur Entscheidungsunterstützung anhand etablierter Leitlinien verfolgt zwar einen medizinischen Zweck, macht aber nichts anderes als in medizinischen Leitlinien zu suchen.
4. Die App zum Chatten dient zwar einem medizinischen Zweck, macht aber nichts anderes als Daten hin- und her zu kommunizieren.
5. Eine Software zur Darstellung und Vermessung radiologischer Bilddaten verfolgt einen medizinischen Zweck, ist patientenindividuell und geht über die einfache Suche, Speicherung und Kommunikation hinaus.

Die Kriterien zur Qualifizierung von Software als Medizinprodukt sind (MDCG 2019):

- Die Software erfüllt die Definition eines Medizinproduktes nach MDR.
- Die Software macht mehr als speichern, kommunizieren oder einfache Suchen.
- Die Software dient dem Nutzen eines einzelnen Patienten.
- Oder: Die Software steuert ein anderes Medizinprodukt.

Da von der MDR eine Vielzahl von Medizinprodukten (vom einfachen Heftpflaster bis hin zum implantierbaren Herzschrittmacher) mit unterschiedlichen Risikoprofilen erfasst werden, werden Medizinprodukte in die Klassen I, IIa, IIb und III eingeteilt. Dabei tragen Medizinprodukte der Klasse I das niedrigste Risiko und Medizinprodukte der Klasse III das höchste Risiko. Die *Klassifizierung* von Medizinprodukten erfolgt anhand von 22 Klassifizierungsregeln in Anhang VII der MDR sowie zugehöriger Durchführungsvorschriften. Die Klasse eines Medizinprodukts bestimmt die Stringenz der durchzuführenden Konformitätsbewertung und der Aktivitäten zur Überwachung nach dem Inverkehrbringen.

16.2.2 Konformitätsbewertung

Ist eine Software als Medizinprodukt qualifiziert und klassifiziert, muss eine Konformitätsbewertung durchgeführt werden. Mit dem Konformitätsbewertungsverfahren wird mithilfe einer technischen Dokumentation des Medizinprodukts die Einhaltung der grundlegenden Sicherheits- und Leistungsanforderungen der MDR nachgewiesen. Für Klasse-I-Produkte liegt die Konformitätsbewertung ganz in der Hand des Herstellers. Für alle anderen Klassen sind benannte Stellen wie z. B. TÜV oder DEKRA einzubinden. Diese zertifizieren das Qualitätsmanagementsystem des Herstellers sowie die technische Dokumentation des Medizinprodukts im Rahmen sog. Audits. Alle 3 Jahre muss der Hersteller sich einem vollständigen Rezertifizierungsaudit und jedes Jahr einem abgespeckten Überwachungsaudit unterziehen. Einmal in 5 Jahren ist zudem ein unangekündigtes Audit vorgesehen.

16.2.3 Qualitätsmanagementsystem

Die MDR fordert, für die Entwicklung von Medizinprodukten ein geeignetes Qualitätsmanagementsystem (QMS) einzuführen, zu etablieren und aufrechtzuerhalten. Unter einem QMS versteht man (sehr vereinfacht) die Definition von Qualitätszielen und Verfahrensanweisungen zur Erfüllung dieser Qualitätsziele sowie einem Konzept zur Überprüfung der Wirksamkeit des QMS und dem Management von korrektiven oder präventiven Maßnahmen. Im Wesentlichen bildet ein QMS einen PDCA-Zyklus ab: Plan – Do – Check – Act. In der Regel wird zur Umsetzung eines QMS zur Entwicklung von Medizinprodukten die harmonisierte Norm ISO 13485 herangezogen, siehe Abschn. 16.2.5.

16.2.4 Risikomanagement und klinische Bewertung

Die MDR fordert in den grundlegenden Sicherheits- und Leistungsanforderungen: „[…] Produkte […] sind sicher und wirksam und gefährden weder den klinischen Zustand und die Sicherheit der Patienten […], wobei etwaige Risiken […] gemessen am Nutzen für den Patienten vertretbar […] sein müssen, hierbei ist der allgemein anerkannte Stand der Technik zugrunde zu legen."

Zum einen sind Risiken zu identifizieren, zu bewerten und zu minimieren. Zum anderen ist der klinische Nutzen eines Medizinprodukts zu formulieren und im Rahmen einer klinischen Bewertung nachzuweisen. Schlussendlich ist darzulegen, dass der klinische Nutzen die verbleibenden Risiken überwiegt. Zum Risikomanagement wird in der Regel die Norm ISO 14971 herangezogen, siehe Abschn. 16.2.5.

16.2.5 Anwendung harmonisierter Normen

Zur konkreten Umsetzung von Anforderungen der MDR werden bei der Entwicklung harmonisierte Normen herangezogen. Die wichtigsten Normen zur Entwicklung von Software als Medizinprodukt sind:

- **ISO 13485:** Medizinprodukte – Qualitätsmanagementsysteme – Anforderungen für regulatorische Zwecke,
- **ISO 14971:** Medizinprodukte – Anwendung des Risikomanagements auf Medizinprodukte,

- **IEC 62366-1:** Medizinprodukte – Teil 1: Anwendung der Gebrauchstauglichkeit auf Medizinprodukte,
- **IEC 62304:** Medizingeräte-Software – Software-Lebenszyklus-Prozesse,
- **IEC 82304-1:** Gesundheitssoftware – Teil 1: Allgemeine Anforderungen für die Produktsicherheit,
- **IEC 81001-5-1:** Gesundheitssoftware und Gesundheits-IT-Systeme – Sicherheit, Effektivität und Security – Teil 5-1: Security – Aktivitäten im Produktlebenszyklus.

Harmonisierte Normen konkretisieren die grundlegenden Sicherheits- und Leistungsanforderungen der MDR und machen dem Hersteller deren Umsetzung leichter.

16.2.6 Betrieb und Überwachung nach dem Inverkehrbringen

Den Betrieb von Medizinprodukten regelt in Deutschland die Medizinprodukte-Betreiberverordnung (MPBV 2021). Bei physikalischen Medizinprodukten, wie z. B. einem Ultraschallgerät, ist i. d. R. die Klinik der Betreiber. Bei Software als Medizinprodukt kann auch der Hersteller der Betreiber sein, wenn dieser die Anwendung als Cloudservice zur Verfügung stellt.

Weiterhin muss der Hersteller für eine angemessene Überwachung nach dem Inverkehrbringen sorgen und diese in einem Bericht über die Überwachung dokumentieren. Potenziell schwerwiegende Vorkommnisse bei der Anwendung des Medizinprodukts sind den zuständigen Behörden zu melden. Ein schwerwiegendes Vorkommnis ist (vereinfacht) „[. . .] eine Fehlfunktion [. . .] einschließlich Anwendungsfehlern [. . .] oder eine unerwünschte Nebenwirkung, welche direkt oder indirekt zum Tod oder einer schwerwiegenden Verschlechterung des Gesundheitszustandes eines Patienten führte oder hätte führen können". In Deutschland ist das Bundesinstitut für Arzneimittel und Medizinprodukte (BfArM) für Vorkommnismeldungen zuständig.

16.3 Datenschutz-Grundverordnung (GDPR)

Unabhängig davon, ob eine Anwendung zur digitalen Patientenkommunikation ein Medizinprodukt darstellt, werden immer Gesundheitsdaten, d. h. personenbezogene Daten, verarbeitet, und es ist demnach die Datenschutz-Grundverordnung (General Data Privacy Regulation, GDPR) anzuwenden (GDPR 2016). Die Einhaltung der Datenschutz-Grundverordnung obliegt alleine dem Hersteller bzw. dem Betreiber der Anwendung. Es gibt kein Konformitätsbewertungsverfahren unter Einbezug von benannten Stellen wie bei der MDR. Allerdings können stichprobenartig Anforderungen der Datenschutz-Grundverordnung im Rahmen von MDR-Audits von benannten Stellen überprüft werden.

Die Datenschutz-Grundverordnung besagt, dass personenbezogene Daten nur für festgelegte und eindeutige Zwecke erhoben und verarbeitet werden dürfen (Zweckbindung). Insbesondere müssen die betroffenen Personen eine (zweckgebundene) Einwilligung zur Verarbeitung ihrer personenbezogenen Daten geben. Die personenbezogenen Daten sollen nicht länger als erforderlich gespeichert werden und müssen angemessen vor unbefugtem Zugriff, unrechtmäßiger Verarbeitung und unbeabsichtigtem Verlust oder Beschädigung geschützt werden. Hierzu sind u. a. die üblichen Maßnahmen der IT-Sicherheit umzusetzen.

16.4 Gesetz über künstliche Intelligenz (AI Act)

Das europäische Gesetz über künstliche Intelligenz (Artificial Intelligence Act, AI Act) wurde 2024 verabschiedet und findet Anwendung auf KI-Systeme bestimmter Kategorien zum Schutz von Gesundheit, Sicherheit und der Grundrechte von natürlichen Personen (AIAct 2024). KI-Systeme sind im AI Act (vereinfacht) definiert als Systeme mit einem Maß an Autonomie, welche über Trainingsdaten angelernt wurden, ihre Umgebung beeinflussen und ihr Verhalten im Betrieb potenziell anpassen können. Der Chatbot aus Abb. 16.1b würde demnach unter diese Definition fallen.

Der AI Act teilt KI-Systeme ein in:

- **verbotene Systeme**, z. B. Echtzeitidentifikation von Personen in der Öffentlichkeit,
- **Hochrisikosysteme**, z. B. Sicherheitskomponenten in kritischen Infrastrukturen,
- **Systeme mit Transparenzvorschriften**, z. B. Chatbots zur Kundenkommunikation,
- **General Purpose AI (GPAI)**, z. B. die einschlägigen Large-Language-Modelle (siehe auch Kap. 9 und 10).

Als Hochrisikosysteme gelten zudem auch KI-Systeme, welche unter bestimmte andere europäische Verordnungen fallen, u. a. auch die Medizinprodukteverordnung. Daher fallen alle Medizinprodukte mit KI-Anteilen zukünftig auch als Hochrisikosysteme unter den AI Act. Der AI Act verlangt für Hochrisikosysteme eine Konformitätsbewertung ähnlich wie für Medizinprodukte unter Einbezug von benannten Stellen. Es wird erwartet, dass die Konformitätsbewertung nach dem AI Act zusammen mit der Konformitätsbewertung nach der MDR durchgeführt werden kann.

Ähnlich wie für Medizinprodukte ist für die Entwicklung von Hochrisikosystemen ein geeignetes Qualitätsmanagementsystem zu etablieren und mittels technischer Dokumentation u. a. das Risikomanagement, die Daten-Governance, die Transparenz, die Genauigkeit, die Robustheit und die IT-Sicherheit des KI-Systems nachzuweisen.

16.5 Fazit

Da bei digitalen Anwendungen zur Patientenkommunikation personenbezogene Gesundheitsdaten verarbeitet werden, sind immer Anforderungen der Datenschutz-Grundverordnung zu beachten. Das betrifft insbesondere die Umsetzung von IT-Sicherheitsmaßnahmen zum Schutz der personenbezogenen Daten. Je nach Zweckbestimmung der digitalen Anwendung ist diese als Medizinprodukt gemäß Medizinprodukteverordnung einzustufen und einem Konformitätsbewertungsverfahren zu unterziehen. Zur Umsetzung werden harmonisierte Normen herangezogen, und je nach Klasse des Medizinprodukts ist eine benannte Stelle hinzuzuziehen. Enthält die digitale Anwendung zudem KI-Komponenten, wird zukünftig auch das neue europäische Gesetz über künstliche Intelligenz anzuwenden sein.

Literatur

AIAct (2024) Verordnung (EU) 2024/... des Europäischen Parlaments und des Rates vom ... zur Festlegung harmonisierter Vorschriften für künstliche Intelligenz (Gesetz über künstliche Intelligenz)

GDPR (2016) Verordnung (EU) 2016/679 des Europäischen Parlaments und des Rates vom 27. April 2016 zum Schutz natürlicher Personen bei der Verarbeitung personenbezogener Daten, zum freien Datenverkehr und zur Aufhebung der Richtlinie 95/46/EG (Datenschutz-Grundverordnung)

Hastenteufel M, Renaud S (2019) Software als Medizinprodukt. Springer Vieweg. ISBN: 978-3-658-26487-1

MDCG (2019) MDCG 2019-11, Qualification and classification of software – Regulation (EU) 2017/745 and Regulation (EU) 2017/746

MDR (2017) Verordnung (EU) 2017/745 des Europäischen Parlaments und des Rates vom 5. April 2017 über Medizinprodukte

MPBV (2021) Verordnung (D) Verordnung über das Errichten, Betreiben und Anwenden von Medizinprodukten (Medizinprodukte-Betreiberverordnung – MPBetreibV)

MPDG (2020) Gesetz (D) Gesetz zur Durchführung unionsrechtlicher Vorschriften betreffend Medizinprodukte (Medizinprodukterecht-Durchführungsgesetz – MPDG)

Ethische Reflexion der digitalen Patientenkommunikation

17

Christian Thielscher

Inhaltsverzeichnis

17.1 Einleitung 254
17.2 Wichtige ethische Aspekte der (analogen und digitalen) Patientenkommunikation 254
17.3 Typische Herausforderungen ethischer Reflexion 257
17.4 Mögliche Lösungsansätze 259
Literatur 261

Zusammenfassung

Die Digitalisierung verändert weite Bereiche der Medizin, darunter auch die Patientenkommunikation. Sowohl die Gegenstände, Voraussetzungen, Ziele und Herausforderungen der Arzt-Patienten-Gespräche (sowie der übrigen Kommunikationsbeziehungen, z. B. Patient-Patient, Patient-Unternehmen usw.) sind komplex, als auch die darauf anwendbaren ethischen Theorien. Daraus ergibt sich ein umfangreiches Problemfeld, das nicht pauschal zu lösen ist, sondern nur durch aufzählendes „Durchdeklinieren" der wichtigsten Situationstypen. Der Beitrag gibt einen Überblick über die Struktur des Problemfeldes und löst beispielhaft einige typische ethische Probleme.

C. Thielscher (✉)
Kompetenzcentrum für Medizinökonomie, FOM Hochschule für Oekonomie und Management, Essen, Deutschland
E-Mail: christian.thielscher@fom.de

© Der/die Autor(en), exklusiv lizenziert an Springer-Verlag GmbH, DE, ein Teil von Springer Nature 2025
T. G. Weimann et al. (Hrsg.), *Digitale Patientenkommunikation*,
https://doi.org/10.1007/978-3-662-71034-0_17

17.1 Einleitung

Die Digitalisierung verändert jeden Bereich der Medizin – von der Forschung über Prävention, Diagnose und Therapie bis zur Rehabilitation – und entsprechend auch die gesamte Patientenkommunikation.

Jede menschliche Handlung kann man danach beurteilen, ob sie „gut" oder „schlecht/böse" ist. Insofern ist das Thema dieses Beitrags die Anwendung einer Theorie vom Handeln auf einen großen Bereich der Medizin. Ein solches „Riesenthema" ist in einem Buchkapitel nur schwer angemessen darzustellen (und, nebenbei bemerkt, auch der von mir befragte Transformer half in diesem Fall nicht viel weiter, sondern verwies nur ziemlich allgemein auf die Fortschritte der Digitalisierung und die Bedeutung von Datenschutz, Transparenz und Patientenautonomie).

Ich werde mich daher im Folgenden darauf beschränken,

- wichtige Aspekte der (analogen und digitalen) Patientenkommunikation aufzuzählen, die ihre ethische Beurteilung beeinflussen,
- typische Herausforderungen ethischer Reflexion in diesem Kontext zu benennen und
- mögliche Lösungsansätze zu skizzieren.

17.2 Wichtige ethische Aspekte der (analogen und digitalen) Patientenkommunikation

Wie an anderer Stelle gezeigt wurde (Beck et al. 2021 a, b; Beck et al. 2022; die folgenden Abschnitte orientieren sich in wesentlichen Teilen an dieser Artikelserie), ist schon die *analoge* medizinische Kommunikation häufig komplex, voraussetzungsvoll und (vielfach) emotional belastend. Während alltägliche Gespräche auch deswegen (meist) gelingen, weil ihre Bedeutung (meist) gering ist, handelt das ärztliche Gespräch zwar häufig ebenfalls von nahezu trivialen Vorgängen (z. B. bei der Verlängerung eines unkritischen Rezeptes), manchmal aber bezieht es sich auf Schicksalsschläge (bei der Eröffnung einer ungünstigen Diagnose) oder gar auf das Management lebensbedrohlicher Zustände. Je nach Situation wissen die Beteiligten nicht immer, was auf sie zukommt und sind entsprechend angespannt. Auch unterschiedliche Annahmen über die Bedeutung des Gespräches können zu misslungener Kommunikation führen: wenn z. B. der Patient glaubt, schwer krank zu sein, während der Arzt die Situation sehr entspannt einschätzt und auch so kommuniziert.

Medizinische Kommunikation ist zudem voraussetzungsvoll und weicht damit erheblich von der Alltagskommunikation ab. So darf und soll beispielsweise der Arzt, soweit es zur Diagnostik bzw. Therapie erforderlich ist, in die Intimsphäre des Patienten eindringen und ihn sogar verletzen (z. B. bei einer Blutentnahme). Vor allem beim Erstkontakt ist es für beide Seiten schwer, das Gegenüber richtig einzuschätzen. Das erzeugt Angst, und zwar auch auf ärztlicher Seite – z. B. davor, bei der Anamnese eine wichtige Frage zu vergessen.

Kommunikationsziele
Nicht immer sind die Ziele der Kommunikation – ebenso wie die Erwartungen und Eigenschaften der Beteiligten – offensichtlich. Solche Ziele können umfassen:

- dass die Krankheit der Patientin bzw. des Patienten präzise erfasst und richtig behandelt wird,
- dass alle Beteiligten, vor allem aber die Patientin bzw. der Patient, zufrieden sind,
- dass er/sie die Krankheit bzw. die Behandlung tatsächlich verstanden hat oder glaubt, sie verstanden zu haben,
- dass eine Verhaltensänderung erfolgt (bei Diabetes z. B. eine Ernährungsumstellung),
- dass die Kommunikation eine vertrauensvolle Zusammenarbeit ermöglicht und unterstützt,
- dass ein angenehmes Gesprächsklima besteht.

Diese Ziele unterscheiden sich je nach Person, und sie können unterschiedliche Vorgehensweisen erfordern. Als Arzt sieht man sich daher manchmal Zielkonflikten gegenüber. „Allen alles recht machen" ist dann weder die richtige Strategie noch die richtige Empfehlung. So scheint oft aus rein medizinisch-technischer Sicht gar kein langes Gespräch erforderlich, weil sehr schnell klar ist, was zu tun ist. Das dürfte einer der Gründe dafür sein, dass Patientinnen und Patienten im Erstgespräch durchschnittlich schon nach ungefähr 20 Sekunden unterbrochen werden. Für die Diagnostik kann das durchaus angemessen sein; es entspricht aber nicht immer dem Wunsch der Betroffenen. Stattdessen muss man entlang der Kommunikationsziele und Personengruppen differenzieren und priorisieren: Wem kann man Unterbrechungen im Gesprächsfluss zumuten, wem nicht? Dazu gehört die Reflexion der Erklärstrategien – etwa Beispiele, Übersetzungen von Fachausdrücken, der Einsatz von Vollformen statt Kurzwörtern oder weiterführende zielgruppenangemessene Erläuterungen des Inhalts.

Auch die Erwartungshaltung der Patienten kann sich auf unterschiedliche Dinge beziehen, z. B. auf Fakten, Meinungen, Gefühle, Aktionen usw. Die Eigenschaften von Patientinnen und Patienten können ganz unterschiedlich sein und eine unterschiedliche Kommunikation erfordern, ohne dass dies zu Gesprächsbeginn immer klar wäre (beispielsweise sozialer Status, Intelligenz, Vorwissen, kulturelle Faktoren u. v. m.). Selbstverständlich kann die Krankheit als solche die Kommunikation behindern (z. B. eine bisher unerkannte Depression).

Übrigens dürften die Komplexität und Schwierigkeit der ärztlichen Kommunikation zum verblüffenden Befund beitragen, dass bessere Kommunikation empirisch nicht unbedingt zu besseren Behandlungsergebnissen führt – allerdings meist zu einer höheren Zufriedenheit auf Seite der Patientinnen und Patienten.

Unterschiedliche Beteiligte

Zwar bildet das Patienten-Arzt-Gespräch das Zentrum der Behandlungskommunikation, aber darüber dürfen die Kommunikationsprozesse zwischen Mitarbeitenden und Betroffenen, Patientinnen und Patienten untereinander, Behandelnden und Mitarbeitenden usw. nicht übersehen werden. Sie folgen eigenen Regeln und Besonderheiten. Im Zeitalter der Digitalisierung entstehen zudem ganz neue Kommunikationskanäle, z. B. Patientenforen, Informationsangebote vieler verschiedener Anbieter (Ministerien, Behörden, pharmazeutische Unternehmen, Versicherungen u. v. m.).

Digitale Kommunikation

Über die Entstehung neuer Kommunikationsmöglichkeiten hinaus werfen die sich verbreitenden Anwendungsmöglichkeiten von Digitalisierung auch viele ethisch relevante Fragen auf (in Anlehnung an BMG 2024), z. B.:

- Verändern sich das Selbstbild und die Selbstwahrnehmung, das Gesundheitsverhalten und der Lebensstil in verschiedenen Lebensphasen, die Konzepte von „Krankheit" und „Gesundheit", Prioritäten und Werthierarchien (z. B. im Rahmen von IT-gestützter Selbstvermessung und Selbstoptimierung)?
- Welchen Einfluss haben neue Kommunikationsverfahren auf das Verhältnis zwischen Patienten, Ärzten, Pflegern und anderen Beteiligten (wenn z. B. die krankheitsbezogenen Daten beim Telemedizinanbieter liegen und dort ausgewertet werden)?
- Entstehen neue Möglichkeiten, mehr Gerechtigkeit in der Versorgung zu erzeugen („health equity/equality") und/oder entsteht Ungleichheit, z. B. in Form von unterschiedlicher „digital literacy" im Gesundheitswesen?
- Wer erhebt und verarbeitet welche Daten, wem gehören sie und wer zieht daraus welchen Nutzen?
- Was geschieht mit dem allgemeinen Menschenbild und Gesellschaftsverständnis, der demokratischen Steuerung und Legitimierung, dem Verhältnis von Autonomie, Eigenverantwortung und Solidarität sowie Privatheit und Öffentlichkeit?

Dabei können ganz unterschiedliche Informationstechnologien die Medizin verändern. Grob kann man sie danach einteilen, welche

- Akteure involviert sind (Patienten, Ärzte, andere),
- Fachbereiche sie betreffen (Innere, Chirurgie usw.),
- Techniken sie verwenden (Apps, Krankenhausinformationssysteme, Transformer usw.),
- Zielsetzung sie verfolgen (von der Verbesserung der Versorgung bis zur Profitmaximierung des Anbieters),
- inhaltlichen Schwerpunkte sie verwenden, z. B.:
  - Datenerhebung an der Patientin/am Patienten/am Gesunden (Wearables, Apps aller Art, ...),
  - Assistenzsysteme/„assisted ambient living",

- Decision-Support-Systeme,
- künstliche Intelligenz, „machine learning", Transformer,
- Wissensmanagement,
- Qualitätsmanagement,
- Automatisierung/Robotik,
- Kommunikationssysteme (Telemedizin, Datenaustauschsysteme/Plattformen, Patientenforen, ...),
- „Big Data",
- Ausbildungsinstrumente für Ärzte und Patienten,
- Prozessunterstützung (z. B. Terminvereinbarung und -erinnerung),
- und viele andere (hier hat sich noch keine breit akzeptierte Einteilung durchgesetzt).

Zumindest am Rande soll erwähnt werden, dass sich viele große IT-Firmen ursprünglich mit wenig bedeutsamen und sicherheitsrelevanten Themen beschäftigten (Spiele, Alltagsgespräche, ...), bei denen es nicht viel schadet, wenn etwas nicht funktioniert. Offensichtlich passt diese Grundhaltung ganz schlecht zur Medizin.

Diese außerordentliche Vielgestaltigkeit macht eine ethische Reflexion, die sich auf alles bezieht und für jede denkbare Situation konkrete Handlungsempfehlungen geben will, unmöglich. Zugleich liegt aber darin ein Ansatz, wie man zu brauchbaren Lösungen kommen kann (s. u.).

17.3 Typische Herausforderungen ethischer Reflexion

Die meisten Autoren verstehen unter „Ethik" die Theorie der Moral, und so verwende ich diesen Begriff auch.

Obwohl es natürlich jedem Ethiker geläufig ist, wird bei konkreten Anwendungsfällen (wie der digitalen Kommunikation in der Medizin) selten über ein zentrales Problem der Ethik gesprochen, dass nämlich verschiedene Ethiken existieren (s. Abb. 17.1), die in ihrer Beurteilung menschlichen Handelns voneinander abweichen können – z. B. bei dem bekannten „Trolley-Fall": Ein außer Kontrolle geratener Triebwagen rast ein Gleis entlang auf 5 Menschen zu, die er in Kürze töten wird. Man hat die Wahl, den Trolley auf ein anderes Gleis zu lenken, wo er einen Menschen tötet. In diesem Fall würden Utilitaristen den Trolley umlenken, Kantianer nicht (Thielscher et al. 2019) – um nur die aktuell wichtigsten Ethiken auszuführen (Tugend-, Diskurs-, Mitleids- und andere Ethiken können zu je anderen Ergebnissen kommen).

Die Diskussion dazu ist komplex und kann hier nicht geführt werden. Es folgt aber daraus, dass „die" Ethik aktuell keine geschlossene Theorie bildet – wie es z. B. die somatische Medizin tut –, sondern aus verschiedenen Theorien besteht, die jeweils unterschiedliche Handlungsempfehlungen geben können (nicht: müssen, denn je nach Situation können sie auch einig sein).

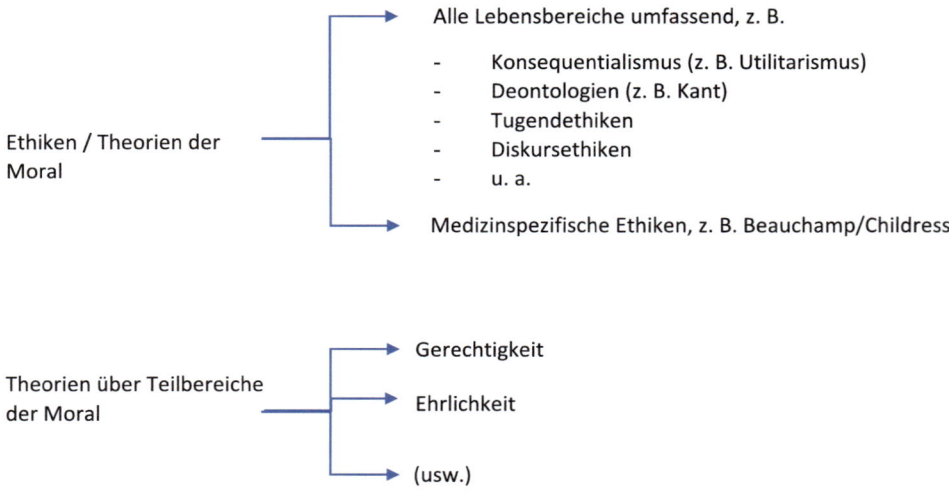

Abb. 17.1 Ethiken (Überblick)

Vielleicht ist aber „Moral" gar nicht die richtige Granulierung, so ähnlich wie beim Begriff der Krankheit: Es bringt wenig, wenn man sich mit „Krankheit an und für sich" beschäftigt, aber sehr viel, über „Tuberkulose", „Diabetes" usw. zu arbeiten. Ganz analog kommt man weiter, wenn man „Gerechtigkeit", „Ehrlichkeit" usw. betrachtet (Thielscher 2022).

Selbstverständlich ist es gerade in dringenden *medizinischen* Fragen schwierig, wenn sich ethische Expertinnen und Experten widersprechen. Daher lag es nahe, neben allgemeinen Ethiken auch *medizinspezifische* Ethiken zu entwickeln, wie Beauchamp und Childress (2001) es getan haben. Ihr Ansatz bezieht sich auf medizinische Themen und basiert auf der Idee, keine obersten moralischen Prinzipien zu bestimmen, sondern nur „mittlere" Prinzipien, die mit verschiedenen Moraltheorien vereinbar sind. Insgesamt ermittelten sie 4 Prinzipien für ethisch richtiges Handeln in der Medizin:

- Achtung des Selbstbestimmungsrechts des Patienten („respect for autonomy"),
- Prinzip der Schadensvermeidung („nonmaleficence"),
- Förderung des Patientenwohls („beneficence"),
- soziale Gerechtigkeit („justice").

Diese Prinzipien erfreuen sich breiter Zustimmung und lassen sich auch auf unsere Frage gut anwenden.

Die ungeheure Dynamik der technischen Entwicklung macht es Gesellschaften schwer, rechtzeitig ihre Moralvorstellungen anzupassen, und entsprechend „laufen Ethiker (und

Juristen!) der Technik hinterher" – und niemand weiß, was als Nächstes auf uns zukommt. Es fällt schon schwer, die wichtigsten aktuellen Herausforderungen zu identifizieren. An anderer Stelle (Thielscher und Kappler 2023) wurden am Beispiel der Onkologie genannt: die Arzt- und Patientenrolle, medizinische Institutionen, Ausbildung, Haftung, Qualität, das Blackboxproblem, Datensicherheit und Datenschutz, Implementierungsfragen, finanzielle Fragen, verfolgte Zwecke.

17.4 Mögliche Lösungsansätze

Angesichts der Vielgestaltigkeit technologischer Entwicklungen und ethischer Ansätze besteht die einzige – dafür aber aussichtsreiche – Lösung darin, alle möglichen Einzelthemen mit allen denkbaren ethischen Ansätzen zu kombinieren, also „in die Fläche zu gehen" und Problem für Problem einzeln durchzudeklinieren.

Beispielsweise kann es gelingen, Antworten auf eine Frage der Form zu finden: „Wie würde ein Kantianer es ethisch einschätzen, wenn Daten zukünftig nicht mehr von Patienten und Ärzten verwaltet werden, sondern von Telemedizinanbietern?" Oder: „Was sagen die Prinzipien von Beuchamp und Childress zum Blackboxproblem" (dem Umstand, dass Machine-Learning-Algorithmen zwar Entscheidungen treffen, aber nicht immer angeben können, warum sie so entschieden haben)?

Allerdings führt dieses Vorgehen zu einer enormen Anzahl jeweils spezifischer Fragen, wie eine grobe Abschätzung zeigt: Kombiniert man 10 verschiedene Technologien mit 5 verschiedenen Gruppen möglicher Betroffener (Patienten, Ärzte, ...), erhält man bereits 50 verschiedene Fragestellungen. Hinzu kommen mindestens drei verschiedene aktuell einflussreiche Ethiken, bzw. wenn man nicht „Ethik als solche" anwendet, sondern ihre Einzelthemen: Fragen der Gerechtigkeit, Wahrheit usw.

Ich werde zum Abschluss lediglich eine dieser denkbaren Kombinationen willkürlich herausgreifen und beispielhaft erörtern, nämlich diejenige der Internet-Patientenforen (die Darstellung folgt wiederum Beck et al. 2022).

Die Kommunikation fachlicher Inhalte bzw. Informationen kann, wie gesehen, zu Verstehens- und allgemeinen Kommunikationsproblemen führen. Grund hierfür kann u. a. das Wissensgefälle zwischen Arzt und Patient sein. Gerade im Falle schwerer Krankheiten hat sich das Internet zu einer der wichtigsten Quellen für Informationen und Austausch entwickelt. Dabei gibt es unterschiedliche Quellen, z. B. evidenzbasierte, interessenunabhängige Informationen für Patientinnen und Patienten, bereitgestellt durch medizinische Institutionen, Einzelbeiträge – u. a. von Rundfunkanstalten oder Onlinezeitschriften, Webauftritte der Pharmaindustrie, aber auch Betroffenenforen und Selbsthilfegruppen.

Der Linguist Albert Busch hat bereits 2005 auf Schwächen der Informationsvermittlung im Internet hingewiesen – so die fehlende Unabhängigkeit und Qualitätssicherung bei der Bereitstellung von Medizin- oder Gesundheitswebsites, die fehlende Thematisierung von Gefahren bei der Beschreibung von Behandlungsmethoden bzw. bei Entscheidungshilfen für oder gegen Operationen sowie die fehlende Laienverständlichkeit und die Verwendung von Fachsprache.

Im Folgenden sollen exemplarisch Aspekte zum Austausch von medizinischen Laien auf Online-Selbsthilfeplattformen erwähnt werden, u. a. zu Mechanismen der Konstruktion von Gruppenidentität und der Legitimation der Gruppenmitgliedschaft, der Nutzung von Online-Selbsthilfegruppen als aktive Copingstrategien, zu ihrer Wirkung auf das emotionale Wohlbefinden und auf subjektiv erlebte emotionale Unterstützung (beispielsweise bei Brustkrebspatientinnen).

Der Vorteil der Kommunikation unter Betroffenen (auch im Internet) ist demnach die Möglichkeit, sich gegenseitig emotional zu stärken („emotionales Empowerment"). Selbsthilfeplattformen können Kontakt zu anderen, die in einer ähnlichen Situation sind, herstellen und ein Gemeinschaftsgefühl und Solidarität unter Gleichgesinnten vermitteln. Dass man Nicknames einsetzt und somit weitgehend anonym bleibt, kann auch dabei helfen, sich zu öffnen und über möglicherweise persönlich schwierige und/oder schambesetzte Themen zu sprechen bzw. zu schreiben. Dabei ist die Laienkommunikation nicht nur von gemeinsprachlichen Bedeutungen zu Gesundheit und Krankheit geprägt, sondern auch von nicht fachlichen Stereotypen bzw. Vorwissen sowie von der (intertextuellen) Einbindung in Diskurse und vom Medium.

Dass medizinische Laien einen anderen Zugang zum Fachwissen haben als Expertinnen und Experten, birgt insofern eine Reihe von Gefahren. Auf Internetplattformen, auf denen vorrangig medizinische Laien kommunizieren, wird mitunter darauf hingewiesen, dass ein medizinisch-fachlicher Dialog unerwünscht ist, weil die Fachkompetenz unter Laien fehlt. Solch ein vermeintlicher Fachdiskurs wird teilweise aber doch geführt. Problematisch aus Sicht der Qualitätssicherung ist z. B. der Verweis auf fragwürdige Quellen im Internet und die Verwendung von Fachbegriffen und fachlichen Kurzwörtern, die nicht oder falsch erklärt werden. Es ist durchaus gängig, dass schriftlich übermittelte Untersuchungsergebnisse gescannt und mit anderen Betroffenen im Internet diskutiert werden; dabei wird nicht immer über Verständnisprobleme reflektiert.

Es ist also damit zu rechnen, dass Informationen im Netz mitunter medizinisch nicht korrekt oder unvollständig sind und nicht korrigiert werden. Zudem ist von einer selektiven Wahrnehmung durch die „User" auszugehen: Gerade bei schweren Krankheiten klammern sich Betroffene manchmal an jeden Strohhalm. Verbleiben sie zu lange im „Laiensystem", kann es passieren, dass sie Vorsorgemaßnahmen verpassen. Die Konfrontation mit negativen Nebenwirkungen der Erkrankung und dem Leid der anderen kann hemmend wirken, aber auch zu Cyberhypochondrie führen. Des Weiteren gibt es bestimmte Foren, die sogar selbst- oder fremdschädigendes Verhalten fördern (z. B. Pro-Anorexie-Foren).

Ein übergeordnetes Ziel wissenschaftlicher Analysen zur medizinischen Kommunikation im Netz sollte daher sein, den Nutzen der Kommunikation für die Zielgruppe herauszuarbeiten und – wo möglich – Handlungsempfehlungen (Textoptimierung) zu geben.

Aus ethischer Sicht ist daher erforderlich,

- die positiven Möglichkeiten, die Patientenforen für die Nutzer zur Verfügung stellen, zu fördern,
- eine geeignete Qualitätssicherung der Foren zu ermöglichen,
- ihre Finanzierung und Organisation, falls nötig und/oder erwünscht, zu regulieren sowie
- Patienten und Ärzten geeignetes Wissen darüber zur Verfügung zu stellen,
- unter Berücksichtigung von Kosten und Nutzen solcher Maßnahmen.

Zusammenfassend ist die gute Nachricht: Dekliniert man die Kombinationen aus neuen Kommunikationstechnologien, ihren medizinischen Einsatzgebieten und ethischen Theorien je einzeln durch, dann kann man die ethischen Herausforderungen zumindest zufriedenstellend beschreiben, in vielen Fällen auch hinreichende Handlungsempfehlungen erarbeiten. Die schlechte Nachricht lautet: Aktuell ist nicht ganz klar, wer diese ganze Arbeit leisten kann und will.

Literatur

Beauchamp TL, Childress JF (2001) Principles of biomedical ethics. Oxford University Press, Oxford

Beck M, Diste H, Reimann S, Thielscher C (2021a) Ärztliche Kommunikation: Grundlagen guter Behandlungsgespräche. Dtsch Arztebl 118(42):A-1948/B-1604

Beck M, Diste H, Reimann S, Thielscher C (2021b) Kommunikation: Überlegungen aus der Praxis. Dtsch Arztebl 118(47):A-2234/B-1838

Beck M, Diste H, Reimann S, Thielscher C (2022) Kommunikation: Über die Praxis hinausdenken. Dtsch Arztebl 119(1–2):A-42/B-34

BMG (2024) Öffentliche Bekanntmachung des Bundesministeriums für Gesundheit (BMG) im Rahmen der Ressortforschung zum Thema „Ethische Aspekte der Digitalisierung im Gesundheitswesen". https://projekttraeger.dlr.de/sites/default/files/documents/documents/foerderangebote/bekanntmachung-ethische-aspekte-digitalisierung.pdf. Zugegriffen am 01.03.2024

Busch A (2005) Wissenskommunikation im Gesundheitswesen. Transferqualität in der Online-Gesundheitskommunikation. In: Antos G, Weber T (Hrsg) Transferqualität. Bedingungen und Voraussetzungen für Effektivität, Effizienz, Erfolg des Wissenstransfers (= Transferwissenschaften 4). Peter Lang, Frankfurt am Main/Berlin/Bern/Bruxelles/New York/Oxford/Wien, S 115–127

Thielscher C, Krol B, Heinemann S, Schlander M (2019) Ethical decomposition as a new method to analyse moral dilemmata. INFORMATIK 2019: 50 Jahre Gesellschaft für Informatik – Informatik für Gesellschaft. https://doi.org/10.18420/inf2019_07. Bonn: Gesellschaft für Informatik e.V. PISSN: 1617-5468. ISBN: 978-3-88579-688-6. S 37–49. Socio-technical Design and Value Orientation. Kassel. 23.-26. September 2019

Thielscher C (2022) Wirtschaft und Gerechtigkeit. Springer, Wiesbaden

Thielscher C, Kappler K (2023) Digitalization and the organisation of care: the case of oncology. J Eur Econ 22(1):127–139

Die Idee des Arztes im digitalen Zeitalter: Lehren von Karl Jaspers

18

Hans-Rudolf Raab

Inhaltsverzeichnis

18.1	Einleitung	264
18.2	Die Digitalisierung in der Medizin..................................	265
18.3	Herausforderungen der Digitalisierung	266
18.4	Karl Jaspers: Philosophie, Arztbild und systemische Medizinkritik	268
18.5	Die Rolle des Arztes im digitalen Zeitalter	271
18.6	Fazit: Lehren von Karl Jaspers	272
Literaturverzeichnis		274

Zusammenfassung

Die Digitalisierung hat viele Aspekte der Medizin schon jetzt grundlegend verändert. Dies hat mit der allgemeinen Verfügbarkeit sog. künstlicher Intelligenz (KI) eine qualitativ neue Stufe erreicht. Dennoch ist die Technisierung in der Medizin nicht neu. Vor 70 Jahren hat sich der Philosoph Karl Jaspers mit dem „Arzt im technischen Zeitalter" auseinandergesetzt. Seine Forderungen sind zeitlos. Unterstützt durch die Digitalisierung müssen sich Ärztinnen und Ärzte dabei als Bewahrer der Humanität ihrer ethischen Verantwortung bewusst sein. Das betrifft nicht nur die Frage nach ethischen Implikationen neuer Technologien, sondern ganz zentral die

---

H.-R. Raab (✉)
CSO Medical Development, Medizinische Universität Lausitz - Carl Thiem (MUL-CT), Cottbus, Germany
E-Mail: r-raab@t-online.de

Entscheidungsfindung für oder gegen bestimmte therapeutische Maßnahmen. In der Arzt-Patienten-Beziehung bleiben Empathie und Kommunikation gerade in existenziellen Grenzsituationen elementar.

18.1 Einleitung

Technisierung und Digitalisierung allgemein werden im Rahmen globaler ökonomischer Konkurrenz immer weiter beschleunigt. Wir nennen dies „Entwicklung", als sei schon alles sozusagen aufgewickelt vorhanden und müsse nur noch ent-wickelt werden. Noch lieber nennen wir es „Fortschritt" und meinen damit ein irgendwie geartetes Weiterkommen, ein Voranschreiten zu etwas Besserem. Allerdings haben wir nur eine nebulöse Vorstellung davon, wohin uns dieser Fortschritt bringen soll, und meist gar keinen Gedanken daran, wovon er uns „fort" führt. Abgesehen von der Notwendigkeit zu konkurrieren, ist dies durch den Glauben an permanente Verbesserungen getriggert. Dabei dominiert das Bestreben, durch Erweiterung der Möglichkeiten und durch größere Effizienz ein Mehr an Bequemlichkeit, Freizeit, Luxus etc. zu erreichen. Ein Mehr an Lebensfreude wird eher konsekutiv erwartet, wobei auf gesellschaftlicher Ebene chronische Frustration eintritt, wenn sich ein solcher Automatismus zunehmend als Illusion erweist, auch weil wir uns immer mehr mit den negativen Auswirkungen dessen beschäftigen müssen, was wir früher als „Fortschritt" angesehen haben.

Im Rahmen dieses hier nur orientierend skizzierbaren Prozesses revolutionieren zunehmend digitale Innovationen unsere Lebens- und Arbeitsweise. Dies hat mit der allgemeinen Verfügbarkeit sog. künstlicher Intelligenz (KI) eine qualitativ neue Stufe erreicht, auch wenn es bislang noch ausnahmslos um die sog. „schwache KI" geht. Es entsteht eine neue Welt aus Zahlen und undurchschaubaren selbstlernenden Algorithmen, die einerseits ungeahnte neue Horizonte eröffnet, andererseits aber auch geeignet ist, die Freiheit des Individuums drastisch zu beschränken. Wenn KI irgendwann das meiste besser weiß und besser entscheiden kann als der Mensch, kann dies in eine schleichende Abschaffung der Demokratie und deren Ersatz durch eine Art „KI-kratie" münden. Dazu ist keine Revolution im herkömmlichen Sinn erforderlich, es wird einfach immer weniger geben, was der Mensch noch selbst entscheiden kann und darf, einschließlich ethisch-moralischer Normsetzungen. Gleichzeitig ist KI die erste Erfindung in der Geschichte der Menschheit, deren Funktionen nach eigenem Bekunden nicht einmal ihre Erfinder selbst bis ins Letzte verstehen, womit sie Goethes Zauberlehrling ähneln („Die ich rief, die Geister, werd' ich nun nicht los."). Beängstigend ist, dass wir damit die erste Technik vor uns haben, die genuin über ein gewisses Maß an echter Autonomie verfügt, wenn auch (noch) unbewusst. Das ist eine neue Qualität und ein prinzipieller Unterschied sogar zu gefährlichen Technologien wie Atomkraft oder Genetic Engineering, die zwar außer Kontrolle geraten können, deren Mechanismen aber trotzdem bekannt und nachvollziehbar sind.

Die Medizin bleibt naturgemäß von alledem nicht unberührt, sie erlebt äußerst tiefgreifende Veränderungen. Was bedeutet die Nutzung neuer Techniken für die Rolle der Ärztin/des Arztes und insbesondere für das Arzt-Patienten-Verhältnis, das von jeher wichtigste Element der Medizin? In den 50er-Jahren des letzten Jahrhunderts ist der Philosoph Karl Jaspers genau dieser Frage tiefer nachgegangen. Im Blick auf die Technik allgemein, die damals in der Medizin zunehmend breiteren Raum einnahm, verfasste er dazu verschiedene Schriften, namentlich „Die Idee des Arztes", „Arzt und Patient" sowie „Der Arzt im technischen Zeitalter". Diese Aufsätze, teils ursprünglich Vorträge, wurden in verschiedener Weise publiziert, zuletzt sind sie gemeinsam mit Kritiken der Psychoanalyse und der Psychotherapie unter dem Gesamttitel des letztgenannten Beitrages bei Piper erschienen (Jaspers 1986a). Haben uns diese Texte heute noch etwas zu sagen? Was können wir von Karl Jaspers lernen, um einerseits und hauptsächlich die Humanität als tragende Säule der Medizin zu bewahren, andererseits und zugleich aber auch den neuen Herausforderungen und Chancen der Digitalisierung und der sog. künstlichen Intelligenz gerecht zu werden?

18.2 Die Digitalisierung in der Medizin

Die Digitalisierung hat viele Aspekte der Medizin schon jetzt grundlegend verändert. Der Raum der Möglichkeiten und Chancen ist riesig. Zum Beispiel:

- **Wearables und mobile Gesundheits-Apps:** Diese Technologien ermöglichen auch ohne unmittelbare ärztliche Beteiligung eine kontinuierliche Überwachung von Parametern wie Blutdruck, Herzfrequenz, Blutzuckerspiegel oder Schlafmuster (vgl. Kap. 6 und 7). Sie fördern damit eine präventive Gesundheitsversorgung und ermächtigen Patientinnen und Patienten, aktiv an ihrer Gesundheit zu arbeiten, und zwar viel einfacher, viel besser und vor allem viel umfassender und informierter als früher.
- **Telemedizin:** Telemedizin hat das Portfolio medizinischer Möglichkeiten substanziell erweitert (vgl. Kap. 3). Es ist ein wertvolles Instrument, insbesondere in abgelegenen oder unterversorgten Gebieten, aber auch für Befundungen und Zweitmeinungen. Patientinnen und Patienten können über Videoverbindungen mit Ärztinnen und Ärzten in Kontakt treten, was die Barrieren für den Zugang zu medizinischer Versorgung erheblich senkt. Studien zeigen, dass Telemedizin nicht nur die Erreichbarkeit verbessert, sondern auch die Zufriedenheit von Patientinnen und Patienten erhöht. Es erscheint aber ausgeschlossen, dass der persönliche Arzt-Patienten-Kontakt dadurch vollständig ersetzt werden kann. Das gilt ganz besonders für existenzielle Grenzsituationen.
- **Elektronische Gesundheitsakte** (engl. „electronic health record", EHR): EHRs ermöglichen eine bessere Verfügbarkeit und eine effizientere Verwaltung von Daten von Patientinnen und Patienten. Ärztinnen/Ärzte können auf umfassende, im Idealfall

lückenlose Informationen von Patientinnen und Patienten zugreifen, was Diagnose und Behandlung erleichtert und wahrscheinlich auch verbessert. Zudem erleichtern EHRs die Zusammenarbeit zwischen verschiedenen Fachbereichen und Gesundheitseinrichtungen. Der Zugriff auf bestimmte, gerade interessierende Daten ist allerdings noch immer mühsamer als das Blättern in einer Papierakte. Dies wird sich aber umkehren, wenn der Kontakt mit dem System nicht mehr via Mausklick oder Tippen auf den Touchscreen erfolgt, sondern durchgängig über KI-gestützte freie verbale Kommunikation (vgl. Kap. 10).

- **Künstliche Intelligenz/„artificial intelligence" (KI/AI):** KI-Systeme revolutionieren die Medizin durch die Fähigkeit, riesige Datenmengen zu analysieren und so Muster zu erkennen, die Ärztinnen/Ärzten normalerweise entgehen. Künstliche Intelligenz wird heute schon in der Bildgebung, bei der Diagnosestellung und in der Entwicklung personalisierter Behandlungspläne eingesetzt (vgl. Kap. 9). In naher Zukunft werden sich auf vielen weiteren Gebieten Einsatzmöglichkeiten für KI eröffnen. Die Dynamik ist groß und wird es bleiben. So basieren in der Chirurgie die Möglichkeiten robotischen Operierens heute noch allein auf sog. Master-Slave-Systemen, die exakt das ausführen, was der oder die Operierende mit den eigenen Bewegungen vorgibt, wobei sie allerdings auch Hilfestellung geben können wie Vergrößerung des Bildes, Übersetzung einer großen Bewegung der/des Operierenden in eine entsprechend kleinere Bewegung in der Patientin bzw. im Patienten oder auch Herausrechnung störender Bewegungen, so dass der Situs still erscheint, obwohl dies wegen Herzschlag, Atmung etc. tatsächlich nicht der Fall ist. Es ist absehbar, dass man bestimmte Standardschritte bei Operationen schon bald auch durch das System autonom ausführen lassen kann. Die Möglichkeiten und die zunehmenden Anwendungen der KI gehen prinzipiell über das hinaus, was wir bisher unter Digitalisierung verstanden haben. Daher wäre es gerechtfertigt, beides zu differenzieren und auch von einer „KI-isierung" zu sprechen.

18.3 Herausforderungen der Digitalisierung

Digitalisierung und „KI-isierung" sind janusgesichtig. Ebenso wie viele andere technische Möglichkeiten bringen sie nicht nur Vorteile, sondern auch erhebliche Herausforderungen und Risiken mit sich. Beispiele, Pars pro Toto:

- **Datenschutz und Sicherheit:** Mit der digitalen Speicherung und Verarbeitung von Gesundheitsdaten steigen die Anforderungen an den Datenschutz. Cyberangriffe und Datenlecks sind ernste Bedrohungen, die das Vertrauen der Patientinnen und Patienten in das Gesundheitssystem untergraben können. Es ist essenziell, robuste Sicherheitsmaßnahmen zu implementieren und die Patientinnen und Patienten kontinuierlich über den Schutz ihrer Daten zu informieren. Dazu ist z. B. die Blockchain-Technologie geeignet. Am Ende wird die breite Nutzung der Quantenmechanik in Computern nicht nur das Datenschutzproblem nachhaltig lösen, sondern auch die nötige Rechenleistung für komplexe KI-Aufgaben liefern. Das Wichtigste bleibt dann, dass Patientinnen und Patienten als noch immer selbstentscheidende Individuen stets und unter allen Umständen die Hoheit über ihre Daten, deren Nutzung und Verfügbarmachung behalten, selbst wenn sich daraus Nachteile für sie ergeben können.

- **Technologieabhängigkeit:** Die zunehmende Abhängigkeit von digitalen Systemen kann problematisch sein. Systemausfälle oder technische Fehler können schwerwiegende Folgen haben. Ein Beispiel dafür wäre der Ausfall von EHR-Systemen, der zu Verzögerungen bei der Versorgung von Patientinnen und Patienten und potenziell zu medizinischen Fehlentscheidungen führen kann. Etabliert man unabhängige redundante Systeme, um dem vorzubeugen, steigen wiederum Aufwand und Anforderungen an den Datenschutz.
- **Krankenhauskultur:** Alle Technik, auch wenn sie Erleichterungen mit sich bringt, macht Anpassungen der Strukturen und Prozesse und damit auch der Arbeitsweise der jeweils betroffenen Menschen an die spezifischen Erfordernisse nötig. Die Etablierung eines umfassend digitalisierten und „KI-isierten" Krankenhauses mit der Gewährleistung reibungsloser Abläufe ist aber nicht ein einmaliger Change-Prozess, sondern eine andauernde iterative Notwendigkeit parallel zu den immer neuen, fortlaufend erweiterten technischen Möglichkeiten, denn das Neue ist nicht statisch, sondern zunehmend fluide, es kommt nicht stufenweise, sondern in einem kontinuierlichen, anschwellenden Fluss. Die heute installierte Software braucht morgen schon Updates und muss übermorgen durch eine gänzlich neue Software ersetzt werden, für die es dann auch neue Hardware und neue Anpassungen der Bedienung braucht. Bislang wird die verbesserte Nutzerfreundlichkeit regelhaft durch die höhere Komplexität neutralisiert. Für all dies braucht es Akzeptanz seitens der Mitarbeitenden und der Patientinnen und Patienten. Es muss also zuallererst eine Kultur vorhanden sein oder geschaffen werden, die alle Mitarbeitende des Krankenhauses in die Lage versetzt, einen solchen permanenten Veränderungsprozess aufzunehmen und umzusetzen. Auch der Begriff des „Change-Management" muss in diesem Zusammenhang also neu gedacht werden.
- **Arzt-Patienten-Verhältnis:** Mit zunehmender Nutzung digitaler Technologien und mit den verstetigten Veränderungsprozessen, die ihrerseits kontinuierlich Arbeitskraft und Aufmerksamkeit der Mitarbeitenden binden, wächst die Gefahr, dass die persönliche Beziehung zwischen Ärztin/Arzt und Patientin/Patient leidet. Schon heute verbringen Ärztinnen und Ärzte einen großen und zunehmenden Teil ihrer Arbeitszeit mit Bürokratie. Gemäß einer Umfrage des Deutschen Ärzteblattes vom Juni 2024 waren dies im Schnitt 2,9 Stunden täglich, also mehr als ein Drittel eines 8-Stunden-Tages (Blum und Löffert 2024), bei Oberärztinnen und -ärzten sind es laut einer Umfrage des Marburger Bundes sogar 5,7 Stunden, also über 70 % des Arbeitstages (Marburger Bund 2024b), wobei sich gegenüber einer früheren Erhebung aus dem Jahr 2019 ein drastischer Anstieg zeigte. Damals waren es bei Dreiviertel der Oberärztinnen und -ärzte bis zu 4 Stunden am Tag (Marburger Bund 2024a). Kausalattribution ist immer

schwierig. Man kann aber zumindest sagen, dass die Digitalisierung im Krankenhaus die Bürokratie bis dato nicht hat vermindern können, eher im Gegenteil. Medizinische Versorgung, speziell ärztliches Wirken ist aber im Wesentlichen menschliche Interaktion und nicht primär eine technische, bürokratische oder digitale Dienstleistung. Die wahrscheinlich größte Herausforderung der Digitalisierung/„KI-isierung" besteht darin, die rechte Balance zu finden, also einerseits die zwischenmenschliche Fürsorge im Mittelpunkt zu behalten und andererseits hinsichtlich einer fluiden Technologie mit akzelerierender Dynamik up to date zu bleiben.

18.4 Karl Jaspers: Philosophie, Arztbild und systemische Medizinkritik

Karl Theodor Jaspers (Abb. 18.1), geboren am 23. Februar 1883 in Oldenburg (Oldenburg), verstorben am 26. Februar 1969 in Basel war Arzt (Psychiater) und als Philosoph einer der wesentlichen Vertreter der deutschen Existenzphilosophie.

Jaspers teilt mit den französischen Existentialisten die Betonung des je Einzelnen mit dessen individuellem Dasein und der daraus sich ergebenden eigenen Lebensgestaltung und auch Verantwortung. Geprägt durch Heidegger und im Gegensatz zu den

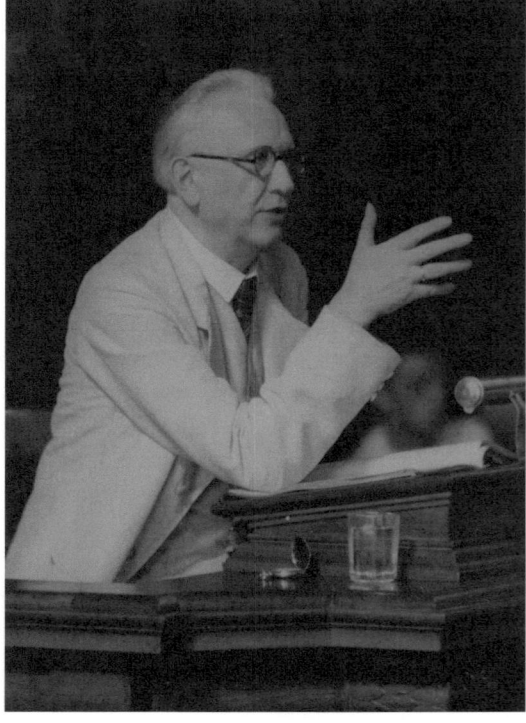

Abb. 18.1 Karl Theodor Jaspers (1883–1969) (Verwendung mit freundlicher Genehmigung des Universitätsarchivs Heidelberg, BA Alb II 11, Urheber: Edward Simson, Heidelberg, 1947)

französischen Existentialisten kommt Jaspers aber von einer grundsätzlich ontologischen Haltung her zu diesem Punkt. Das heißt, für Jaspers ist die menschliche Existenz nicht ein alleiniges In-der-Welt-Sein und nicht bloß individuelles Erleben, sondern Teil größerer transzendentaler (aber nicht zwingend konkret religiöser) Zusammenhänge, in die das Sein im Allgemeinen und damit auch das individuelle Da-Sein und So-Sein des Individuums eingebettet ist.

Von zentraler Bedeutung in der Befassung des Individuums mit seiner Existenz sind bei Jaspers die „Grenzsituationen". Diese sind gegeben, wenn der einzelne Mensch mit existenziellen Ängsten und Bedrohungen umgehen muss, z. B. große Schuld, starke Schmerzen, lebensbedrohende Krankheiten, Sterben und Tod etc. Solche Situationen, die gerade im Krankenhaus häufig vorkommen, fordern von einem ärztlichen Gegenüber nicht nur praktische und oft technisch unterstützte medizinische Hilfe, sondern insbesondere eine tiefe menschliche Kommunikation. Für Jaspers ist es wesentlich, dass das Verhältnis von Ärztin/Arzt und Patientin/Patient authentisch ist, ein alleiniger Austausch von Informationen ist für ihn keine wahre Kommunikation. Um alle Möglichkeiten der Hilfe und Unterstützung ausschöpfen zu können, um heilende Kräfte jenseits von Medikamenten und Operationen zu mobilisieren, muss die Arzt-Patienten-Beziehung eine echte Begegnung sein, in der die Patientin/der Patient nicht auf die Krankheit reduziert werden darf, sondern als gesamter individueller Mensch gesehen wird. In seinem Aufsatz „*Die Idee des Arztes*" schreibt Jaspers sehr eindrücklich und unvermindert gültig: „*Das Höchste, was ihm (dem Arzt, Anm. des Autors) hier und da gelingt, ist Schicksalsgefährte zu werden mit dem Kranken. Vernunft mit Vernunft, Mensch mit Mensch in den unberechenbaren Grenzfällen [...] Dann darf man fragen, ob nicht die ärztliche Persönlichkeit auf eine legitime Weise selber zu einer heilenden Kraft wird, ohne Zauberer oder Heiland sein zu müssen, ohne daß Suggestion, ohne daß irgendeine andere Täuschung vorliegt.*" (Jaspers 1986d, S. 18, 2. Abs,).

Die bei schweren Erkrankungen meist unvermeidbare Asymmetrie der Arzt-Patienten-Beziehung erhöht die ärztliche Verantwortung. Der Kranke ist oft verzweifelt, er will Hilfe, Hoffnung, Heilung, also etwas, das überhaupt nicht nach Bits und Bytes klingt. Schon Goethe hat das sehr plastisch beschrieben: „*So wendet, voll Vertraun, zum Arzte sich der Tieferkrankte, fleht um Linderung, fleht um Erhaltung schwer bedrohter Tage. Als Gott erscheint ihm der erfahrene Mann.*"[1] Ebenso deutlich macht dies die Statue „Hope and Help" am Portal des International Museum of Surgical Science in Chicago (vgl. Abb. 18.2). Hier ist der Kern des Arztseins berührt. Jaspers schreibt – ca. 150 Jahre nach Goethe – von dem „*...modernen naturwissenschaftlichen Arzt. Nicht mehr Priestertum ist seine Sache, sondern Humanität. [...] Dies ärztliche Handeln steht auf zwei Säulen: Einerseits der naturwissenschaftlichen Erkenntnis und dem technischen Können, andererseits auf dem Ethos der Humanität. Der Arzt vergisst nie die Würde des selbstentscheidenden Kranken und den unersetzlichen Wert jedes einzelnen Menschen.*" (Jaspers 1986c, S. 7, 1. und 3. Abs.). Dieses zeitlos richtige Arztbild sah Jaspers bereits durch die in den 50er-Jahren des

---

[1] Johann Wolfgang von Goethe: Die natürliche Tochter, 4. Aufzug 2. Auftritt.

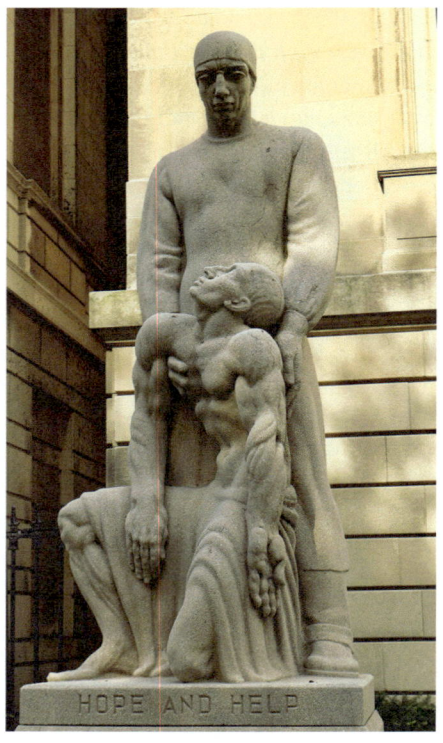

Abb. 18.2 Statue am Portal des International Museum of Surgical Science, Chicago (ID 121996007 © Jim Roberts | Dreamstime.com, verwendet mit erweiterter Lizenz)

20. Jahrhunderts erst aufkommende Technisierung bedroht: „*Die Gefahr besteht darin, dass der Arzt zu einem Techniker wird, der den Menschen als Maschine behandelt, wenn er nicht die tiefe menschliche Dimension seiner Aufgabe bewahrt. [...] Es entsteht eine Welt, die das in seiner Wirkungskraft so immens gesteigerte ärztliche Tun ermöglicht, dann aber dem Arztsein selbst entgegenwirkt. Ärzte werden zu Funktionen. [...] Täglich werden große therapeutische Erfolge an zahllosen Kranken erzielt. Aber erstaunlich: Es wächst eine Unzufriedenheit bei Kranken und Ärzten. Seit Jahrzehnten ist zugleich mit dem Fortschritt die Rede von Krise der Medizin, von Reformen, von Überwindung der Schulmedizin und Neugründungen der gesamten Krankheitsauffassung und des Arztseins. Woran liegt das? Erstens: Die soziologischen Folgen des technischen Zeitalters wirken durch Organisationen des Arztwesens auf den ärztlichen Beruf bis zur Bedrohung der Idee des Arztes selber. Zweitens: Die naturwissenschaftliche Medizin hat eine Tendenz, sich dem Exakten zu unterwerfen, statt es zu nutzen [...] Drittens: Da an der Grenze der naturwissenschaftlichen Möglichkeiten das ärztliche Tun nicht aufhört, gerät der Arzt an ihr in Verwirrung, hineingezwungen in die Ziellosigkeit vieler Menschen und des öffentlichen Zustandes überhaupt.*" (Jaspers 1986b, S. 39ff). Das alles klingt sehr aktuell, so ähnlich könnte auch die heutige Situation beschrieben werden. Diese Analysen haben sogar dramatisch an Aktualität gewonnen. Circa 50 Jahre nach Jaspers, in den

00er-Jahren des 21. Jahrhunderts, verfasste Paul U. Unschuld eine neuerliche und nicht weniger beunruhigende „Standortbestimmung" zu dem Thema und gab dem Buch den Titel „Der Arzt als Fremdling in der Medizin?" (Unschuld 2005). Ob sich das Fragezeichen inzwischen erübrigt hat, mag jeder selbst entscheiden.

18.5 Die Rolle des Arztes im digitalen Zeitalter

Das Wichtigste scheint, dass wir uns – im wohlverstandenen Interesse der Patientinnen und Patienten – der bedrohten Stellung der Ärztin/des Arztes in der Medizin klar werden. Neben den Umwälzungen durch Technisierung/Digitalisierung gibt es auch Technokraten (in Zukunft vielleicht „Digitalokraten" oder „Algorithmokraten" genannt) und Institutionen, die eine besondere Stellung der Ärztin/des Arztes im Gesundheitswesen aus ideologischen, ökonomischen oder machtpolitischen Gründen beseitigen wollen. Diese Akteure vermeiden so weit wie möglich schon das Wort „Ärztin/Arzt" und sprechen lieber egalisierend von „Leistungserbringern im Gesundheitswesen", weil sie wissen, dass etwas, das keinen Namen mehr hat, schon so gut wie inexistent ist. Das zu beklagen ist nicht ärztliche Eitelkeit oder Egoismus, sondern Vertretung von Interessen von Patientinnen und Patienten. Grenzsituationen werden auch in Zukunft unausweichlich auftreten, und sie werden sich wegen ihrer transzendentalen Bezüge auch niemals vollständig analysieren, geschweige denn beherrschen lassen. Deshalb brauchen Patientinnen und Patienten auch in Zukunft Ärztinnen und Ärzte, die der „Idee des Arztes" im Jasper'schen Sinn entsprechen, und die nicht bloß Anthropotechniker sind, ohne solches ärztliches Selbstverständnis. Karl Jaspers formuliert es so: „*Der Kranke sieht sich in einer Welt von Apparaturen, in der er verarbeitet wird, ohne daß er den Sinn der über ihn verhängten Vorgänge versteht. Er sieht sich Ärzten gegenüber, deren keiner <u>sein</u> Arzt ist.*" (Jaspers 1986b, S. 45, 2. Absatz).

> Als Ärztinnen und Ärzte müssen wir deshalb die gegenwärtigen und kommenden Transformationen des Gesundheitswesens verantwortlich mitgestalten. Dazu müssen wir mit Fragen wie den folgenden umgehen:
>
> - Wie erhalten wir Menschlichkeit in der Technik?
> - Wie lassen sich die neuen Techniken verantwortungsbewusst zum Nutzen der Patientinnen und Patienten einsetzen und negative Auswirkungen vermeiden?
> - Wie kann das digitalisierte, am Ende KI-dominierte zukünftige Gesundheitssystem mit existenziellen Grenzsituationen umgehen, also mit den sehr individuellen Erfahrungen von Schmerz, Leid, Tod?
> - Wie leben wir Ethik und Verantwortung in der Kommunikation mit KI?

18.6 Fazit: Lehren von Karl Jaspers

Aus den Analysen von Karl Jaspers können wir einige Lektionen ableiten, die helfen, auch unter den Bedingungen der immer mehr technisierten, digitalisierten und KI-isierten Welt die hippokratisch begründete „Idee des Arztes" und die Humanität in der Medizin zu bewahren.

▶ **Die Idee des Arztes leben**

Um die Idee der Ärztin/des Arztes in der Praxis umsetzen zu können, muss zunächst das Medizinstudium die hier dargelegten Aspekte zum Thema haben. Es darf sich nicht wie bisher weitestgehend auf Wissensvermittlung im technisch-naturwissenschaftlichen Sinn beschränken, sondern muss sich explizit auch mit geisteswissenschaftlichen Themen auseinandersetzen. Damit muss bereits im Studium die Vermittlung eines Ärztinnen-/Arztbildes im umfassenden Sinn einhergehen. Das ist aber noch nicht ausreichend. Um diesem Bild gerecht werden zu können, es also täglich zu leben und vorzuleben, müssen von politischer Seite die organisatorischen Rahmenbedingungen geschaffen werden. Insbesondere müssen die bürokratischen Anforderungen an Ärztinnen und Ärzte soweit wie möglich automatisiert und im Übrigen drastisch verschlankt werden. Es ist nicht länger hinnehmbar, dass sich Assistenzärztinnen und -ärzte über 35 % ihrer Arbeitszeit und Oberärztinnen und -ärzte sogar über 70 % ihrer Arbeitszeit mit Bürokratie befassen müssen. Dass Ärztinnen und Ärzte mehr Zeit für Patientinnen und Patienten brauchen, ist zu einem wohlfeilen politischen Lippenbekenntnis geworden, alle sind dafür, keiner tut etwas. Dies muss endlich auch in der Praxis ermöglicht werden! Ärztinnen und Ärzte brauchen Zeit für die sensible Kommunikation mit Patientinnen und Patienten, gerade in Grenzsituationen. Sie brauchen aber auch Zeit für die eigene Fortbildung und für die Weiterbildung jüngerer Kolleginnen und Kollegen, eine Weiterbildung, die in Fortsetzung des Studiums nicht nur Wissen und technische Fertigkeiten umfassen sollte, sondern auch grundlegende philosophische und ethisch-moralische Konstituenten der Idee der Ärztin/des Arztes. Daher muss Digitalisierung einen wesentlichen Fokus auf die überbordende Medizinbürokratie richten und auch im Übrigen bestrebt sein, die Arbeit aller im Gesundheitswesen Tätigen zu erleichtern. Politik, die dieses sehr ernste Problem nicht nachhaltig löst, hat versagt.

▶ **Empathie und Kommunikation**

Die menschliche Dimension der Medizin zu bewahren, muss andererseits auch von ärztlicher Seite als wesentliche eigene Aufgabe begriffen werden. Ähnliches gilt in dieser allgemeinen Formulierung naturgemäß auch für den Pflegebereich und für andere medizinische Berufe mit Patientinnen- und Patientenkontakt. Technologien geben uns Werkzeuge als Unterstützung, um die Versorgung von Patientinnen und Patienten zu verbessern. Man darf sich ihnen aber nicht unterwerfen, und man muss sich im Klaren sein, dass sie Empathie und aktives Zuhören nicht ersetzen können. Dies hat auch der Deutsche Ethikrat in seiner Stellungnahme „Mensch und Maschine – Herausforderungen durch Künstliche Intelligenz" für die Medizin betont: „Gerade in komplexen Behandlungssituationen bedarf es eines personalen Gegenübers, das durch technische Komponenten zwar immer stärker unterstützt werden kann, dadurch selbst als Verantwortungsträger für die Planung, Durchführung und Überwachung des Behandlungsprozesses aber nicht überflüssig wird" (Deutscher Ethikrat 2023).

Anstatt bei einer Patientin/einem Patienten nur die üblichen anamnestischen Daten zu erfassen und ihr/ihm sodann lediglich die medizinischen Fakten zu erläutern, ist es eminent wichtig, die Lebensumstände und Lebenseinstellungen einer Patientin/einem Patienten wirklich zu verstehen, insbesondere bei schweren, bedrohlichen Erkrankungen. Dies erfordert einfühlsames Zuhören und bewusste innerliche Hinwendung zum Kranken. Über alle Digitalisierung und sonstige Technik dürfen wir nicht vergessen, dass therapeutischer Erfolg in der gesamten Medizin, auch in den chirurgischen Fächern, zu einem beachtlichen Teil auf der Arztpersönlichkeit beruht. Karl Jaspers hat recht: Die Ärztin/der Arzt wendet nicht nur Heilmittel an (Medikamente, Operationen, Strahlen etc.), sondern er oder sie IST selbst eine „heilende Kraft".

▶ **Ethik und Verantwortung**

Der Mensch ist keine Maschine. Jeder einzelne ist ein einzigartiges Individuum, dessen Würde jedwede Verfügbarkeit kategorisch ausschließt. Wie der Mensch keine Maschine ist, ist auch die Medizin keine Naturwissenschaft, keine Technik und schon gar kein digitalisierbarer Corpus. Sie bedient sich all dieser Möglichkeiten gerne als notwendige Hilfsmittel, aber sie ist mit ihnen nicht identisch. Unter anderem wegen der unleugbaren transzendentalen Bezüge, die oft in den Grenzsituationen erkennbar werden, entziehen sich Gesundheit, Krankheit, Leben, ja das Sein als solches einer abschließenden Beschreibung, erst recht einer vollständigen mathematisch-digitalen Erfassung. Dazu legt schon Goethe im Faust dem Mephisto einen ätzend sarkastischen Kommentar in den Mund: *„Daran erkenn ich den gelehrten Herrn! Was ihr nicht tastet, steht euch meilenfern, was ihr nicht faßt, das fehlt euch ganz und gar, was ihr nicht rechnet, glaubt ihr, sei nicht wahr, was ihr nicht wägt, hat für euch kein Gewicht, was ihr nicht münzt, das meint ihr, gelte nicht!"*.[2]

Ärztinnen und Ärzte müssen sich stets ihrer ethischen Verantwortung als Bewahrer der Humanität bewusst bleiben. Das betrifft nicht nur die Frage nach ethischen Implikationen neuer Technologien, sondern ganz zentral die Entscheidungsfindung für oder gegen bestimmte therapeutische Maßnahmen. Gerade in Grenzsituationen, wenn es z. B. bei einer Krebserkrankung um Leben und Tod geht, spielen sehr viele individuelle patientinnen- und patientenseitige Faktoren eine Rolle, die man als Ärztin/Arzt erfühlend

---

[2] Johann Wolfgang von Goethe: Faust 2, 1. Akt, Saal des Thrones, Mephisto.

einbeziehen muss, ohne dass sie in Zahlen fassbar sind. Daran werden auch Techniken wie „personalisierte Medizin" oder „virtuelle Realität" nichts ändern. In der holistischen Betrachtung des Messbaren und des Nichtmessbaren findet jene schon oben angesprochene ärztliche Kommunikation mit der Patientin/dem Patienten statt, die diese/diesen im Idealfall ermächtigt, selbstbestimmte Entscheidungen zu treffen. Dieses gemeinsame Finden eines therapeutischen Weges ist, zusammen mit der darauffolgenden empathischen Begleitung der Patientin/des Patienten, die mit Abstand wichtigste ärztliche Bestimmung, die mindestens seit Hippokrates die „Idee des Arztes" prägt und dem Arztberuf unter den medizinischen Professionen zu Recht eine Sonderstellung verleiht. Niemals kann und darf diese in vielen Fällen existenzielle Aufgabe irgendeiner von Natur empathielosen Technik überlassen werden, ebenso wenig wie die zugrunde liegende Arzt-Patienten-Beziehung.

Während sich die Technik uns geradezu aufdrängt und wir gezwungen sind, uns mit ihr in verschiedener Hinsicht auseinanderzusetzen, müssen wir uns auf Empathie, Kommunikation und ethisch-moralische Verantwortung aktiv konzentrieren. Dies ist aber sehr lohnend für das Wohl der Patientinnen und Patienten, denn so können wir dazu beitragen, die Medizin als Heilkunst zu erhalten, die auch in einer zunehmend technisierten und digitalisierten Welt im Kern menschlich bleibt.

Literaturverzeichnis

Blum K, Löffert S (2024) Aktuelle Bürokratiebelastung in den Krankenhäusern. https://www.dki.de/fileadmin/user_upload/2024-07-31_Blitzumfrage_-_Aktuelle_Buerokrtiebelastung_-_finale_Fassung.pdf. Zugegriffen am 06.01.2025

Deutscher Ethikrat (2023) Mensch und Maschine. Herausforderungen durch Künstliche Intelligenz: Stellungnahme. https://www.ethikrat.org/fileadmin/Publikationen/Stellungnahmen/deutsch/stellungnahme-mensch-und-maschine.pdf. Zugegriffen am 06.01.2025

Goethe JWv (1803) Die natürliche Tochter, 4. Aufzug, 2. Auftritt

Goethe JWv (1832) Faust 2, erster Akt. Saal des Thrones, Mephisto

Jaspers K (1986a) Der Arzt im technischen Zeitalter. Serie Piper, München/Zürich

Jaspers K (1986b) Der Arzt im technischen Zeitalter. In: Der Arzt im technischen Zeitalter, Serie Piper, München/Zürich

Jaspers K (1986c) Die Idee des Arztes. In: Der Arzt im technischen Zeitalter, Serie Piper, München/Zürich

Jaspers K (1986d) Die Idee des Arztes, ursprünglich ein Vortrag am 6. Juni 1953. In: Der Arzt im technischen Zeitalter, Serie Piper, München/Zürich

Marburger Bund (2024a) Erhebung des Marburger Bundes aus dem Jahr 2019. https://www.marburger-bund.de/nrw-rlp/meldungen/taeglich-fast-sechs-stunden-fuer-buerokratische-taetigkeiten. Zugegriffen am 05.01.2025

Marburger Bund (2024b) Oberarzt-Umfrage des Marburger Bundes NRW/RLP September 2024. https://www.marburger-bund.de/sites/default/files/files/2024-09/Alle%20Ergebnisse%20der%20Oberarzt-Umfrage%202024%20-%20Marburger%20Bund%20NRW-RLP.pptx.pdf. Zugegriffen am 05.01.2025

Unschuld PU (2005) Der Arzt als Fremdling in der Medizin? Standortbestimmung. Zuckschwerdt, München/Wien

Stichwortverzeichnis

Symbole
12 Regeln für die sozialen Medien, 16

A
Adhärenz, 4, 30, 72, 101, 133, 236
Akzeptanz, 183, 231
Anonymisierung, 67
Anwendungsbegleitende Erfolgsmessung (AbEM), 210
App auf Rezept, 86, 224
Artificial Intelligence Act (AI Act), 251
Arzt-Patienten-Beziehung, 269
Arzt-Patienten-Chat, 70
Arzt-Patienten-Gespräch, 253, 256
Asynchron, 9, 44, 120
Augmented Reality (AR), 19, 171, 180
Autonomie, 232
Avatar, 18, 159, 237

B
Barrierefreiheit, 175, 231
Beauchamp und Childress, 258
Bidirektional, 9
Blended Care, 12, 50

C
Challenge, 237
Chat, 154
Chatbot, 18, 143, 156
ChatGPT, 142, 157, 171
Cloudbasiert, 234
Community Management, 235
Compliance, 54, 236
Computervermittelte Kommunikation, 8
Content-Management-System, 80
Conversational Agent, 18
Core Outcome Sets (COS), 206
Cyberchondrie, 162

D
Datenschutz, 49, 112, 176, 234, 245, 266
Datenschutz-Grundverordnung (GDPR), 250
Datenschutzerklärung, 234
Datensicherheit, 56, 114
Decision-Support-System, 144
Deskription, 141
Dezentrale klinische Studie, 209
DiGA-Verzeichnis, 87
Digital Health, 42
Digital Health Readiness, 115
Digital therapeutics (DTx), 17, 93
Digital-Gesetz (DigiG), 52
Digitalanamnese, 115
Digitale Fähigkeiten, 55, 101
Digitale Gesundheitsanwendung (DiGA), 17, 47, 70, 86, 102, 197, 220, 224, 234
Digitale Gruppentherapie, 123
Digitale Patientenleitlinie, 15
Digitale Pflegeanwendung (DiPA), 94, 197, 225
Digitale Plattform, 5, 168
Digitale Prähabilitation, 100
Digitale Transformation, 86, 150, 152
Digitale-Versorgung-Gesetz (DVG), 17, 86
Digitaler Anamnesebogen, 68

Digitaler Biomarker, 19, 145
Digitaler Medikationsplan, 65
Digitaler Patienten-Zwilling, 19
Digitaler Phänotyp, 19
Digitales Ökosystem, 19
Digitales Disease-Management-Programm (dDMP), 91
Digitales Patiententagebuch, 108
Digitalisierungskompetenz, 176
DIN ISO 13485, 109
DIN ISO 14155, 112
DIN ISO 27001, 109
Disability-adjusted Life Years (DALYs), 222
Dokumentationsbelastung, 153
Dynamisierung, 104

E
E-Health-Gesetz, 52
E-Mail, 15
E-Rezept, 53, 154
Ease of use, 230
eHealth, 42
Electronic health record (EHR), 16, 158, 265
Elektronische Gesundheitsakte (ELGA), 16
Elektronische Patientenakte (ePA), 16, 46, 65, 154, 168, 197
Elektronische Pflegedokumentation, 169
Elektronischer Pflegebericht, 168
Elektronisches Patientendossier (EPD), 16, 83
Empathie, 272
ePA-App, 65
Ethik, 257
Ethische Theorie, 253
European Health Data Space (EHDS), 20, 95
Explainable AI (XAI), 145, 235

F
Face-to-Face-Kommunikation, 4
Fast Healthcare Interoperability Resources (FHIR), 56, 82
Fast-Track-Verfahren, 86
Faxgerät, 15
Feedbackloop, 105
Fernbehandlungsverbot, 52
Fitnesstracker, 47, 106

G
Gamification, 237
Gebrauchstauglichkeit, 111, 230
Generative KI, 142
Gesundheits-App, 105, 265
Gesundheitsdaten, 234
Gesundheitsdatennutzungsgesetz (GNDG), 67
Gesundheitskompetenz, 33, 73, 87, 105, 144, 204, 206
GRADE (Grading of Recommendations, Assessment, Development and Evaluation), 204
Grenzsituation, 271
Gruppenkohärenz, 133

H
Harmonisierte Normen, 249
Hospital-at-Home-Modell, 150

I
Immersive Umgebung, 185
Implantat, 47
Implementierung, 201
Individualisierung, 201
Informationelle Selbstbestimmung, 66
Integrierte Versorgung, 74
Intellectual property (IP), 111
Intensivtagebuch, 170
Internet-Patientenforum, 259
Interoperabilität, 56
ISO 13485, 249
IT-Sicherheit, 245

K
Künstliche Intelligenz (KI), 18, 106, 122, 140, 170, 234, 264
Karl Jaspers, 265
Klassifizierung, 248
Klinische Bewertung, 249
Kommunikation im Medizinwesen (KIM), 45
Kommunikationsaufgabe, 10
Kommunikationskanal, 175
Kommunikationsmodell, 198
Kommunikationsziel, 255

Kompetenz, 232
Komplexe Intervention, 202
Konformitätsbewertung, 246, 248
Kontextadaptivität, 91
Kosten-Nutzen-Analyse, 220
Kosten-Nutzwert-Analyse, 221
Kosten-Wirksamkeits-Analyse, 221
Krankenhausinformationssystem, 14, 72
Krankenhauskultur, 267
Krankenhauszukunftsgesetz (KHZG), 17, 64, 78

L
Large-Language-Model (LLM), 18, 142, 151
Lebensqualität, 37, 100, 183, 222
LLM-basierter Gesundheitsagent, 162

M
Maschinelles Lernen, 18, 106, 141
Medical Device Regulation (MDR), 109, 246
Mediensynchronizitätstheorie, 8
Medizinische Kommunikation, 254
Medizinprodukt, 145, 246
Medizinprodukterecht-Durchführungsgesetz (MPDG), 112, 246
Medizinspezifische Ethik, 258
Menschlichkeit, 271
Messaging-App, 169
Metaverse, 180
mHealth, 43, 94, 102
Mikroökonomische Analyse, 223
Mobile Health, *siehe auch* mHealth
Moral, 258
Motivation, 232
Motivierende Gesprächsführung, 114
Multimodale Prähabilitation, 100

N
Nachvollziehbarkeit, 146
Nationaler Kompetenzbasierter Lernzielkatalog Medizin (NKLM), 20
No-Show-Rate, 221
Nonverbale Kommunikation, 11, 176
Nützlichkeit, 230

O
Oberflächliche Digitalisierung, 152
Ökosystem, 79, 90
Online-Selbsthilfeplattform, 260
Onlinetermin, 48
Outcome, 201, 204

P
P4-Medizin, 144
Partizipative Entscheidungsfindung, 144
Partizipative Technikentwicklung, 233
Patient activation, 35
Patient empowerment, 19, 34, 68, 89, 101
Patient enablement, 33
Patient engagement, 19, 35, 68
Patient involvement, 36
Patient Journey, 70, 79, 81
Patient-reported experience (PRE), 36
Patient-reported Experience Measure (PREM), 37, 205
Patient-reported Outcome (PRO), 36, 90, 105, 224
Patient-reported Outcome Measure (PROM), 37, 69, 90, 205, 224
Patientenkommunikation, 6
Patientenleitlinien, 90
Patientenpfad, 32, 70
Patientenportal, 16, 64, 78, 169
Patientensicherheit, 245
Patientensouveränität, 87, 108
Patientenzentrierte Versorgung, 30
Patientenzentriertes Design, 190
Patientenzentrierung, 28
Patientenzufriedenheit, 37, 54, 183, 221
Pay-4-Performance-Modell, 227
Peer Support, 13
Personal health record (PHR), 15
Personalisierte Medizin, 5, 274
Personalisierung, 19, 103, 200
Personenbezogene Daten, 250
Persuasive Design, 236
Prähabilitation, 100
Praxisverwaltungssystem, 14, 72
Privacy, 245
Prädiktion, 141
Präskription, 142
Präzisionsmedizin, 144
Pseudonymisierung, 67, 112
Pushbenachrichtigung, 79

Q
Qualifizierung, 247
Qualitätsmanagement, 112
Quality-adjusted Life Years (QALYs), 221
Qualitätsmanagementsystem (QMS), 249

R
Randomisierte kontrollierte Studie (RCT), 203
Real-World-Evidence (RWE), 95
Retrieval-augmented-Generation, 143
Reward, 237
Risikomanagement, 249

S
Safety, 245
Schlafqualität, 185
Security, 245
Sekundärnutzung von Gesundheitsdaten, 86
Selbsthilfegruppe, 124
Selbstmanagement, 4, 36
Selbstwirksamkeit, 102
Selektivvertrag, 50
Self-Monitoring, 11, 89, 107
Serious Game, 237
Shared Decision Making, 35, 143
Short Message Service (SMS), 15
Smartwatch, 47
Social Media, 12, 121
Stakeholder, 232
Stand-alone-Anwendung, 8
Stimulation, 232
Studiendesign, 201, 202
Studienplanung, 198
Synchron, 9, 44, 120

T
Tailoring, 200
Technische Dokumentation, 249
Technologieabhängigkeit, 267
Technologieakzeptanzmodell, 230
Telecare, 43
Telekonsil, 44
Telekonsultation, 44
Telematikinfrastruktur (TI), 17, 45, 154
Telemedizin, 14, 43, 120, 169, 232, 265

Telemonitoring, 44, 169
Telenursing, *siehe auch* Telecare, 168
Telepflege, *siehe auch* Telecare
Telerehabilitation, 44
Teletherapie, 44
Therapeutische Allianz, 35
Therapeutische Beziehung, 32, 126, 129
Therapietreue, 28, 231
Tiefe Digitalisierung, 152
Transparenz, 234

U
Unidirektional, 9
Usability, 230
User Experience, 78, 231
User-centered-Design (UCD), 233
UTAUT2-Modell, 102

V
Verantwortung, 273
Versorgungsrealität, 208, 210
Vertrauen, 234
Videokonferenz, 124, 168, 174
Videosprechstunde, 47, 70, 82
Virtual Reality (VR), 19, 50, 180, 237, 274
Virtuelle Konsultation, 82
Virtuelle Krankenschwester, 159
Virtuelle Realität, 122
Virtuelle Welt, 180
Virtueller Coach, 18
Virtueller Termin, 79
Vitalparameter, 168, 183, 236
VR-Brille, 187
VR-Plattform, 186
VR-Simulation, 188
VR-Umgebung, 186

W
Wearable, 12, 47, 172, 265
Wertstromanalyse, 223
Wissensasymmetrie, 144

Z
Zweckbestimmung, 247

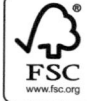

MIX
Papier aus verantwortungsvollen Quellen
Paper from responsible sources
FSC® C105338

If you have any concerns about our products,
you can contact us on
ProductSafety@springernature.com

In case Publisher is established outside the EU,
the EU authorized representative is:
**Springer Nature Customer Service Center GmbH
Europaplatz 3, 69115 Heidelberg, Germany**

Printed by Libri Plureos GmbH
in Hamburg, Germany